# 实用临床营养学

主 编 陈 垚 吕志敏 于 泉 凌 云

科 学 出 版 社

北 京

# 内 容 简 介

本书分为膳食与营养素、病人营养与膳食、营养与疾病三篇内容,深入浅出地论述了人体需要的基础营养素,不同人群对营养素的需求,医院膳食(包括治疗膳食、特殊治疗膳食、儿科膳食诊断和代谢膳食等)及食谱制订,营养素不足或过量对健康的不良影响,各种疾病的临床营养等内容。全书理论联系实际、重点突出、新颖实用,是编者们多年从事临床营养实践的经验总结。

本书可供广大基层医院医生,各大医院的住院、进修、实习医生及医学院校师生参考使用。

图书在版编目（CIP）数据

实用临床营养学 / 陈垚等主编. —北京：科学出版社，2022.1
ISBN 978-7-03-066050-3

Ⅰ．①实…　Ⅱ．①陈…　Ⅲ．①临床营养　Ⅳ．①R459.3

中国版本图书馆 CIP 数据核字（2020）第 170176 号

责任编辑：朱　华　钟　慧 / 责任校对：宁辉彩
责任印制：苏铁锁 / 封面设计：陈　敬

科 学 出 版 社 出版
北京东黄城根北街 16 号
邮政编码：100717
http://www.sciencep.com

北京凌奇印刷有限责任公司 印刷
科学出版社发行　各地新华书店经销
*

2022 年 1 月第 一 版　开本：787×1092　1/16
2022 年 1 月第一次印刷　印张：11 1/2
字数：332 000
POD定价：149.00元
（如有印装质量问题，我社负责调换）

# 前　　言

营养学是研究食物中对人体有益的成分及人体摄取和利用这些成分以维持、促进健康的规律和机制的学科。临床营养学是研究营养与疾病发生发展关系和疾病状态下病人代谢变化的一门新兴的交叉学科，不仅涉及临床各学科，还涉及基础医学、预防医学等，是临床医学的重要组成部分。规范的营养治疗能改善机体代谢、增强机体抵抗力、降低院内感染的发生率等从而有效提高疾病的治愈率、改善临床结局及提高生活质量，同时降低药占比及医疗支出、提高床位周转率，在增进健康、促进病人康复过程中发挥着重要作用。西方国家营养治疗早已是一种常规的医疗行为，在医疗救治过程中发挥着重要的作用。而国内部分临床医生则对临床营养认识不足，常常导致病人没能得到规范、合理的营养治疗，造成病人病情康复的延缓及医疗资源的浪费，这已经成为阻碍我国提高医疗保障水平的一个十分重要的问题。

《实用临床营养学》由临床经验丰富的营养学专家共同编写完成，他们从事营养学临床、教学和科研工作。本书结合营养学研究进展，理论联系实际，结构严谨、重点突出，篇幅合理，新颖实用，是编者们多年从事临床实践的经验总结。希望能为广大基层医院医生，各大医院的住院、进修、实习医生及医学院校师生提供帮助。

由于编写人员水平有限，难免有不妥之处。恳请使用本教材的广大师生和营养学的同道们批评指正，以便在再版中进一步完善。

《实用临床营养学》编写组

2019 年 6 月

# 目　　录

# 下篇　营养与疾病

# 绪　　论

众所周知，人体的营养状况与疾病的发生、发展、治疗及康复都是密切相关的。在临床治疗的全过程，对病人营养状态的认识以及改善或维持病人的营养状况，应始终放在非常重要的地位。①病人的营养状态与其治疗效果及最后的转归是密切相关的。据资料分析，死亡病例中约 1/3 者，其最后的死因并非疾病本身，而是营养不良。如果病人在 1 个月内体重急剧减轻 20% 以上，不管其原发病是什么，都会因营养衰竭而死亡。②在临床上，当病人存在明显的营养不良时，药物治疗或手术治疗的效果往往都非常差，手术后的并发症发生率及手术死亡率都很高。鉴于此，对病人的营养状态的评估和对其营养不良的处理，以及通过适当的营养配合治疗和促进病人康复等，是临床医生在整个诊治过程中必须考虑和掌握的重要方面，是需要临床医生和临床营养师等共同解决的重要问题，这也是本书着重介绍的内容。

临床营养学是研究将营养学应用到临床的理论与实践的科学。2000 多年以前的埃及医生就发现有些病人存在营养缺乏，并试图以营养物（牛肉提取物、酒类、牛奶、大麦和小麦、肉汤等）灌肠法来提供营养。后来有 Aqpapendente（1617）、Hunter（1770）、Bliss（1879）和 Einhorn（1910）等为了让病人获得营养经鼻胃管把营养物灌至胃或十二指肠。由于当时缺乏理想的营养制剂，以致其治疗效果均不够理想。

无菌术、输液和输血技术的相继成功，使临床营养也向前跨了一大步。此后的百余年，静脉输注葡萄糖和（或）电解质溶液及输血（包括以后的输注白蛋白等血制品）等成为对危重病人进行营养治疗的最主要的措施。但是，这种做法实际上并不能算是真正意义上的营养治疗，因为它存在着明显的局限性和不合理性，不仅会产生不良反应，其疗效也并不理想：①提供机体营养物质不全；②把血制品作为体内蛋白质合成的原料，并不能为人体蛋白质的合成提供所有的氨基酸；③血制品有可能导致过敏反应及某些疾病的传播等。

20 世纪中期，以 Moore 教授为代表的外科专家们阐明了外科病人在应激状态下的一系列代谢变化，这些研究结果为营养治疗奠定了全面的理论基础。法国医生 Aubaniac 成功完成中心静脉置管技术，为静脉营养解决了输入的途径。从制药工业角度，研发了可供静脉输注的水解蛋白溶液（1939）、结晶氨基酸（1940）。Wretlind 发明的大豆油脂肪乳剂 Intralipid（1961）成为极好的静脉用能量物质。至此，发展近代临床营养的时机已经成熟。1968 年 Dudrick 等首先报道了应用全肠外营养（total parenteral nutrition，TPN）的实验及临床研究结果，证明该方法的营养治疗效果非常显著。次年，Randall 受宇航员饮食的启发，将要素膳用于病人，发展了近代的肠内营养（enteral nutrition，EN）。

20 世纪后期，EN 和肠外营养（parenteral nutrition，PN）得到了迅速发展。20 世纪 70 年代是验证阶段，同时也是制剂的发展阶段。在这一阶段，大量的临床资料充分证实了 EN 和 PN 的应用价值。对于重症病人，特别是短肠综合征、烧伤、消化道瘘和严重感染的病人，EN 或 PN 都能有效地改善病人的营养状况，使救治的成功率显著提高。与此同时，随着临床的需要，各种新的营养制剂陆续研制成功并上市，使临床应用更为安全和有效。20 世纪 80 至 90 年代，临床营养进入了第二次革命。在这一阶段，EN 或 PN 的临床应用日趋广泛。起初主要是在普外科应用，后来则应用于内科、妇产科和神经科等几乎所有临床学科的重症病人，都取得了良好疗效。同时对 PN 营养补充方法有了重要的、新的认识。

过去认为上述营养补充方法使胃中没有食物，没有消化作用，胃肠道可得到休息而加快康复。最近发现，肠道是人体中最大的免疫器官，也是人体的第三种屏障。如果肠道内没有食物和营养素供应，肠道就会营养不良，使肠道的免疫功能减弱而发生细菌移位。因此，目前认为能用普通膳的尽量用普通膳，能用匀浆膳的不用要素膳，除非在万不得已的情况下，才用要素膳或全静脉营养。临床营养学又进入了一个新的阶段。

中华文化博大精深，同样也体现在临床营养学方面。我国历史上一批著名的医学家做出了重要的贡献，如食物的分类、食物的营养价值、药食同源理论、食物滋补和治疗等，并著有如《黄帝内经》等一大批不朽的经典著作。

对于现代营养学，我国医学工作者在半个多世纪以来，同样也有重要的贡献。上海医科大学附属中山医院吴肇光教授于 1961 年 4 月，实施了一例全胃切除，空肠代胃术后病人发生吻合口瘘，经上腔静脉插管输注高渗葡萄糖和水解蛋白等营养物质，同时结合手术引流和抗生素等治疗，38 日后瘘口自行闭合。这是国内首例 PN 治疗成功的经验。在全国，各地的专家也从不同角度对 EN、PN 的基础及临床做了大量研究。中国人民解放军东部战区总医院在消化道瘘的营养治疗方面积累了极为丰富的经验；北京协和医院对多种特殊营养物质（如谷氨酰胺、生长激素等）做了深入研究；天津烧伤研究所对烧伤病人的代谢及其营养治疗也做了许多研究。此外，上海交通大学医学院附属瑞金医院和新华医院、复旦大学附属华山医院（原上海医科大学华山医院）、北京大学第一医院、西京医院、海军军医大学第一附属医院（上海长海医院）、浙江大学医学院附属第二医院（原浙江医科大学附二医院）等都在近代营养治疗的基础和临床方面做了许多研究。

在营养与疾病关系、营养与病人的治疗及康复的研究和应用方面，我国也做了大量的工作，一些大医院在几十年前就配有营养师和设有营养食堂。现在各大医院也普遍配有营养师和设有营养食堂。

随着我国经济的快速发展，医疗水平的提高和医学模式的转变，临床营养的研究与应用已成为广大临床医生必须面对的重要课题。为了适应这种需求，许多学校已将临床营养学作为必修或选修课程。本书将努力从营养学的基础理论、营养与健康和疾病关系、营养素及相关生物活性物质的临床应用价值、现代文明病的临床营养研究等方面的基本知识和基本技能做一些系统、全面，但很基础的介绍，为进一步深入地研究和在临床应用方面起到一个基石的作用。我们希望通过所有从事临床营养工作的同行共同努力，不断地丰富和发展我国的临床营养学。

# 上篇　膳食与营养素

营养（nutrition）是指人体摄取、消化、吸收、转运和利用食物中营养物质以满足机体生理需要并排出废物的生物学过程。营养学就是研究膳食、营养与人体代谢之间关系的学科，广义的营养学还包括社会、经济、文化、生活习惯和膳食心理等多个领域和学科。

营养学的核心就是营养平衡（nutrition balance）。所谓营养平衡（或称合理营养），是指通过合理的膳食和科学的烹调加工，向机体提供足够的能量和各种营养素，并保持各营养素之间的平衡，以满足人体的正常生理需要、维持人体健康。

要做到营养平衡，首先必须做到平衡膳食（balanced diet）。平衡膳食包括以下内容：①保证营养合理；②食物安全无害；③烹调加工合理，不仅使食物色、香、味、形俱全，而且能最大限度地减少营养素的损失，并易于消化吸收；④有合理的膳食制度和饮食习惯；⑤有良好的膳食环境和愉快的心情。

为了能更好地理解本篇有关内容，应首先了解以下几个基本概念。

营养素（nutrient）是指食物中可给人体提供能量、构成人体和组织修复，以及具有生理调节功能的物质。这一定义体现了人类对营养素认识的进步。人体需要的营养素主要包括蛋白质、脂肪、糖类（又称碳水化合物）、各种矿物质和维生素五大类（也有将水称为第六类营养素）。由于蛋白质、脂肪和碳水化合物的摄入量较大，所以称为宏量营养素（macronutrient）；维生素和矿物质的需要量相对较小，称为微量营养素（micronutrient）。凡在人体内总重量大于体重的 0.01% 的矿物质，称为常量元素（major element），而总重量小于 0.01% 者，称为微量元素（trace element）。食物中碳水化合物、脂肪和蛋白质经过氧化分解释放出一定的能量，满足人体的需要，故称三大产能营养素。现代营养学中，往往把食物中具有生理调节功能的物质也包括在营养素之中。

营养素生理需要量（nutritional physiological requirement），是指能保证人体健康，达到应有发育水平并能充分有效地完成各项体力、脑力活动所需要的能量和各种营养素的必需的量。

营养素推荐摄入量（recommended nutrient intake，RNI），是指通过膳食，满足某一特定性别、年龄及生理状况群体中绝大多数（97%~98%）个体需要的能量和各种营养素的量。由于经济、文化、地理、宗教等及消化吸收因素的影响，RNI 要高于营养素的生理需要量。

# 第一章 能 量

体内的能量，一方面转变成热量，维持体温的恒定并不断地向环境中散发；另一方面作为能量可维持各种生命活动的正常进行。碳水化合物、脂肪和蛋白质是三大产能营养素，除此之外，酒中的乙醇也能提供较高的能量。

能量的单位，国际上通用焦耳（joule，J），营养学上，使用最多的是其 1000 倍的单位，即千焦耳（kilojoule，kJ）。有些国家，如美国和加拿大仍继续使用卡（calorie，cal）和千卡（kilocalorie，kcal）。其换算关系如下：1cal≈4.187J；1J≈0.239cal。

由于食物中的产能营养素不可能全部被消化吸收，且消化率也各不相同；消化吸收后，在体内也不一定完全被氧化分解产生能量，特别是蛋白质，可产生一些不能继续被分解利用的含氮化合物，如尿素、肌酐、尿酸等。所以，在营养学上，实际应用时，食物中产能营养素的产能多少，是按下列换算关系进行的。

1g 碳水化合物 $\longrightarrow$ 16.7kJ（4.0kcal）

1g 脂肪 $\longrightarrow$ 36.7kJ（9.0kcal）

1g 蛋白质 $\longrightarrow$ 16.7kJ（4.0kcal）

1g 乙醇 $\longrightarrow$ 29.3kJ（7.0kcal）

## 第一节 人体的能量消耗

通常，人体的能量消耗主要包括基础代谢、体力活动和食物热效应三个方面。

### 一、基 础 代 谢

基础代谢（basal metabolism，BM）是指维持人体基本生命活动所需的最低能量消耗。基础能量消耗（basal energy expenditure，BEE）即人体在安静和恒温条件下（一般 18~25℃），禁食 12 小时后，静卧、放松而又清醒时的能量消耗。此时能量仅用于维持体温和呼吸、血液循环及其他器官的生理需要。为了确定基础能量消耗，必须首先测定基础代谢率（basal metabolic rate，BMR）。BMR 就是指人体处于基础代谢状态下，每小时每平方米体表面积（或每千克体重）的能量消耗。

（一）每天基础能量消耗计算

**1. 用体表面积进行计算** 赵松山于 1984 年提出相对适合中国人的体表面积计算公式。

体表面积（m$^2$）= 0.006 59×身高（cm）+ 0.0126×体重（kg）- 0.1603

根据这个公式先计算体表面积，再按年龄、性别，在表 1-1 中查出相应的 BMR，就可计算出 24 小时的基础能量消耗。人在熟睡时，能量消耗比基础能量消耗约减少 10%，所以计算时，应扣除睡眠时少消耗的这部分能量。

表 1-1 人体 BMR

| 年龄（岁） | BMR（男） | | BMR（女） | | 年龄（岁） | BMR（男） | | BMR（女） | |
|---|---|---|---|---|---|---|---|---|---|
| | kJ/m$^2$ | kcal/m$^2$ | kJ/m$^2$ | kcal/m$^2$ | | kJ/m$^2$ | kcal/m$^2$ | kJ/m$^2$ | kcal/m$^2$ |
| 1 | 221.8 | 53.0 | 221.8 | 53.0 | 11 | 179.9 | 43.0 | 175.7 | 42.0 |
| 3 | 214.6 | 51.3 | 214.2 | 51.2 | 13 | 177.0 | 42.3 | 168.6 | 40.3 |
| 5 | 206.3 | 49.3 | 202.5 | 48.4 | 15 | 174.9 | 41.8 | 158.8 | 37.9 |
| 7 | 197.7 | 47.3 | 200.0 | 45.4 | 17 | 170.7 | 40.8 | 151.9 | 36.3 |
| 9 | 189.9 | 45.2 | 179.1 | 42.8 | 19 | 164.0 | 39.2 | 148.5 | 35.5 |

续表

| 年龄（岁） | BMR（男） | | BMR（女） | | 年龄（岁） | BMR（男） | | BMR（女） | |
|---|---|---|---|---|---|---|---|---|---|
| | $kJ/m^2$ | $kcal/m^2$ | $kJ/m^2$ | $kcal/m^2$ | | $kJ/m^2$ | $kcal/m^2$ | $kJ/m^2$ | $kcal/m^2$ |
| 20 | 161.5 | 38.6 | 147.7 | 35.3 | 55 | 148.1 | 35.4 | 139.3 | 33.3 |
| 25 | 156.9 | 37.5 | 147.3 | 35.2 | 60 | 146.0 | 34.9 | 136.8 | 32.7 |
| 30 | 154.0 | 36.8 | 146.9 | 35.1 | 65 | 143.9 | 34.4 | 134.7 | 32.2 |
| 35 | 152.7 | 36.5 | 146.4 | 35.0 | 70 | 141.4 | 33.8 | 132.6 | 31.7 |
| 40 | 151.9 | 36.3 | 146.0 | 34.9 | 75 | 138.9 | 33.2 | 131.0 | 31.3 |
| 45 | 151.5 | 36.2 | 144.3 | 34.5 | 80 | 138.1 | 33.0 | 129.3 | 30.9 |
| 50 | 149.8 | 35.8 | 139.7 | 33.9 | | | | | |

**2. 直接用公式计算**　Harris 和 Benedict 提出了下列公式，可根据年龄、身高和体重直接计算基础能量消耗。

基础能量消耗（男）= 66 + 13.7×体重（kg）+ 5.0×身长（cm）- 6.8×年龄（岁）

基础能量消耗（女）= 65.5 + 9.5×体重（kg）+ 1.8×身长（cm）- 4.7×年龄（岁）

更为简单的方法是，成年男性按每千克体重每小时 1kcal（4.18kJ），女性按 0.95kcal（3.97kJ），与体重相乘，可直接计算基础能量消耗，结果相对粗略。

**3. 世界卫生组织（WHO）建议的计算方法**　目前 WHO 推荐使用 Schofield 公式（表 1-2），计算 1 天的基础能量消耗。

**表 1-2　WHO 建议的计算基础能量消耗公式**

| 年龄（岁） | 公式（男） | 公式（女） |
|---|---|---|
| 0~3 | $(60.9 \times w) - 54$ | $(61.0 \times w) - 51$ |
| 4~10 | $(22.7 \times w) + 495$ | $(22.5 \times w) + 499$ |
| 11~18 | $(17.5 \times w) + 651$ | $(12.2 \times w) + 746$ |
| 19~30 | $(15.3 \times w) + 679$ | $(14.7 \times w) + 496$ |
| 31~60 | $(11.6 \times w) + 879$ | $(8.7 \times w) + 829$ |
| >60 | $(13.5 \times w) + 487$ | $(10.5 \times w) + 596$ |

注：$w$ 为体重（kg）

我国营养学会推荐，我国儿童和青少年的基础能量消耗参考值按表 1-2 计算，18 岁以上人群的基础能量消耗，按公式计算的结果减去 5%。

（二）影响人体基础代谢的因素

不仅个体间的基础代谢存在差异，自身的基础代谢也常有变化。其影响因素如下。

**1. 体格的影响**　体表面积大者，散发热量也多，所以同等体重者，瘦高者基础代谢高于矮胖者。人体组织消耗的能量占基础代谢的 70%~80%，这些组织（和器官）包括肌肉、心、脑、肝、肾等，所以瘦体重（lean body mass）大，肌肉发达者，基础代谢水平高。这也是男性的基础代谢水平高于女性 5%~10%的原因。人与人之间基础代谢水平的个体差异，遗传因素是关键的影响因素之一。

**2. 不同生理状况的影响**　儿童和孕妇的基础代谢水平相对较高。成年后，随着年龄的增长，基础代谢水平不断下降，30 岁以后，每 10 年降低约 2%，60 岁以后下降更多。但如注意加强体育锻炼，这种降低相对缓慢得多。

**3. 环境条件的影响**　炎热或寒冷、过多摄食、精神紧张时都可使基础代谢水平升高。也有人把这一部分的能量消耗称为适应性产热（adaptive thermogenesis）。另外，在禁食、饥饿或少食时，基础代谢水平也相应降低。

**4. 饮食的影响**　尼古丁和咖啡因可以刺激基础代谢水平升高。

**5. 疾病的影响**　疾病也可以改变基础代谢水平，如创伤、感染等病人的基础代谢水平增高。生病发热时、甲状腺等有关激素水平异常时，也能改变基础代谢。

## 二、体 力 活 动

人除了睡眠外，总是要进行各种体力活动或劳动，通常情况下，进行各种体力活动所消耗的能量占人体总能量消耗的15%～30%，但随着人体活动量的增加，其能量消耗也将大幅度增加。这是人体能量消耗变化最大，也是人体控制能量消耗、保持能量平衡、维持健康最重要的部分。体力活动所消耗的能量的多少与三个因素有关：①肌肉越发达者，活动时消耗能量越多；②体重越重者，做相同的运动所消耗的能量也越多；③活动时间越长、强度越大，消耗能量越多。

中国营养学会2000年将我国居民活动强度由五级调整为三级，即轻、中、重，成人能量的推荐摄入量（RNI）用BMR乘以体力活动水平（physical activity level，PAL）进行计算（表1-3）。

**表1-3　中国营养学会建议的我国成人体力活动水平**

| 活动强度 | 工作内容举例 | PAL 男 | PAL 女 |
|---|---|---|---|
| 轻 | 办公室工作、修理电器钟表、售货、酒店服务、化学实验操作、讲课等 | 1.55 | 1.56 |
| 中 | 学生日常活动、机动车驾驶、电工安装、车床操作、金工切割等 | 1.78 | 1.64 |
| 重 | 非机械化农业劳动、炼钢、舞蹈、体育运动、装卸、采矿等 | 2.10 | 1.82 |

## 三、食 物 热 效 应

食物热效应（thermic effect of food，TEF）即食物特殊动力作用（specific dynamic action，SDA）。人体在摄食过程中，对食物中的营养素进行消化、吸收、代谢转化等，需要额外消耗能量，引起体温升高和散发热量。这种因摄食而引起能量的额外消耗称为食物热效应。

不同的产能营养素其食物热效应不等。脂肪食物热效应为本身产生能量的4%～5%，碳水化合物为5%～6%，而蛋白质特别高，可达30%，原因如下：①各营养素消化、吸收后转变成ATP（三磷酸腺苷）储存的量不一样，蛋白质为32%～34%，低于脂肪和碳水化合物的38%～40%，而其余的则变成热量。②食物脂肪经消化、吸收后，变成脂肪组织的脂肪，其消耗的能量要低于消化、吸收葡萄糖转变成糖原或脂肪，而食物蛋白质中的氨基酸合成人体蛋白质或代谢转化为脂肪，其消耗的能量更多。食物热效应与食物营养成分、进食量和进食频率有关。一般来说，含蛋白质丰富的食物最高，其次是富含碳水化合物的食物，最后才是富含脂肪的食物。混合性食物其食物热效应占其总能量的10%；吃得越多，能量消耗也越多；进食快比进食慢者食物热效应高，进食快时，其中枢神经系统更活跃，激素和酶的分泌速率快、量更多，吸收和储存的速率更高，其能量消耗也相对更多。

## 第二节　人体一日能量需要的确定及供给

确定各类人群或每个人的能量需要量，对于指导人们改善自身的膳食结构、膳食规律、维持能量平衡、提高健康水平非常重要，营养学工作和研究中经常采用计算法和测量法。

## 一、计 算 法

计算法是一种简便易行但相对粗糙的方法，可用于确定个体或群体的能量需要，被广为使用。

### （一）计算能量消耗确定能量需要

要做到能量平衡，就是要保证能量的供给和消耗要平衡。人体能量消耗包括基础代谢、体力活动和食物热效应三个方面，因此详细地记录一天的各项活动，或根据工作性质确定其活动强度，即可按前面的方法计算出一天的能量消耗量，即能量的需要量。

（二）膳食调查

健康的人，在食物供应充足、体重不发生明显变化时，其能量摄入量基本上可反映出其能量需要量。因此要详细记录一段时间摄入食物的种类和数量，计算出平均每日摄入食物总的能量含量，就可以认为是其能量的一日需要量。不过这种膳食调查一般至少进行 5~7 天，如确定一类人群的能量需要，还应注意调查对象应有一定的数量才相对地可信、可靠。

## 二、测　量　法

测量法是一种比较准确但复杂而昂贵的方法，常用于一些特殊的人群或个人的能量需要的确定或研究工作的需要。

（一）直接测热法

直接测热法（direct calorimetry）的原理是人体释放的热量多少，可反映机体能量代谢的情况，进而可求出机体的能量需要。测定时，将受试者放入四周被水包围的小室，人体释放的热量可全部被水吸收而使水温升高，根据水温的变化和水量，即可计算出释放的总热量。这是一种实用价值不大的方法，很少采用。

（二）间接测热法

间接测热法（indirect calorimetry）的原理是产能营养素在体内氧化产生 $CO_2$ 和 $H_2O$ 并释放能量以满足机体需要。因此需测出氧气的消耗量或水的产生量。

测定氧气的消耗量：使用一种特殊的设备，准确记录人体吸入和呼出的气体的量，根据两种气体中含氧量的差计算出氧气的消耗量。按每消耗 1L 氧气可产热 20.3kJ，就可以算出能量的消耗量。

测定水的产生量采用稳定同位素的方法。这是目前较为精确、易行的最新方法，但需要专门的测试仪器，一般单位难以具备这种条件。其原理是测试者饮入一定量的用稳定同位素标记的 $H_2O$，在一定时间内通过测定体液（如尿液）中稳定同位素的量，就可以计算出机体内食物氧化的产水量，进而算出能量的消耗量。由于使用稳定同位素，所以十分安全。

## 三、能　量　供　给

能量平衡与否，与健康的关系极大。一方面，饥饿或疾病等造成能量摄入不足，可造成体力下降、工作效率低下；而能量摄入不足造成太少的脂肪储存，身体对环境的适应能力和抗病能力也因此而下降；体重太低的女性，性成熟延迟，易生产低体重婴儿；年老时，能量摄入不足会增加营养不良的危险。另一方面，过多的能量摄入，已使西方国家居民造成严重的健康问题：肥胖、高血压、心脏病、糖尿病和某些癌症发病率明显高于其他国家，已严重地危害着人们的健康；我国近些年来也有类似的危险趋势。

因此，各个国家都有相应的能量供给量的推荐值，包括三大产能营养素合理的摄入比。中国营养学会制定的《中国居民膳食营养素参考摄入量（2013 版）》中，不仅对各年龄组人群的能量摄入有具体的推荐量，而且根据不同的活动强度，按轻体力劳动、中等体力劳动、重体力劳动推荐能量摄入量。

# 第二章 蛋 白 质

蛋白质（protein）是一切生命的物质基础，没有蛋白质就没有生命，可见蛋白质是人体最重要的营养素之一。

正常成人体内，16%～19%是蛋白质。人体内的蛋白质始终处于不断地分解又不断地合成的动态平衡之中，借此达到组织蛋白不断地更新和修复的目的。肠道和骨髓内的蛋白质更新速度较快。但总体来说，成人体内每天约有3%的蛋白质被更新。

## 第一节 蛋白质的功能

### 一、人体组织的构成成分

人体的任何组织和器官，都以蛋白质作为重要的组成成分，所以人体在生长过程中，就包含着蛋白质的不断增加。人体的肌肉、心、肝、肾等组织含大量蛋白质，骨骼和牙齿中含有大量的胶原蛋白，指、趾甲中含有角蛋白，细胞中从细胞膜到细胞内的各种结构中均含有蛋白质。总之，蛋白质是人体不能缺少的构成成分。

### 二、体内各种重要的生理活性物质

酶能催化体内一切物质的分解和合成；激素调节着各种生理过程并维持着内环境的稳定；抗体可以抵御外来微生物及其他有害物质的入侵；细胞膜和血液中的蛋白质担负着各类物质的运输和交换；体液内那些可溶且可离解为阴、阳离子的蛋白质，使体液的渗透压和酸碱度得以稳定。此外，血液的凝固、视觉的形成、人体的运动等，无一不与蛋白质有关。所以蛋白质是生命的物质基础，是生命存在的一种形式。

### 三、供 给 能 量

由于蛋白质中含碳、氢、氧元素，当机体需要时，可以被代谢分解，释放出能量。1g食物蛋白质在体内约产生16.7kJ（4.0kcal）的能量。

### 四、氨基酸特有的生理功能

蛋白质构成的基本单位——氨基酸，在营养保健和临床应用中所表现出的各种特有的生理功能，正日益受到科学家和医学家们的广泛注意。其新的研究成果不断有所报道，是值得临床医学工作者关注和研究的领域。

赖氨酸：促进钙吸收、增加胃液分泌、利尿、加速疱疹感染的康复。

色氨酸：改善睡眠。

组氨酸：促进铁吸收、降低胃液酸度、减少妊娠期呕吐等。

牛磺酸：促进脑组织和智力发育，提高神经传导及视觉功能，改善内分泌，增强人体免疫，维持正常生理功能。

精氨酸：免疫调节功能、抑制肿瘤生长转移。

## 第二节 氨基酸和必需氨基酸

### 一、氨 基 酸 和 肽

蛋白质是由许多氨基酸（amino acid）以肽键连接在一起形成的具有一定空间结构的大分子。由于氨基酸的种类、数量、排列次序和空间结构的千差万别，构成了无数种功能各异的蛋白质，也才有了丰富多彩的、奥妙无穷的生物世界。构成人体蛋白质的氨基酸有 20 种［不包括胱氨酸（cystine）］。蛋白质被分解时的次级结构称肽（peptide），含 10 个以上氨基酸的肽称多肽（polypeptide），含 10 个及 10 个以下氨基酸的肽称寡肽（oligopeptide），含 3 个和 2 个氨基酸的肽分别称 3 肽（tripeptide）和 2 肽（dipeptide）。

## 二、必需氨基酸

必需氨基酸（essential amino acid）是指人体不能合成或合成速度不能满足机体需要，必须从食物中直接获得的氨基酸。构成人体蛋白质的氨基酸有 20 种，其中 9 种氨基酸为必需氨基酸，它们是异亮氨酸、亮氨酸、赖氨酸、蛋氨酸、苯丙氨酸、苏氨酸、色氨酸、缬氨酸和组氨酸。半胱氨酸和酪氨酸在体内分别由蛋氨酸和苯丙氨酸转变而成，如果膳食中能直接提供这两种氨基酸，则人体对蛋氨酸和苯丙氨酸的需要可分别减少 30%和 50%。所以半胱氨酸和酪氨酸这类可减少人体对某些必需氨基酸需要量的氨基酸，称为条件必需氨基酸（conditional essential amino acid）或半必需氨基酸（semiessential amino acid）。在计算食物必需氨基酸的组成时，往往将半胱氨酸和蛋氨酸、苯丙氨酸和酪氨酸合并计算。其余 9 种氨基酸，人体自身可以合成以满足机体需要，故称非必需氨基酸（nonessential amino acid）。

组氨酸是婴儿的必需氨基酸，但联合国粮食及农业组织（FAO）、WHO 在 1985 年首次列出了成人组氨酸的需要量为 8～12mg/（kg·d）。同时许多报道证实组氨酸是成人体内必需氨基酸，但由于人体组氨酸在肌肉和血红蛋白中储存量很大，而人体对其需要量又相对较少，对直接证实成人体内有无合成组氨酸能力的研究带来很大困难，故尚难确定组氨酸不是成人体内的必需氨基酸。

## 三、氨基酸模式和限制氨基酸

人体蛋白质及各种食物蛋白质，在必需氨基酸的种类和含量上存在差异，在营养学上用氨基酸模式来反映这种差异。所谓氨基酸模式，就是蛋白质中各种必需氨基酸的构成比例。其计算方法是将该种蛋白质中的色氨酸含量定为1，分别计算出其他必需氨基酸的相应比值，这一系列的比值就是该种蛋白质氨基酸模式（表 2-1）。当食物蛋白质氨基酸模式与人体蛋白质氨基酸模式越接近时，必需氨基酸被机体利用的程度就越高，食物蛋白质的营养价值也相对越高（如蛋、奶、肉、鱼等中的动物蛋白及大豆蛋白），因此被称为优质蛋白质。其中鸡蛋蛋白质氨基酸模式与人体中的蛋白质氨基酸模式最接近，在实验中常以它作为参考蛋白（reference protein）。参考蛋白是指可用来测定其他蛋白质质量的标准蛋白。反之，食物蛋白质中一种或几种必需氨基酸相对含量较低，导致其他的必需氨基酸在体内不能被充分利用而浪费，造成其蛋白质营养价值降低，这些含量相对较低的必需氨基酸称限制氨基酸。其中含量最低的称为第一限制氨基酸，余者以此类推。植物蛋白往往相对缺少下列必需氨基酸：赖氨酸、蛋氨酸、苏氨酸和色氨酸，所以其营养价值相对较低，如大米和面粉蛋白质中赖氨酸含量最少。为了提高植物蛋白的营养价值，往往将两种或两种以上的食物混合食用，达到以多补少的目的，从而提高膳食蛋白质的营养价值。这种不同食物间相互补充其必需氨基酸不足的作用称为蛋白质互补作用（protein complementary action），如肉类蛋白和大豆蛋白可弥补米面蛋白质中赖氨酸的不足。

**表 2-1　几种食物和人体蛋白质氨基酸模式**

| 氨基酸 | 人体 | 全鸡蛋（红皮） | 鸡蛋白 | 牛奶 | 猪瘦肉 | 牛肉（里脊） | 大豆 | 小麦标准粉 | 大米 |
| --- | --- | --- | --- | --- | --- | --- | --- | --- | --- |
| 异亮氨酸 | 4.0 | 2.5 | 3.3 | 3.0 | 3.4 | 3.2 | 3.0 | 2.3 | 2.5 |
| 亮氨酸 | 7.0 | 4.0 | 5.6 | 6.4 | 6.3 | 5.6 | 5.1 | 4.4 | 5.1 |
| 赖氨酸 | 5.5 | 3.1 | 4.3 | 5.4 | 5.7 | 5.8 | 4.4 | 1.5 | 2.3 |
| 蛋氨酸＋半胱氨酸 | 3.5 | 2.3 | 3.9 | 2.4 | 2.5 | 2.8 | 1.7 | 2.7 | 2.4 |

| 氨基酸 | 人体 | 全鸡蛋（红皮） | 鸡蛋白 | 牛奶 | 猪瘦肉 | 牛肉（里脊） | 大豆 | 小麦标准粉 | 大米 |
|---|---|---|---|---|---|---|---|---|---|
| 苯丙氨酸＋酪氨酸 | 6.0 | 3.6 | 6.3 | 6.1 | 6.0 | 4.9 | 6.4 | 5.1 | 5.8 |
| 苏氨酸 | 4.0 | 2.1 | 2.7 | 2.7 | 3.5 | 3.0 | 2.7 | 1.8 | 2.3 |
| 缬氨酸 | 5.0 | 2.5 | 4.0 | 3.5 | 3.9 | 3.2 | 3.5 | 2.7 | 3.4 |
| 色氨酸 | 1.0 | 1.0 | 1.0 | 1.0 | 1.0 | 1.0 | 1.0 | 1.0 | 1.0 |

注：根据《食物成分表》（王光亚，人民卫生出版社，1991 年）计算。大豆、全鸡蛋（红皮）来自上海；鸡蛋白来自河北；牛奶产自甘肃；猪瘦肉、牛肉（里脊）、小麦标准粉来自北京；大米为浙江早籼标二米

# 第三节 蛋白质的消化、吸收和代谢

膳食中的蛋白质消化从胃开始。胃中的胃酸先使蛋白质变性，破坏其空间结构以利于酶发挥作用。同时，胃酸可激活胃蛋白酶分解蛋白质。不过蛋白质消化吸收的主要场所在小肠。由胰腺分泌的胰蛋白酶（trypsin）和糜蛋白酶（chymotrypsin），使蛋白质在小肠中被分解为氨基酸和部分 2 肽、3 肽，再被小肠黏膜细胞吸收。在小肠黏膜的刷状缘中的肽酶作用下，进入黏膜细胞中的 2 肽、3 肽进一步分解为氨基酸单体。被吸收的这些氨基酸通过黏膜细胞进入肝门静脉而被运送到肝脏和其他组织或器官且被利用。也有报道，少数蛋白质大分子和多肽可被直接吸收。

氨基酸通过小肠黏膜细胞是由三种主动运输系统来进行的，它们分别转运中性、酸性和碱性氨基酸。具有相似结构的氨基酸在共同使用同一种转运系统时，相互间具有竞争机制，这种竞争的结果，使含量高的氨基酸相应地被吸收多一些，从而保证了肠道能按食物中氨基酸的含量比例进行吸收。如果在膳食中过多地加入某一种氨基酸，这种竞争作用会造成同类型的其他氨基酸吸收减少。例如，亮氨酸、异亮氨酸和缬氨酸有共同的转运系统，若过多地向食物中加入亮氨酸，异亮氨酸和缬氨酸的吸收就会减少，从而造成食物蛋白质的营养价值的下降。

肠道中被消化吸收的蛋白质，有的来自食物，有的来自脱落的肠道黏膜细胞和消化液等，每天有 70g 左右，其中大部分可被消化和重吸收，未被吸收的由粪便排出体外，这种蛋白质称为内源性氮，或粪代谢氮。

存在于人体各组织、器官和体液中的游离氨基酸统称为氨基酸池（amino acid pool）。氨基酸池中的游离氨基酸除来自食物外，大部分来自体内蛋白质的分解产物。这些氨基酸少数用于合成体内含氮化合物，主要被用来重新合成人体蛋白质，以达到机体蛋白质的不断更新和修复的目的。未被利用的氨基酸，则经代谢转变成尿素、氨、尿酸和肌酐等，由尿排出体外，或转化为糖原和脂肪。所以，由尿排出的氮，也包括食物氮和内源性氮。

机体每天由于皮肤、毛发和黏膜的脱落，妇女月经期的失血等，以及肠道菌体死亡、排出，损失约 20g 以上的蛋白质，这种氮排出是机体不可避免的氮消耗，称为必要氮损失（obligatory nitrogen loss）。当膳食中的碳水化合物和脂肪不能满足机体能量需要时，或蛋白质摄入过多时，蛋白质才被用来作为能源或转化为碳水化合物和脂肪。

因此，营养学把反映机体摄入氮和排出氮的代谢关系称为氮平衡（nitrogen balance）。其关系式如下：

$$B = I - (U + F + S)$$

式中，$B$ 为氮平衡；$I$ 为摄入氮；$U$ 为尿氮；$F$ 为粪氮；$S$ 为皮肤等氮损失。

当摄入氮和排出氮相等时，为零氮平衡（zero nitrogen balance），健康的成人应维持在零氮平衡并富裕 5%。如摄入氮多于排出氮，则为正氮平衡（positive nitrogen balance），儿童生长发育阶段，妇女妊娠期，疾病恢复期及运动和劳动需要增加肌肉等情况时，应保证适当的正氮平衡，以满

足机体对蛋白质额外的需要。而摄入氮少于排出氮时，为负氮平衡（negative nitrogen balance），人在饥饿、疾病及老年时等，一般处于这种状况，所以应注意尽可能减轻或改变这种情况。

## 第四节　食物蛋白质营养学评价

评价食物蛋白质的营养价值，在食品品质的鉴定、新的食品资源的研究和开发、指导人群膳食等许多方面，都是十分必要的。各种食物，其蛋白质含量、氨基酸模式等都不一样，人体对不同蛋白质的消化、吸收和利用程度也存在差异，所以营养学上，主要从食物蛋白质的含量、蛋白质的消化率和蛋白质的利用率三个方面，全面地评价食物蛋白质的营养价值。

### 一、蛋白质的含量

虽然蛋白质的含量不等于质量，但是没有一定数量，再好的蛋白质其营养价值也有限，所以蛋白质的含量是食物蛋白质营养价值的基础。食物中蛋白质含量的测定一般使用微量凯氏（Kjeldahl）定氮法，先测定食物中的氮含量，再乘以由氮换算成蛋白质的换算系数，就可得到食物中蛋白质的含量。换算系数对同种食物来说，一般是不变的。换算系数是根据氮占蛋白质的百分比而计算出来的。一般来说，食物中氮占蛋白质的16%，其倒数即为6.25，由氮计算蛋白质的换算系数即是6.25。

### 二、蛋白质的消化率

蛋白质的消化率（digestibility），不仅反映了蛋白质在消化道内被分解的程度，同时还反映消化后的氨基酸和肽被吸收的程度。由于蛋白质在食物中存在形式、结构各不相同，食物中含有不利于蛋白质吸收的其他因素的影响等，不同的食物，或同一种食物的不同加工方式，其蛋白质的消化率有差异。例如，动物性食品中的蛋白质一般高于植物性食品（表2-2）。大豆整粒食用时，消化率仅60%，而加工成豆腐后，消化率提高到90%以上。这主要是因为加工后的制品中，去除了大豆中的纤维素和其他不利于蛋白质消化吸收的影响因素。

表 2-2　几种食物蛋白质消化率

| 食物 | 蛋白质消化率（%） | 食物 | 蛋白质消化率（%） | 食物 | 蛋白质消化率（%） |
|---|---|---|---|---|---|
| 鸡蛋 | 97±3 | 大米 | 88±4 | 大豆粉 | 87±7 |
| 牛奶 | 95±3 | 面粉（精制） | 96±4 | 菜豆 | 78 |
| 肉、鱼 | 94±3 | 燕麦 | 86±7 | 花生酱 | 88 |
| 玉米 | 85±6 | 小米 | 79 | 中国混合膳 | 96 |

蛋白质消化率的测定，无论以人或其他动物为实验对象，都必须检测试/实验期内摄入的食物氮、排出体外的粪氮和粪代谢氮，再用下列公式计算。粪代谢氮，是在试验对象完全不摄入蛋白质时，粪中的含氮量。成人24小时粪代谢氮一般为0.9~1.2g。

$$蛋白质真消化率 = \frac{食物氮-(粪氮-粪代谢氮)}{食物氮} \times 100\%$$

上式计算结果，是食物蛋白质真消化率（true protein digestibility）。在实际应用中，往往不考虑粪代谢氮。这样不仅实验方法简便，而且因所测得的结果比真消化率要低，具有一定安全性。这种消化率，被称为表观消化率（apparent digestibility）。

### 三、蛋白质的利用率

衡量蛋白质的利用率的指标有很多，各指标分别从不同角度反映蛋白质被利用的程度。下面介绍几种常用的指标。

## （一）生物价

蛋白质生物价（biological value，BV）是反映食物蛋白质消化吸收后，被机体利用程度的指标，用被机体利用的蛋白质量与消化吸收的食物蛋白质量的比值的 100 倍表示。生物价越高，表明其被机体利用的程度越高，最大值为 100。计算公式如下。

$$生物价 = \frac{潴留氮}{吸收氮} \times 100$$

$$吸收氮 = 食物氮 - （粪氮 - 粪代谢氮）$$

$$潴留氮 = 吸收氮 - （尿氮 - 尿内源性氮）$$

尿氮、尿内源性氮的检测原理和方法与粪氮、粪代谢氮一样。生物价对指导肝病、肾病病人的膳食很有意义。生物价高，表明食物蛋白质中氨基酸主要是用来合成人体蛋白的，极少有过多的氨基酸经肝、肾代谢而释放能量或由尿排出多余的氮，从而大大减少肝、肾的负担。

## （二）蛋白质净利用率

蛋白质净利用率（net protein utilization，NPU）是反映食物中蛋白质被利用的程度，即食物中被机体利用的蛋白质占食物中蛋白质的百分比。它包含了食物蛋白质的消化和利用两个方面，因此更为全面。

$$蛋白质净利用率 = 消化率 \times 生物价 = 消化率 \times \frac{潴留氮}{食物氮} \times 100\%$$

## （三）蛋白质功效比值

蛋白质功效比值（protein efficiency ratio，PER），是用处于生长阶段中的幼年动物（一般用刚离乳的雄性大白鼠），在实验期内，其体重增加和摄入蛋白质的量的比值来反映蛋白质的营养价值的指标。由于所测蛋白质主要被用来提供生长需要，所以该指标被广泛用来作为婴幼儿食品中蛋白质的评价。实验时，饲料中被测蛋白质是唯一蛋白质来源，占饲料的 10%，实验期为 28 天。

同一种食物，在不同的实验条件下，所测得的功效比值往往有明显差异。为了使实验结果具有一致性和可比性，实验时，用标化酪蛋白为参考蛋白设对照组，无论酪蛋白质组的功效比值为多少，均应换算为 2.5。所以蛋白质功效比值按下式计算。

$$蛋白质功效比值 = \frac{实验组功效比值}{对照组功效比值} \times 2.5$$

## （四）氨基酸评分和蛋白质消化率校正的氨基酸评分

氨基酸评分（amino acid score，AAS）也称蛋白质化学评分（chemical score），是目前被广为采用的一种评价方法。该方法是用被测食物蛋白质的必需氨基酸评分模式（essential amino acid scoring pattern）与推荐的理想蛋白质的模式或参考蛋白的模式进行比较，因此是反映蛋白质构成和利用的关系。不同年龄的人群，其氨基酸评分模式不同，不同的食物，其氨基酸评分模式也不相同。表 2-3 是几种食物和不同人群需要的氨基酸评分模式。氨基酸评分分值为食物蛋白质中的必需氨基酸与参考蛋白或理想蛋白质中相应的必需氨基酸的比值。表 2-4 为几种食物蛋白质质量。

$$氨基酸评分 = \frac{被测蛋白质每克氮（或蛋白质）中必需氨基酸量(mg)}{理想蛋白质或参考蛋白中每克氮（或蛋白质）中必需氨基酸量(mg)}$$

表 2-3　几种食物和不同人群需要的氨基酸评分模式

| 氨基酸 | 人群（mg/g 蛋白质） | | | | 食物（mg/g 蛋白质） | | |
|---|---|---|---|---|---|---|---|
| | 1 岁以下 | 2～5 岁 | 10～12 岁 | 成人 | 鸡蛋 | 牛奶 | 牛肉 |
| 组氨酸 | 26 | 19 | 19 | 16 | 22 | 27 | 34 |
| 异亮氨酸 | 46 | 28 | 28 | 13 | 54 | 47 | 48 |
| 亮氨酸 | 93 | 66 | 44 | 19 | 86 | 95 | 81 |
| 赖氨酸 | 66 | 58 | 44 | 16 | 70 | 78 | 89 |
| 蛋氨酸＋半胱氨酸 | 42 | 25 | 22 | 17 | 57 | 33 | 40 |
| 苯丙氨酸＋酪氨酸 | 72 | 63 | 22 | 19 | 93 | 102 | 80 |
| 苏氨酸 | 43 | 34 | 28 | 9 | 47 | 44 | 46 |
| 缬氨酸 | 55 | 35 | 25 | 13 | 66 | 64 | 50 |
| 色氨酸 | 17 | 11 | 9 | 5 | 17 | 14 | 12 |
| 总计 | 460 | 339 | 241 | 127 | 512 | 504 | 480 |

确定某一食物蛋白质氨基酸评分，分两步。第一步计算被测蛋白质每种必需氨基酸的评分值；第二步是在上述计算结果中，找出最低的必需氨基酸（第一限制氨基酸）评分值，即为该蛋白质的氨基酸评分（表 2-4）。

表 2-4　几种食物蛋白质质量

| 食物 | BV | NPU（%） | PER | AAS |
|---|---|---|---|---|
| 全鸡蛋 | 94 | 84 | 3.92 | 1.06 |
| 全牛奶 | 87 | 82 | 3.09 | 0.98 |
| 鱼 | 83 | 81 | 4.55 | 1.00 |
| 牛肉 | 74 | 73 | 2.30 | 1.00 |
| 大豆 | 73 | 66 | 2.32 | 0.63 |
| 精制面粉 | 52 | 51 | 0.60 | 0.34 |
| 大米 | 63 | 63 | 2.16 | 0.59 |
| 土豆 | 67 | 60 | — | 0.48 |

氨基酸评分的方法比较简单，缺点是没有考虑食物蛋白质的消化率。为此，美国食品药品监督管理局（Food and Drug Administration，FDA）采用了一种新的方法——蛋白质消化率校正的氨基酸评分（PDCAAS）。这种方法可替代蛋白质功效比值，对除孕妇和 1 岁以下婴儿以外的所有人群的食物蛋白质进行评价（表 2-5）。其计算公式：

蛋白质经消化率校正的氨基酸评分＝氨基酸评分×真消化率

表 2-5　几种食物蛋白质的 PDCAAS

| 食物蛋白质 | PDCAAS | 食物蛋白质 | PDCAAS |
|---|---|---|---|
| 酪蛋白 | 1.00 | 斑豆蛋白 | 0.63 |
| 鸡蛋蛋白 | 1.00 | 燕麦粉蛋白 | 0.57 |
| 大豆分离蛋白 | 0.99 | 花生粉蛋白 | 0.52 |
| 牛肉蛋白 | 0.92 | 小扁豆蛋白 | 0.52 |
| 豌豆粉蛋白 | 0.69 | 全麦蛋白 | 0.40 |
| 菜豆蛋白 | 0.68 | | |

除上述方法和指标外，还有一些蛋白质营养评价方法和指标，如相对蛋白质值（relative protein value，RPV）、净蛋白质比值（net protein ratio，NPR）、氮平衡指数（nitrogen balance index，NBI）等，一般使用较少。

## 第五节　蛋白质营养不良、营养状况评价及食物供给

蛋白质缺乏在成人和儿童中都有发生，但处于生长阶段的儿童更为敏感。据 WHO 估计，目前世界上大约有 500 万儿童患蛋白质-能量营养不良（protein-energy malnutrition，PEM），其中大多数是由贫穷和饥饿引起的，主要分布在非洲、中南美洲、中东、东亚和南亚地区。PEM 有三种，第一种称 Kwashiorkor，来自加纳语，指能量摄入基本满足而蛋白质严重不足的儿童营养性疾病。其主要表现为腹部、腿部水肿，虚弱，表情淡漠，生长滞缓，头发变色、变脆和易脱落，易感染其他疾病等。第二种称 Marasmus，原意即为"消瘦"，指蛋白质和能量摄入均严重不足的儿童营养性疾病。患儿消瘦无力，因易感染其他疾病而死亡。也有人认为此两种营养不良是 PEM 的两种不同阶段。对成人来说，蛋白质摄入不足，同样可引起体力下降、水肿、抗病力减弱等。第三种则为以上两种的混合型。

蛋白质，尤其是动物蛋白摄入过多，对人体同样有害。首先，摄入过多的动物蛋白，就必然摄入较多的动物脂肪和胆固醇。其次，蛋白质过多，本身也会产生有害影响。正常情况下，人体不储存蛋白质，所以必须将过多的蛋白质脱氨分解，氮则由尿排出体外。这一过程需要大量水分，从而加重了肾脏的负荷，若肾功能不全，则危害更大。过多的动物蛋白摄入，也造成含硫氨基酸摄入过多，这样可加速骨骼中钙质的丢失，易产生骨质疏松（osteoporosis）。

人体内存在着氮平衡，通过膳食给人体提供的蛋白质应满足机体的这种平衡，长时期的不恰当的正氮平衡和负氮平衡都可对人体造成危害。

理论上，成人每天摄入约 30g 蛋白质就可满足零氮平衡。但从安全性和消化吸收等其他因素考虑，成人按 0.8g/（kg•d）摄入蛋白质为宜；我国由于以植物性食物为主，所以成人蛋白质 RNI 为 1.16g/（kg•d）。按能量计算，摄入的蛋白质供能占膳食总能量的 10%～12%，儿童青少年为 12%～14%。蛋白质营养正常时，人体内有关反映蛋白质营养水平的指标也应处于正常水平。常用的指标主要为血清白蛋白（正常值为 35～50g/L）、血清运铁蛋白（正常值为 2.2～4.0g/L）等。

蛋白质广泛存在于动植物性食物之中。动物蛋白质量好、利用率高，但同时富含饱和脂肪酸和胆固醇，而植物蛋白利用率较低，因此，注意蛋白质互补，适当进行搭配是非常重要的。大豆可提供丰富的优质蛋白质，其保健功能也已越来越被世界所认可，牛奶是富含多种营养素的优质蛋白质食物来源，我国人均牛奶的年消费量很低，应大力提倡我国各类人群增加牛奶和大豆及其制品的消费。

# 第三章　脂　类

脂类（lipid）包括脂肪（fat）和类脂（lipoid），是一类化学结构相似或完全不同的有机化合物。脂肪是由甘油和各种脂肪酸链脱水形成的甘油三酯（triglyceride）的混合物。是人体重要的产能营养素和储能物质，约占体内脂类总量的95%，类脂主要包括磷脂（phospholipid）和固醇类（steroids），约占全身脂类总量的5%。脂类的共同特点是具有脂溶性，不仅易溶解于有机溶剂，而且可溶解其他脂溶性物质，如脂溶性维生素等。

## 第一节　脂类的分类及功能

### 一、脂　肪

#### （一）甘油三酯

甘油三酯由一个甘油分子和三个脂肪酸化合而成。人体内的甘油三酯主要分布于腹腔、皮下和肌肉纤维之间，主要有以下一些功能。

**1. 体内储存和提供能量**　当人体摄入能量不能及时被利用或过多时，就转变为脂肪而储存起来。当机体需要时，脂肪细胞中的酯酶立即分解甘油三酯释放出甘油和脂肪酸进入血液循环，和食物中被吸收的脂肪一道，被分解释放出能量以满足机体的需要。人体在休息状态下，60%的能量来源于体内脂肪，而在运动或长时间饥饿时，体内脂肪提供的能量更多。由于甘油三酯中碳、氢的含量大大高于蛋白质和碳水化合物，所以可提供的能量也相对较多。体内每1g脂肪产生的能量约为39.7kJ（9.46kcal）。

体内脂肪细胞的储存和供应能量有两个特点：一是脂肪细胞可以不断地储存脂肪，至今还未发现其储存上限，所以人体可因不断地摄入过多的能量而不断地积累脂肪，导致越来越胖；二是机体不能利用脂肪酸分解的含2碳的化合物合成葡萄糖，所以脂肪不能给脑和神经细胞及血细胞提供能量。人在饥饿时，就必须消耗肌肉组织中的蛋白质和糖原来满足机体的能量需要。节食减肥危害性之一也在于此。

**2. 维持体温正常**　脂肪不仅可直接提供热量，皮下脂肪组织还可起到隔热保温的作用，使体温能达到正常和恒定。

**3. 保护作用**　脂肪组织在体内对器官有支撑和衬垫作用，可保护内部器官免受外力伤害。

**4. 内分泌作用**　近半个世纪以来，脂肪组织的内分泌功能逐渐被人们所重视。现在已发现的由脂肪组织所分泌的因子有瘦素（leptin）、肿瘤坏死因子（tumor necrosis factor，TNF）、白细胞介素-6（IL-6）、白细胞介素-8（IL-8）、纤溶酶原激活因子抑制物（plasminogen activator inhibitor，PAI-1）、血管紧张素原（angiotensinogen）、雌激素（estrogen）、胰岛素样生长因子（insulin-like growth factor，IGF）、IGF结合蛋白3（IGFBP3）、脂连蛋白（adiponectin）及抗胰岛素蛋白（resistin）等。这些脂肪组织来源的因子参与机体的代谢、免疫、生长发育等生理过程。脂肪组织内分泌功能的发现是近年内分泌学领域的重大进展之一，也为人们进一步认识脂肪组织的作用开辟了新的起点。

**5. 帮助机体更有效地利用碳水化合物和节约蛋白质**　脂肪在体内代谢分解的产物，可以促进碳水化合物的能量代谢，使其更有效地释放能量。充足的脂肪还可以保护体内蛋白质（包括食物蛋白质）不被用作能源物质，而使其有效地发挥其他重要的生理功能，脂肪的这种功能称为蛋白质节约作用。

**6. 机体重要的构成成分**　细胞膜中含有大量脂肪酸，是细胞维持正常的结构和功能必不可少的重要成分。

食物中的甘油三酯除给人体提供能量和脂肪的合成材料以外，还有一些特殊的营养学上的功能，如增加饱腹感，改善食物的感官性状，提供脂溶性维生素（如维生素 A、维生素 D、维生素 E、维生素 K 等）。

### （二）脂肪酸

脂肪因其所含脂肪酸（fatty acid）链的长短、饱和程度和空间结构不同，而呈现不同的特性和功能。对它们的一些特殊功能的研究，也是营养上一个重要的研究开发领域。但目前认为，营养学上最具价值的脂肪酸有两类：①$n$-3（或 $\omega$-3）系列不饱和脂肪酸，即从甲基端数，第一个不饱和键在第三和第四碳原子之间的各种不饱和脂肪酸。②$n$-6（或 $\omega$-6）系列不饱和脂肪酸，即从甲基端数，第一个双键在第六和第七碳之间。

### （三）必需脂肪酸

必需脂肪酸（essential fatty acid，EFA）是指人体不可缺少而自身又不能合成，必须通过食物供给的脂肪酸。$n$-6 系列不饱和脂肪酸中的亚油酸和 $n$-3 系列不饱和脂肪酸中的 $\alpha$-亚麻酸是人体必需的两种脂肪酸。事实上，$n$-3 和 $n$-6 系列不饱和脂肪酸中许多脂肪酸（如花生四烯酸、二十碳五烯酸、二十二碳六烯酸等）都是人体不可缺少的脂肪酸，但人体可以利用亚油酸和 $\alpha$-亚麻油酸来合成这些脂肪酸。

必需脂肪酸主要有以下功能。

**1. 是磷脂的重要组成成分** 磷脂是细胞膜的主要结构成分，所以必需脂肪酸与细胞膜的结构和功能直接相关。

**2. 是合成前列腺素的前体** 前列腺素（prostaglandin）存在于许多器官中，有着多种多样的生理功能，如使血管扩张和收缩、神经刺激的传导、作用于肾脏影响水的排泄，母乳中的前列腺素可以防止婴儿消化道损伤等。

**3. 与胆固醇的代谢有关** 体内大约 70% 的胆固醇与脂肪酸酯化成酯。在低密度脂蛋白（low density lipoprotein，LDL）和高密度脂蛋白（high density lipoprotein，HDL）中，胆固醇与亚油酸形成亚油酸胆固醇酯，然后被转运和代谢，如 HDL 就可将胆固醇运往肝脏而被代谢分解。具有这种降血脂作用的还包括 $n$-3 和 $n$-6 系列的其他多不饱和脂肪酸，如二十碳五烯酸和二十二碳六烯酸等。阿拉斯加（Alaska）人，尽管膳食中富含高能量、高脂肪和高胆固醇，但心脏病的患病率则很低，原因是他们那些来自海产品的食物富含这些多不饱和脂肪酸。

必需脂肪酸缺乏，可引起生长迟缓、生殖障碍、皮肤损伤（出现皮疹等）及肾脏、肝脏、神经和视觉方面的多种疾病。有关必需脂肪酸对心血管疾病、炎症、肿瘤等多方面影响的研究，也是目前营养学的一个热门课题。但过多的多不饱和脂肪酸的摄入，也可使体内有害的氧化物、过氧化物等增加，同样可对机体产生多种慢性危害。

## 二、磷 脂

磷脂，是指甘油三酯中一个或两个脂肪酸被含磷酸的其他基团所取代的一类脂类物质。其中最重要的磷脂是卵磷脂（lecithin），它由一个含磷酸胆碱基团取代甘油三酯中一个脂肪酸构成。这种结构使它具有亲水性和亲脂性的双重特性。

磷脂不仅和脂肪酸一样，可以提供能量，更重要的是，它是细胞膜的构成成分。由于其具有极性和非极性双重特性，可以帮助脂类或脂溶性物质（如脂溶性维生素、激素等）顺利通过细胞膜，促进细胞内外的物质交流。此外，磷脂作为乳化剂，可以使脂肪悬浮在体液中，有利于其吸收、转运和代谢。

磷脂的缺乏会造成细胞膜结构受损，出现毛细血管的脆性增加和通透性增高，皮肤细胞对水的通透性增高引起水代谢紊乱，产生皮疹等。

由于磷脂具有乳化等特性，其在防止胆固醇在血管内沉积、改善脂肪的吸收和利用、降低血液的黏度、促进血液循环等方面，正受到越来越多的关注。

## 三、固 醇 类

固醇类是一类含有同样多个环状结构的脂类化合物，因其环外基团不同而不同。

最重要的固醇是胆固醇（cholesterol），它也是细胞膜的重要成分，人体内90%的胆固醇存在于细胞之中。胆固醇还是人体内许多重要的活性物质的合成材料，如胆汁、性激素［如睾酮（testosterone）］、肾上腺素［如皮质醇（cortisol）］和维生素D等。

胆固醇虽具有重要的生理功能，但因其广泛存在于动物性食品之中，人体自身也可以利用内源性胆固醇，一般不存在胆固醇缺乏。相反，由于它与高脂血症、动脉粥样硬化、心脏病等相关，人们往往关注体内过多胆固醇的危害性。

# 第二节　脂类的消化、吸收及转运

食物进入口腔后，脂肪的消化就已开始。唾液腺分泌的脂肪酶可水解部分食物脂肪，对成人来说，这种消化能力很弱，而婴儿口腔中的脂肪酶则可有效地分解奶中短链和中链脂肪酸。脂肪的消化在胃里也极有限，其主要消化场所是小肠。来自胆囊中的胆汁首先将脂肪乳化，胰腺和小肠内分泌的脂肪酶将甘油三酯水解，生成游离脂肪酸和甘油单酯（偶尔也有完全水解成为甘油和脂肪酸）。

脂肪水解后的小分子（如甘油、短链和中链脂肪酸）很容易被小肠细胞吸收直接进入血液。甘油单酯和长链脂肪酸被吸收后，先在小肠细胞中重新合成甘油三酯，并和磷脂、胆固醇和蛋白质形成乳糜微粒（chylomicron），经淋巴系统进入血液循环。血中的乳糜微粒是一种颗粒最大、密度最低的脂蛋白，是食物脂肪的主要运输形式，随血液流遍全身，以满足机体对脂肪和能量的需要，最终被肝脏吸收。食物脂肪的吸收率一般在80%以上，最高的（如菜籽油）可达99%。

肝脏将来自食物中的脂肪和内源性脂肪及蛋白质等合成极低密度脂蛋白（very low density lipoprotein，VLDL），并随血流供应机体对甘油三酯的需要，随着其中的甘油三酯的减少，同时又不断地集聚血中胆固醇，最终形成了甘油三酯少而胆固醇多的LDL。血液中的LDL一方面满足机体对各种脂类的需要；另一方面也可与细胞中的LDL受体结合进入细胞，借此可适当调节血中胆固醇的浓度。但LDL过多，就可引起动脉粥样硬化等疾病。体内还可合成HDL，其重要的功能就是将体内的胆固醇、磷脂运回肝脏进行代谢，起到有益的保护作用。

磷脂的消化吸收和甘油三酯相似。胆固醇则可直接被吸收，如果食物中的胆固醇和其他脂类呈结合状态，则先被酶水解成游离的胆固醇，再被吸收。胆固醇是胆汁酸的主要成分，胆汁酸在乳化脂肪后，一部分被小肠吸收，由血液运送到肝脏和胆囊，被重新利用；另一部分和食物中未被吸收的胆固醇一起，被膳食纤维（主要为可溶性纤维素）吸附并由粪便排出体外。

# 第三节　脂类的食物来源及供给量

人类膳食脂肪主要来源于动物的脂肪组织和肉类及植物的种子。动物脂肪相对含饱和脂肪酸和单不饱和脂肪酸多，而含多不饱和脂肪酸较少。植物油主要含不饱和脂肪酸。亚油酸普遍存在于植物油中，亚麻酸在豆油和紫苏籽油中较多，鱼贝类食物相对含二十碳五烯酸和二十二碳六烯酸较多。

含磷脂较多的食物为蛋黄、肝脏、大豆、麦胚和花生等。含胆固醇丰富的食物是动物脑、肝、肾等内脏和蛋类，肉类和奶类也含有一定量的胆固醇。

脂肪摄入过多，可导致肥胖、心血管疾病、高血压和某些癌症发病率的升高。限制和降低脂肪的摄入，已成为发达国家和我国许多地区预防此类疾病发生的重要措施。例如，美国的膳食和健康委员会（Committee on Diet and Health）向美国人提出如下建议：①总脂肪摄入供能降低到总能量的30%以下；②饱和脂肪酸摄入供能降到总能量的10%以下；③胆固醇的摄入每天不超过300mg。

我国营养学会对各类人群脂肪摄入量有较为详细的推荐，成人一般脂肪供能应控制在总能量的 20%～30%。

必需脂肪酸的摄入量，一般认为其供能应不少于总能量的 3%。而 $n$-6 和 $n$-3 系列不饱和脂肪酸的 RNI，目前仅加拿大于 1990 年做出了推荐：$n$-3 系列不饱和脂肪酸供能不低于总能量的 0.5%，$n$-6 系列不饱和脂肪酸供能不低于总量能的 3%。大多数学者建议 $n$-3 系列不饱和脂肪酸：$n$-6 系列不饱和脂肪酸为 1：（4～6）较适宜。一般来说，只要注意摄入一定量的植物油，就不会造成必需脂肪酸的缺乏。

饱和脂肪酸可使血中低密度脂蛋白胆固醇（LDL-C）水平升高，然而并非所有的饱和脂肪酸都具有同样的升高血 LDL-C 的作用。月桂酸、肉豆蔻酸和棕榈酸，分别是十二碳、十四碳和十六碳饱和脂肪酸，它们升高血胆固醇的作用较强，十八碳饱和脂肪酸的这一作用则相对较弱。饱和脂肪酸因相对不易被氧化产生有害的氧化物、过氧化物等，人体不应完全排除饱和脂肪酸的摄入。

# 第四章　碳水化合物

## 第一节　碳水化合物的分类、食物来源

碳水化合物（carbohydrate）是由碳、氢、氧三种元素组成的一类化合物。营养学上一般将其分为四类：单糖（monosaccharide）、双糖（disaccharide）、寡糖（oligosaccharide）和多糖（polysaccharide）。

### 一、单　　糖

食物中的单糖主要为葡萄糖（glucose）、果糖（fructose）和半乳糖（galactose）。

#### （一）葡萄糖

葡萄糖是构成食物中各种碳水化合物的最基本单位。有些碳水化合物完全由葡萄糖构成，如淀粉；有些则是由葡萄糖与其他糖化合而成，如蔗糖。葡萄糖以单糖的形式存在于天然食品中是比较少的。葡萄糖有 $D$ 型和 $L$ 型，人体只能代谢 $D$ 型葡萄糖而不能利用 $L$ 型。所以有人用 $L$ 型葡萄糖作甜味剂，可达到增加食品的甜味而又不增加能量摄入的双重目的。

#### （二）果糖

果糖主要存在于水果和蜂蜜中。人工制作的玉米糖浆中果糖含量可达到40%～90%，是饮料、冷冻食品、糖果蜜饯生产的重要原料。果糖吸收后，经肝脏转变成葡萄糖被人体利用，也有一部分转变为糖原、乳酸和脂肪。

#### （三）半乳糖

半乳糖很少以单糖形式存在于食品之中，是乳糖的重要组成成分。半乳糖在人体中也是先转变成葡萄糖后才被利用，母乳中的半乳糖是在体内重新合成的，而不是由食物中直接获得的。

#### （四）其他单糖

除了上述三种重要的己糖外，食物中还有少量的戊糖，如核糖（ribose）、脱氧核糖（deoxyribose）、阿拉伯糖（arabinose）和木糖（xylose）。甘露糖（mannose）是许多糖和树胶的组成成分。前两种戊糖动物体内可以合成，后几种糖主要存在于水果和根、茎类蔬菜之中。

在天然的水果、蔬菜之中，还存在少量的糖醇类物质。由于这些糖醇类物质在体内消化、吸收的速度慢，提供能量较葡萄糖少等，已被用于食品加工之中。目前常使用的糖醇有山梨醇（sorbitol）、甘露醇（mannitol）、木糖醇（xylitol）和麦芽糖醇（maltitol）等。天然食物如谷胚中有一种环状的肌醇（inositol），可与磷酸结合形成植酸（phytic acid），不利于营养素的吸收。

### 二、双　　糖

双糖由两分子单糖缩合而成。天然存在于食品中的双糖，常见的有蔗糖（sucrose）、乳糖（lactose）和麦芽糖（maltose）等。

#### （一）蔗糖

蔗糖是由一分子葡萄糖和一分子果糖，以 $\alpha$-键连接而成。甘蔗、甜菜和蜂蜜中蔗糖含量较多，日常食用的白砂糖即蔗糖，是从甘蔗或甜菜中提取的。

#### （二）麦芽糖

麦芽糖是由两分子葡萄糖以 $\alpha$-键连接而成。淀粉在酶的作用下，可降解生成大量的麦芽糖，制糖制酒工业中大量使用麦芽中的淀粉酶就是这个目的。

### （三）乳糖

乳糖是由葡萄糖和半乳糖以 $\beta$-键连接而成，主要存在于奶及奶制品中。乳糖约占鲜奶的 5%，供能占奶类提供的总能量的 30%～50%。

### （四）海藻糖

海藻糖（trehalose）是由两分子葡萄糖组成，存在于真菌及细菌之中，如食用蘑菇中含量较多。

## 三、寡　　糖

寡糖是指由 3～10 个单糖构成的一类小分子多糖。比较重要的寡糖是存在于豆类食品中的棉籽糖（raffinose）和水苏糖（stachyose）。前者是由葡萄糖、果糖和半乳糖构成的三糖，后者是在前者的基础上再加上一个半乳糖的四糖。这两种糖都不能被肠道消化酶分解而消化吸收，但在大肠中可被肠道细菌代谢，产生气体和其他产物，造成胀气。因此必须进行适当加工以减小其不良影响。但也有些不被人体利用的寡糖，可被肠道有益的细菌如（双歧杆菌）所利用，以促进这类菌群的增加而起到保健作用。

## 四、多　　糖

由 10 个以上单糖组成的大分子糖为多糖。营养学上具有重要作用的多糖有三种，即糖原（glycogen）、淀粉（starch）和纤维（fiber）。

### （一）糖原

糖原也称动物淀粉，由肝脏和肌肉合成并储存，是一种含有许多葡萄糖分子和支链的动物多糖。肝脏中储存的糖原可维持正常的血糖浓度，肌肉中的糖原可提供肌体运动所需要的能量，尤其是高强度和持久运动时的能量需要。其较多的分支可提供较多的酶的作用位点，以便能快速地分解和提供较多的葡萄糖。食物中的糖原含量很少，因此它不是有意义的碳水化合物的食物来源。

### （二）淀粉

淀粉是由许多葡萄糖组成的、能被人体消化吸收的植物多糖。淀粉主要储存在植物细胞中，尤其是根、茎和种子细胞之中。薯类、豆类和谷类含有丰富的淀粉，是人类碳水化合物的主要食物来源，也是最丰富、最廉价的产能营养素。根据其结构可分为直链淀粉（amylose）和支链淀粉（amylopectin）。前者易使食物老化，后者易使食物糊化。其次级水解产物相对含葡萄糖数目较少，称为糊精（dextrin）。

一些分子量相对较低的多糖及抗性淀粉的特殊性质和生理功能，已日益受到关注，并在食品加工和保健食品中被应用。

### （三）纤维

纤维是指存在于植物体中不能被人体消化吸收的多糖。纤维中的葡萄糖分子是以 $\beta$-键连接的，人体内的淀粉酶不能破坏这种化学键，因此人体不能消化吸收纤维。但由于其特有的生理作用，营养学上仍将它作为重要的营养素。存在于食物中的各类纤维统称为膳食纤维（dietary fiber）。根据其水溶性的不同，一般分为可溶性纤维（soluble fiber）和不溶性纤维（insoluble fiber）。

**1. 不溶性纤维**　主要包括纤维素（cellulose）、某些半纤维素（hemicellulose）和木质素（lignin）。

纤维素：是植物细胞壁的主要成分，其构成成分和淀粉一样，而葡萄糖分子间的连接不同，纤维素一般不能被肠道微生物分解。

半纤维素：是谷类纤维的主要成分，包括戊聚糖（pentosan）、木聚糖（xylan）、阿拉伯木糖和半乳聚糖（galactan）及一类酸性半纤维素［如半乳糖醛酸（galacturonic acid）、葡糖醛酸（glucuronic acid）等］，半纤维素及一些混杂多糖能被肠道微生物分解，有些半纤维素也是可溶的。纤维素和半纤维素在麸皮中含量较多。

木质素：是植物木质化过程中形成的非碳水化合物，是由苯丙烷单体聚合而成，不能被人体消化吸收。食物中木质素含量较少，主要存在于蔬菜和水果的木质化部分和种子中，如草莓籽、老化的胡萝卜和花茎甘蓝之中。

**2. 可溶性纤维** 指既可溶解于水，又可以吸水膨胀，并能被大肠中微生物酵解的一类纤维，常存在于植物细胞液和细胞间质中，有以下几类。

果胶（pectin）：是被甲酯化至一定程度的半乳糖醛酸多聚体（$\beta$-1,4-$D$-galacturonic acid polymer）。果胶通常存在于水果和蔬菜之中，尤其是柑橘类和苹果中含量较多。果胶分解后产生甲醇和果胶酸，这就是过熟或腐烂的水果中、各类果酒中甲醇含量较多的原因。在食品加工中，常用果胶作为增稠剂制作果冻、色拉调料、冰淇淋和果酱等。

树胶（gum）和黏胶（viscose）：由不同的单糖及其衍生物组成。阿拉伯胶（arabic gum）、古尔胶（guar gum）属于这类物质，在食品加工中可作为稳定剂。

表 4-1 介绍了膳食纤维的种类、食物来源和主要功能。

**表 4-1 膳食纤维的种类、食物来源和主要功能**

| 种类 | 主要食物来源 | 主要功能 |
| --- | --- | --- |
| 不溶性纤维 | | |
| 木质素 | 所有植物 | 正在研究之中 |
| 纤维素 | 所有植物（如小麦制品） | 增加粪便体积 |
| 大部分半纤维素 | 小麦、黑麦、大米、蔬菜 | 促进胃肠蠕动 |
| 可溶性纤维 | | |
| 果胶、树胶、黏胶 | 柑橘类、燕麦制品和豆类 | 延缓胃排空时间、减缓葡萄 |
| 少数半纤维素 | 小麦、黑麦、大米、蔬菜 | 糖吸收、降低血胆固醇 |

# 第二节 碳水化合物的功能

## 一、体内碳水化合物的功能

人体内碳水化合物有三种存在形式：葡萄糖、糖原和含糖的复合物，其功能与其存在形式有关。

### （一）储存和提供能量

糖原是肌肉和肝脏内碳水化合物的储存形式，肝脏约储存机体内 1/3 的糖原。一旦机体需要，肝脏中的糖原分解为葡萄糖进入血液循环，提供机体尤其是红细胞、脑和神经组织对能量的需要。肌肉中的糖原只供自身的能量需要。体内的糖原储存只能维持数小时，必须从膳食中不断得到补充。母体内合成的乳糖是乳汁中的主要碳水化合物。

### （二）构成机体

碳水化合物同样也是机体重要的构成成分之一。例如，结缔组织中的黏蛋白，神经组织中的糖脂，细胞膜表面的具有信息传递功能的糖蛋白，它们往往都是一些寡糖复合物。另外，DNA 和 RNA 中也含有大量的核糖，在遗传中起着重要的作用。

### （三）节约蛋白质

当体内碳水化合物供给不足时，机体为了满足自身对葡萄糖的需要，则通过糖异生（gluconeogenesis）产生葡萄糖。由于脂肪一般不能转变成葡萄糖，所以主要动用体内蛋白质，甚至是器官中的蛋白质（如肌肉、肝、肾、心脏中的蛋白质），如此会对人体甚至各器官造成损害。节食减肥的危害性也与此有关。另外，即使不用机体内蛋白质，而动用食物中消化吸收的蛋白质来转变成能量也是不合理或有害的。当摄入足够的碳水化合物时，可以防止体内和膳食中的蛋白质转变为葡萄糖，即蛋白质节约作用（protein sparing action）。

### （四）抗生酮

脂肪在体内彻底被代谢分解，需要葡萄糖的协同作用。脂肪酸被分解所产生的乙酰基需与草酰乙酸结合进入三羧酸循环而最终被彻底氧化，产生能量。若碳水化合物不足，草酰乙酸则不足，脂肪酸不能被彻底氧化而产生酮体。尽管肌肉和其他组织可利用酮体产生能量，但过多的酮体可引起酮血症（ketosis），影响机体的酸碱平衡。体内充足的碳水化合物，可以起到抗生酮作用（antiketogenesis）。人体每天至少需 50～100g 碳水化合物，才可防止酮血症的产生。

## 二、食物碳水化合物的功能

### （一）主要的产能营养素

膳食中的碳水化合物是世界上来源最广、使用最多、价格最便宜的产能营养素。1g 碳水化合物可提供约 16.7kJ（4.0kcal）的能量。我国居民以米面为主食，60%以上的能量来源于碳水化合物。这种膳食结构不仅经济，而且科学和有利于健康。

### （二）改变食物的色、香、味、形

利用碳水化合物的各种性质，可以加工出色、香、味、形各异的多种食品，食糖因其甜味更是食品烹调加工中不可缺少的原料。但是，精制糖的过多摄入，是有许多危害性的。

### （三）提供膳食纤维

膳食纤维的最好来源，是天然的食物，如豆类、谷类、新鲜的水果和蔬菜等。膳食纤维因其重要的生理功能，日渐受到人们的重视。

**1. 增强肠道功能、有利于粪便排出** 大多数纤维素具有促进肠道蠕动和吸水膨胀的特性。一方面，可使肠道肌肉保持健康和张力；另一方面，粪便因含水分较多而体积增加和变软，这样有利于粪便排出，反之，肠道蠕动缓慢，粪便少而硬，造成便秘。排便时因便秘而使肠压增加，时间一长，肠道会产生许多小的憩室而患肠憩室（intestinal diverticulum）和痔（hemorrhoid）。据报道，西方国家肠憩室患病率高达 50%。

**2. 控制体重和减肥** 膳食纤维，特别是可溶性纤维，可以减缓食物由胃进入肠道的速率并具有吸水膨胀的特性，从而产生饱腹感而减少能量的摄入，达到控制体重和减肥的作用。

**3. 可降低血糖和血胆固醇** 可溶性纤维可减少小肠对糖的吸收，使血糖不致因进食而快速升高，因此也可减少体内胰岛素的释放，而胰岛素可刺激肝脏合成胆固醇，所以胰岛素释放的减少可以使血浆胆固醇水平受到影响。各种纤维因可吸附胆汁酸、脂肪等而使其吸收率下降，也可达到降血脂的作用。另外，可溶性纤维在大肠中被肠道微生物代谢分解，产生一些短链脂肪酸（如乙酸、丁酸、丙酸等），这些短链脂肪酸一旦进入肝脏，可减少肝中胆固醇的合成。

**4. 其他** 有研究表明，膳食纤维具有预防结肠癌的作用，但有不同的意见。

## 第三节 碳水化合物的消化吸收及食物供给

### 一、碳水化合物的消化吸收

膳食中的碳水化合物，在消化道经酶逐步水解为单糖而被吸收。消化过程从口腔开始。食物进入口腔后，咀嚼等促进唾液的分泌，唾液中的淀粉酶可将淀粉水解为短链多糖和麦芽糖。由于食物在口腔停留时间很短，这种水解程度有限。食物进入胃中，由于胃酸的作用，淀粉酶失活，但胃酸本身有一定的降解淀粉的作用。小肠才是碳水化合物分解和吸收的主要场所。胰腺分泌的胰淀粉酶进入小肠，将淀粉等分解为双糖，小肠黏膜细胞的刷状缘上，分别由麦芽糖酶、蔗糖酶和乳糖酶将相应的双糖分解为单糖,并通过主动运输进入小肠细胞,被吸收进血液运送到肝脏进行相应的代谢,或运送到其他器官直接被利用。果糖在小肠中的吸收属被动扩散式吸收,其吸收率相对较低,不到葡萄糖和乳糖的一半。在肠道中,一些膳食纤维,尤其是可溶性纤维被肠道微生物作用,产生水分、气体和短链脂肪酸,这些短链脂肪酸也可被吸收产生能量。

世界各地都有一部分人有不同程度的乳糖不耐受(lactose intolerance),他们不能或只能少量地分解吸收乳糖,而大量的乳糖因未被吸收而进入大肠,在肠道微生物作用下产酸、产气,引起胃肠不适、胀气、痉挛和腹泻等。造成乳糖不耐受的主要原因:①先天性缺少或不能分泌乳糖酶;②某些药物(如抗癌药物)或肠道感染使乳糖酶分泌减少;③更多的人是由于年龄增长,乳糖酶水平不断降低。一般自 2 岁到青年时期,乳糖酶水平可降到出生时的 5%~10%。为了克服这种乳糖不耐受性,可选用经发酵的奶制品(如酸奶),也有厂家将乳糖经乳糖酶分解后进行销售。世界上完全没有乳糖不耐受的人仅占 30%左右。

## 二、碳水化合物的食物供给

除了温饱问题还未解决的地区,人们为了达到碳水化合物的营养平衡应注意:①产能营养素特别是碳水化合物的摄入不能过多。由于肝脏可利用碳水化合物合成脂肪和胆固醇等,过多的能量和碳水化合物的摄入可引起肥胖和血脂升高。②防止碳水化合物供能比例较低,脂肪供能比例较高;在碳水化合物中,防止过多摄入精制糖。例如,美国碳水化合物供能仅占总能量的 50%以下,精制糖却占碳水化合物总量的 50%。儿童因过多摄入精制糖造成龋齿发病率较高也是西方国家一大问题。

中国营养学会推荐我国居民的碳水化合物供能占总能量的 55%~65%。目前许多营养学家认为,为了长期维持人体健康,碳水化合物供能应占总能量的 55%~60%,其中精制糖供能占总能量的 10%以下。美国 FDA 提倡每人每天摄入纤维 25g,或每天按 11.5g/kcal 摄入较为合适。

# 第五章　维　生　素

维生素（vitamin）是维持机体正常生理功能及细胞内特异代谢反应所必需的一类微量低分子有机化合物。大多数的维生素都不能在体内合成，而必须由食物供给。虽然维生素每日的需要量很少，仅以毫克或者微克计，但在调节物质代谢过程中起着重要的作用。根据维生素溶解性的不同，可以分为脂溶性维生素和水溶性维生素。

## 第一节　脂溶性维生素

脂溶性维生素（fat-soluble vitamin）包括维生素 A、维生素 D、维生素 E、维生素 K，不溶于水而溶于脂肪及有机溶剂（如苯、乙醚及氯仿等）。脂溶性维生素可储存于体内，摄取过多时容易引起中毒，缺乏时缓慢出现症状。

### 一、维 生 素 A

维生素 A（vitamin A）是指含有 $\beta$-白芷酮环的多烯基结构并具有视黄醇（retinoid）生物学活性的一大类物质。维生素 A 和维生素 A 原——胡萝卜素都对酸、碱和热稳定，但易被氧化和被紫外线破坏。当食物中含有磷脂、维生素 E、维生素 C 和其他抗氧化剂时，维生素 A 和胡萝卜素较为稳定，脂肪酸败可导致其严重破坏。

#### （一）生理功能

1. 维持正常视觉。
2. 维持上皮的正常生长与分化。
3. 促进生长发育。
4. 抑癌作用。维生素 A 或其衍生物（如 5,6-环氧视黄酸，1,3-顺式视黄酸）有抑癌防癌作用，与它们能促进上皮细胞的正常分化有关，也与阻止肿瘤形成的抗启动基因的活性有关。类胡萝卜素的抑癌作用比维生素 A 更受人们重视，可能与其抗氧化作用有关。
5. 维持机体正常免疫功能。
6. 改善铁吸收和铁运转。

#### （二）缺乏与过量

维生素 A 缺乏：维生素 A 缺乏最早的症状是暗适应能力下降，严重者可致夜盲症（night blindness）。维生素 A 缺乏最明显的一个结果是眼干燥症，病人眼结膜和角膜上皮组织变性、泪腺分泌减少，可发生结膜皱纹、失去正常光泽、浑浊、变厚、变硬，角膜基质水肿、表面粗糙浑浊、软化、溃疡、糜烂、穿孔；病人常感眼睛干燥、怕光、流泪、发炎、疼痛，发展下去可致失明。

维生素 A 缺乏除了引起眼部症状外，还会引起机体不同组织上皮干燥、增生及角化，以致出现各种症状。例如，皮脂腺及汗腺角化，出现皮肤干燥，在毛囊周围角化过度，发生毛囊丘疹与毛发脱落，多见于上、下肢的伸侧面，向臀部、腹部、背部、颈部蔓延；呼吸系统、消化系统、泌尿系统、生殖系统上皮细胞角化变性，破坏其完整性，使其容易遭受细菌侵入，引起感染。

摄入大剂量维生素 A 可引起急性、慢性及致畸毒性。

#### （三）营养状况鉴定

维生素 A 营养状况应根据生化指标、临床表现，结合生理情况、膳食摄入情况综合予以判定。常用检查方法如下。

**1. 改进的相对剂量反应试验（modified relative dose response test，MRDR）**　受试者按每千

克体重 0.35μmol（或 100μg）剂量口服 3,4-二脱氢醋酸视黄酯油剂，服用后 5 小时取血一次，脱氢视黄醇和血清视黄醇摩尔比例大于 0.06 提示维生素 A 缺乏，低于 0.03 提示维生素 A 充足。

**2. 暗适应功能测定**　需要事先让 10 名健康人连续 7 天摄入 10 000U 维生素 A，然后测定暗适应时间，以 95%上限值作为正常值。但是有眼部疾病、血糖过低和睡眠不足者暗适应功能也降低，此法不能真实反映他们的维生素 A 营养水平。

**3. 眼部症状检查**　WHO 将维生素 A 缺乏的眼部症状予以分类，其中角膜干燥、溃疡、角化定为诊断维生素 A 缺乏有用的体征，少儿表现为比托斑。

### （四）食物来源

维生素 A 最好的来源是各种动物肝脏、鱼肝油、鱼卵、全奶、奶油、奶酪及蛋黄等。维生素 A 的良好来源是深色蔬菜和水果，如冬寒菜、菠菜、苜蓿、空心菜、莴笋叶、芹菜叶、胡萝卜、豌豆苗、红心红薯、辣椒、南瓜、胡萝卜、马铃薯和杧果、杏、西红柿等。红棕榈油中维生素 A 含量很高，但在我国食用很少。

除膳食来源之外，维生素 A 补充剂也常使用，其使用剂量不要高于膳食营养素推荐供给量（RDA）的 1.5 倍。现在市场上有强化维生素 A 的强化食品，如强化维生素 AD 的牛奶或者奶粉，也有强化维生素 A 的面粉制品或者糖果。市场上还有强化维生素 A 的植物油，为大豆色拉油，每千克含维生素 A 4000～8000μg。

## 二、维　生　素　D

维生素 D（vitamin D）类是指含环戊氢烯菲环结构并具有钙化醇生物学活性的一大类物质，以维生素 $D_2$（又称麦角钙化醇，ergocalciferol）及维生素 $D_3$（又称胆钙化醇，cholecalciferol）最为常见。维生素 $D_3$ 是白色晶体，溶于脂肪和脂溶剂，在中性和碱性溶液中耐热，不易被氧化，但在酸性溶液中则逐渐分解。故通常的烹调加工不会引起维生素 D 的损失；但脂肪酸败可导致维生素 D 破坏。过量辐射线照射，可使其形成具有毒性的化合物。

### （一）生理功能

维生素 D 的基本生理功能是维持细胞内、外钙浓度，调节钙磷代谢等功能。

1. 促进小肠钙吸收。

2. 促进肾小管对钙、磷的重吸收，减少丢失。

3. 对骨组织呈现多种作用。在血钙降低时，它将储存在骨组织中的钙和磷动员出来进入血液，还能诱导肝细胞、单核细胞变为成熟的破骨细胞。

4. 调节基因转录作用。$1\alpha,25\text{-}(OH)_2D_3$ 通过调节基因转录和一种独立信号转导途径来启动生物学效应，已经证明具有调节基因转录作用的维生素 D 核受体靶器官和组织，包括肠、肾、骨、胰、垂体、乳房、胎盘、造血组织及各种癌变组织等。

5. 通过维生素 D 内分泌系统调节血钙平衡。目前已确认存在维生素 D 内分泌系统，其主要的调节因子是 $1\alpha,25\text{-}(OH)_2D_3$、甲状旁腺激素及血清钙和磷的浓度。$1\alpha,25\text{-}(OH)_2D_3$ 是受低血钙引起的甲状旁腺激素上升的刺激而产生的，肾脏将 $25\text{-}(OH)D_3$ 羟化为 $24R, 25\text{-}(OH)_2D_3$ 的过程是受高血钙引起的甲状旁腺激素下降的刺激而产生的。当血钙降低时，甲状旁腺激素升高，$1\alpha,25\text{-}(OH)_2D_3$ 增多，通过其对小肠、肾、骨等靶器官的作用以增高血钙水平；当血钙过高时，甲状旁腺激素下降，降钙素产生增加，尿中钙、磷的排出量增加。

### （二）缺乏与过量

缺乏维生素 $D_3$ 对婴儿将引起佝偻病；对成人，尤其是孕妇、乳母和老人，可使已成熟的骨骼脱钙而发生骨质软化症和骨质疏松症。

**1. 佝偻病（rickets）**　维生素 D 缺乏时，由于骨骼不能正常钙化，易引起生长迟滞和弯曲变形，如幼儿刚学会走路时，身体重量使下肢骨弯曲，形成"X"或"O"形腿；由于腹部肌肉发育不好，易使腹部膨出，胸骨外凸（"鸡胸"）。肋骨与肋软骨连接处形成"肋骨串珠"；囟门闭合延迟、骨盆变窄和脊柱弯曲；出牙推迟，恒齿稀疏、凹陷、容易发生龋齿。

**2. 骨软化症（osteomalacia）** 主要表现为肢骨、脊柱、胸廓及骨盆骨质软化、容易变形，孕妇、乳母和老人容易发生。

**3. 骨质疏松症** 主要表现为骨矿物质含量减少，骨质变松变薄，常导致脊椎骨压缩变形，髋部和前臂腕部骨折。骨质疏松症及其引起的骨折是威胁老年人健康的主要疾病之一。

**4. 手足痉挛症** 表现为肌肉痉挛、小腿抽筋、惊厥等，在缺乏维生素 D、钙吸收不足、甲状旁腺功能失调或其他原因造成血钙水平降低时可引起。

维生素 $D_3$ 的中毒剂量虽然尚未确定，但有报道幼童每天摄入维生素 $D_3$ 仅 45μg（1800U）可出现维生素 D 过多的症状。在某些病例，维生素 D 中毒量仅为 RDA 的 5 倍，表现为食欲缺乏、体重减轻、恶心、呕吐、腹泻、头痛、多尿、烦渴、发热；血清钙磷增高，以致发展成动脉、心肌、肺、肾、气管等软组织转移性钙化和肾结石。

### （三）营养状况鉴定

用高效液相色谱法测定血浆中的 $25\text{-(OH)}D_3$。$25\text{-(OH)}D_3$ 正常值为 20～150nmol/L（8～60ng/ml）。如低于 20nmol/L，则为明显的维生素 D 缺乏。

血清 $1\alpha,25\text{-(OH)}_2D_3$ 也可用竞争受体结合试验（competitive receptor binding assay）进行测定。

血清钙磷乘积、血清碱性磷酸酶活性也被用于判定佝偻病，但由于其结果受众多因素影响，并不被看作是判定维生素 D 营养状况的良好指标。

### （四）食物来源与供给量

维生素 D 主要存在于海水鱼（如沙丁鱼）、肝、蛋黄等动物性食品及鱼肝油制剂中。我国不少地区使用维生素 AD 强化牛奶，但在使用维生素 D 强化食品时，应该十分慎重。

维生素 D 的供给量必须与钙、磷的供给量一起来考虑。在钙、磷供给量充足的条件下，11～50 岁成人维生素 D 的 RNI 为 5μg。其他人群，包括婴幼儿、孕妇、乳母、老年人均是每天 10μg。

## 三、维 生 素 E

维生素 E（vitamin E）又称生育酚（tocopherol），是指含苯并二氢吡喃结构、具有 α-生育酚生物活性的一类物质。目前已知有四种生育酚（α-生育酚，β-生育酚，γ-生育酚，δ-生育酚）和四种生育三烯酚（α-TT，β-TT，γ-TT，δ-TT），其中 α-生育酚的生物活性最高。α-生育酚是黄色油状液体，对热及酸稳定，对碱不稳定，对氧十分敏感，油脂酸败加速维生素 E 的破坏。

### （一）生理功能

1. 抗氧化作用，即维生素 E 与超氧化物歧化酶、谷胱甘肽过氧化物酶一起构成体内抗氧化系统，保护生物膜上多烯脂肪酸、细胞骨架及其他蛋白质的巯基免受自由基攻击。在非酶抗氧化系统中维生素 E 也是重要的抗氧化剂。

2. 促进蛋白质更新合成，即维生素 E 可促进某些酶蛋白的合成，降低分解代谢酶（如 DNA 酶、RNA 酶、肌酸激酶等）的活性。

3. 预防衰老。脂褐质是细胞内某些成分被氧化分解后的沉积物，随着年龄的增长体内脂褐质不断增加。补充维生素 E 可减少脂褐质形成，改善皮肤弹性，使性腺萎缩减轻，提高免疫能力。

4. 与动物的生殖功能和精子生成有关。

5. 调节血小板的黏附力和聚集作用。

### （二）缺乏与过量

长期缺乏者血浆中维生素 E 浓度可降低，红细胞膜受损，红细胞寿命缩短，出现溶血性贫血。实验动物缺乏维生素 E 时，出现氧化磷酸化障碍，耗氧量增加，氧利用效率降低。肌肉中乳酸脱氢酶、谷草转氨酶、磷酸化酶激酶活性降低，而血浆中却有增加，这时可出现肌肉营养障碍、组织退行性病变、心血管系统损害、中枢神经系统变性。最近，学者们关注正常偏低的维生素 E 营养状况对动脉粥样硬化，癌（如肺癌、乳腺癌），白内障及其他老年退行性病变危险性的影响，流行病学研究结果表明，低维生素 E（及其他抗氧化剂）营养状况可能增加上述疾病的危险性。

在脂溶性维生素中，维生素 E 的毒性相对较小。有证据表明长期每天摄入 600mg 以上的维生素 E 有可能出现中毒症状，如视物模糊、头痛和极度疲乏等。

### （三）营养状况鉴定

**1. 血清维生素 E 水平** 用血清（浆）$\alpha$-生育酚浓度可直接反映人体维生素 E 的储存情况。血浆 $\alpha$-生育酚浓度与血浆总脂浓度密切相关，故有人建议使用血脂 $\alpha$-生育酚浓度。

**2. 红细胞溶血试验**（red blood cell haematolysis test） 红细胞与 2%～2.4% $H_2O_2$ 溶液保温后出现溶血，试验前测得的血红蛋白量（$H_1$）占试验后测得的血红蛋白量（$H_2$）的百分比可反映维生素 E 的营养状况（表 5-1）。

**表 5-1 维生素 E 营养状况的评价**

| 状况 | 血清维生素 E（μmol/L） | 红细胞 $H_2O_2$ 溶血试验（%） |
| --- | --- | --- |
| 缺乏 | <12 | >20 |
| 偏低 | 12～17 | 10～20 |
| 正常 | >17 | <10 |

### （四）供给量和食物来源

维生素 E 的摄入量应该考虑多不饱和脂肪酸的摄入量。一般每多摄入 1g 多不饱和脂肪酸，应多摄入 0.4mg 维生素 E。

维生素 E 在自然界中分布甚广，一般情况下不会缺乏。维生素 E 含量丰富的食品有植物油、麦胚、坚果、种子类、豆类及其他谷类，蛋类、鸡（鸭）肫、绿叶蔬菜中含有一定量的维生素 E，肉、鱼类动物性食品亦含有维生素 E。

# 第二节　水溶性维生素

水溶性维生素（water-soluble vitamin）包括 B 族维生素和维生素 C。水溶性维生素在体内没有非功能性单纯的储存形式，可以利用负荷试验对水溶性维生素的营养状况进行鉴定。水溶性维生素一般无毒性，缺乏时出现症状较快。

## 一、维　生　素　B$_1$

维生素 B$_1$（vitamin B$_1$）又称硫胺素（thiamin）或抗脚气病维生素。维生素 B$_1$ 为白色结晶，略带酵母气味，有特殊香味，在水中溶解度较大，微溶于乙醇，在碱性溶液中加热极易被分解破坏，而在酸性溶液中加热到 120℃ 也不被破坏。氧化剂及还原剂均可使其失去作用，亚硫酸盐可使其分解成噻唑和嘧啶两部分。

### （一）生理功能

维生素 B$_1$ 在维持神经、肌肉特别是心肌的正常功能及维持正常食欲、胃肠蠕动和消化液分泌方面有重要作用。维生素 B$_1$ 的此种功能与维生素 B$_1$ 是体内 $\alpha$-酮酸氧化脱羧反应和磷酸戊糖循环中转酮基酶的辅酶及直接激活神经细胞的氯通道、控制神经传导的启动有关。维生素 B$_1$ 尚有抑制胆碱酯酶的作用，胆碱酯酶能催化神经递质——乙酰胆碱水解。

### （二）缺乏与过量

维生素 B$_1$ 缺乏的初期症状，表现为疲乏、淡漠、食欲差、恶心、忧郁、急躁、沮丧、腿麻木和心电图异常。一般可分成以下几类：

**1. 干性脚气病**（dry beriberi） 以多发性神经炎症为主，出现上行性周围神经炎，表现为指（趾）麻木、肌肉酸痛、压痛，尤以腓肠肌为甚。

**2. 湿性脚气病**（wet beriberi） 以下肢水肿和心脏症状为主。

**3. 混合型脚气病** 严重缺乏者可同时出现神经和心血管系统症状。

此外，少数病人可出现韦尼克-科尔萨科夫（Wenicke-Korsakoff）综合征。

多余的维生素 $B_1$ 可以完全排出体外，不会留在人体中。每天服用超过 10mg 时，偶尔会出现发抖、疱疹、水肿、神经质、心搏加快及过敏症状。

### （三）营养状况评价

**1. 负荷试验** 成人一次口服 5mg 维生素 $B_1$ 后，收集测定 4h 尿中排出总量。以＜100μg 为缺乏，100～200μg 为不足，＞200μg 为正常。

**2. 任意一次尿维生素 $B_1$ 与肌酐排出量的比值** 用相当于含 1g 肌酐的尿维生素 $B_1$ 排出量反映机体的维生素 $B_1$ 营养状况，以尿维生素 $B_1$/肌酐（μg/g）表示。成人以小于 27 判为缺乏，27～65 为不足，大于 65 为正常。儿童、青少年的判定标准有所不同，应予以注意。

**3. 红细胞转酮醇酶活性系数（ETK-AC）或红细胞转酮醇酶焦磷酸硫胺素效应（ETK-TPP 效应）** 血液中维生素 $B_1$，绝大多数以焦磷酸硫胺素（TPP）形式存在于红细胞中，并作为转酮醇酶的辅酶发挥作用。该酶活力的大小与血液中维生素 $B_1$ 的浓度密切相关。故可通过体外试验测定加入 TPP 前后红细胞中转酮醇酶活性的变化来反映机体的营养状态。通常用两者活性之差占基础活性的百分率来表示，值越高，说明维生素 $B_1$ 缺乏越严重。一般认为≤15%为正常，16%～24%为不足，≥25%为缺乏。

### （四）食物来源和供给量

维生素 $B_1$ 的食物来源主要有两个方面，一是谷类的谷皮和胚芽、豆类、坚果、干酵母，糙米和带麸皮的面粉比精白米面中含量高；二是在动物内脏（肝、肾）、瘦肉和蛋黄。

一般认为维生素 $B_1$ 的供给应与每日的能量供给量平衡，应该达到 0.5mg/4.2MJ。

## 二、维 生 素 $B_2$

维生素 $B_2$（vitamin $B_2$）又称核黄素（riboflavin），是黄色针状结晶，微溶于水，在酸性溶液中对热稳定，碱性环境中易于分解破坏。

### （一）生理功能

维生素 $B_2$ 在体内可转化为活性磷酸化代谢物黄素单核苷酸（FMN）和黄素腺嘌呤二核苷酸（FAD）。脂酰辅酶 A 脱氢酶、L-氨基酸氧化酶、琥珀酸脱氢酶、黄嘌呤氧化酶等都属于黄素酶。除在呼吸链能量的产生中发挥重要的作用外，还在氨基酸和脂肪氧化、嘌呤碱转化成尿酸、芳香族化合物的羟化、蛋白质与某些激素的合成及体内铁的转运过程中发挥重要作用。

FAD 还是谷胱甘肽过氧化物酶的辅酶，因此也是体内抗氧化系统的成员。维生素 $B_2$ 还可参与叶酸转化成各种辅酶及其储存于人体的过程。

### （二）缺乏与过量

维生素 $B_2$ 缺乏病很少单独出现，几乎总是伴有其他维生素缺乏。维生素 $B_2$ 缺乏病主要表现在唇、舌、口腔黏膜和会阴皮肤处，故有"口腔-生殖综合征"（oro-genital syndrome）之称。首先出现咽喉炎和口角炎，然后为舌炎、唇炎（红色剥脱唇）、面部脂溢性皮炎、躯干和四肢皮炎，随后出现贫血和神经系统症状。有些病人有明显的角膜血管增生和白内障形成，以及阴囊炎、阴道炎等。但是，舌炎、皮炎不是维生素 $B_2$ 缺乏的特有症状，其他维生素缺乏也可出现皮炎。怀孕期间，尤其是胎儿形成的关键时期，如缺乏维生素 $B_2$，也会出现唇裂、白内障等先天畸形。

维生素 $B_2$ 在肾功能正常状况下几乎不产生毒性，大量服用时尿呈黄色。

### （三）营养状况评价

**1. 负荷试验** 口服维生素 $B_2$ 5mg，测定服后 4h 尿中排出量，小于 400μg 为缺乏，400～799μg 为不足，800～1300μg 为正常，大于 1300μg 为营养状况良好。

**2. 任意一次尿维生素 $B_2$/肌酐值（μg/g）** 以小于 27 为缺乏，27～79 为不足，80～269 为正常。

**3. 全血谷胱甘肽还原酶活力系数（glutathione reductase activity coefficient, GR-AC）** 在 CoA 饱和的溶血试样中加入一定量的底物谷胱甘肽，测定加与不加 FAD 时还原型谷胱甘肽的生成量，以二者的比值即 GR-AC 来作为评价维生素 $B_2$ 营养状况的指标。当 GR-AC 小于 1.20 为充裕，1.20～1.50 为正常，1.51～1.80 为不足，大于 1.80 为缺乏。

### （四）食物来源及供给量

维生素 $B_2$ 的良好来源主要是动物性食物，肝、肾、心、蛋黄、乳类中尤为丰富。植物性食物中则以绿叶蔬菜（如菠菜、韭菜、油菜）及豆类含量较多，而粮谷类含量较低，尤其是精磨过的粮谷。维生素 $B_2$ 在食品加工中容易损失。

我国维生素 $B_2$ DRI：成年男性为 1.4mg/d，女性为 1.2mg/d，孕妇和乳母为 1.7mg/d，7 岁以下儿童为 1.0mg/d，8～11 岁儿童为 1.2mg/d，12～14 岁男童为 1.5mg/d、女童为 1.2mg/d。

## 三、烟　酸

烟酸（nicotinic acid）又称尼克酸、维生素 PP，是吡啶-3-羧酸及其衍生物的总称，是对酸、碱、光、热都比较稳定的白色结晶。

### （一）生理功能

**1. 构成辅酶Ⅰ和辅酶Ⅱ** 尼克酸以尼克酰胺的形式在体内构成辅酶Ⅰ和辅酶Ⅱ，后者是组织中极其重要的递氢体。在糖、脂类、氨基酸、类固醇等物质的代谢过程中起着重要的作用。

在糖水解酶的作用下，辅酶水解成尼克酰胺，生成腺苷二磷酸（ADP）。真核细胞中腺苷二磷酸聚合酶，可催化多个二磷酸腺苷核糖（adenosine diphosphate ribose，ADPR）转移至受体蛋白（如组蛋白）。这种核苷化的蛋白质在 DNA 修复、复制、稳定及细胞分化中有重要作用。

**2. 构成葡萄糖耐量因子** 非辅酶形式的尼克酸还是葡萄糖耐量因子（GTF）的组成成分，具有增强胰岛素效能的作用。

### （二）缺乏与过量

烟酸缺乏症又称糙皮病（pellagra）。临床上以皮肤、胃肠道、神经系统症状为主要表现。其典型病例可有皮炎（dermatitis）、腹泻（diarrhea）和痴呆（dementia），即三"D"症状。本病常与脚气病、维生素 $B_2$ 缺乏病及其他营养缺乏病同时存在。

过量摄入的副作用有皮肤发红、眼部感觉异常、高尿酸血症，偶见高血糖等。

### （三）营养状况评价

**1. 负荷试验** 口服 50mg 尼克酰胺，测定 4h 尿中 $N'$-甲基烟酰胺（$N'$-MN）的排出量。以其小于 2.0mg 为缺乏，2.0～2.9mg 为不足。

**2. 测定 2-吡啶酮/$N'$-MN** 一般认为 2-吡啶酮/$N'$-MN 值在 1.3～1.4 为正常，小于 1.3 表明有潜在危险。这个指标受蛋白质营养状况的影响较大，故应用时应该慎重。

**3. 测定尿中 $N'$-MN 的含量** 使用任意一次尿中 $N'$-MN/肌酐（mg/g）值作为评价指标，以小于 0.5 为缺乏，0.5～1.59 为不足，1.6～4.2 为正常。

### （四）食物来源和供给量

尼克酸广泛存在于动植物食品中，在肝、肾、瘦肉、花生、茶叶、口蘑等含量较高，奶、干酪和蛋中尼克酸含量不高，但含有丰富的色氨酸，全谷类、绿叶蔬菜中也含有一定数量的尼克酸。

尼克酸除从食物中直接摄取外，还可在体内由色氨酸转化而来，大约60mg色氨酸可转化为1mg尼克酸。尼克酸的DRI应以尼克酸当量（NE）表示：

$$尼克酸当量（mgNE）＝尼克酸（mg）＋1/60 色氨酸（mg）$$

《中国居民膳食营养素参考摄入量（2013版）》中成年男性尼克酸RNI值为14mgNE/d，可耐受最大摄入量为35mgNE/d。

## 四、维　生　素 $B_6$

维生素 $B_6$（vitamin $B_6$）的化学本质是3-羟基-5-羟甲基-1,2二甲基嘧啶，包括吡哆醇、吡哆醛和吡哆胺三种形式。磷酸吡哆醛与磷酸吡哆胺是维生素 $B_6$ 在体内的活性形式。游离的维生素 $B_6$ 在酸性溶液中对光、热比较稳定，在碱性中易受光、热破坏。

### （一）生理功能

由维生素 $B_6$ 构成的5-磷酸吡哆醛（pyridoxal 5′-phosphate，5-PLP）和5-磷酸吡哆胺（pyridoxamine 5′-phosphate，5-PMP）是很多酶系统功能的活性辅基，在参与重要氨基酸的代谢、血红蛋白合成、尼克酸的形成、同型半胱氨酸分解中发挥重要作用，与蛋白质、脂质和能量代谢关系密切。

### （二）缺乏与过量

单纯的维生素 $B_6$ 缺乏病较罕见。维生素 $B_6$ 缺乏的症状主要表现在皮肤和神经系统。眼、鼻和口部皮肤脂溢样皮肤损害，伴有舌炎和口腔炎。神经系统方面表现为周围神经炎，伴有滑液肿胀和触痛，维生素 $B_6$ 缺乏还可导致体液和细胞介导的免疫功能受阻，迟发型过敏反应减弱，出现高半胱氨酸血症和黄尿酸血症，偶尔可见小细胞贫血。

肾功能正常时服用维生素 $B_6$ 几乎不产生毒性。长期大量应用维生素 $B_6$ 制剂可致严重的周围神经炎，出现神经感觉异常，进行性步态不稳，手、足麻木，停药后症状虽可缓解，但仍可感觉软弱无力。孕妇接受大量的维生素 $B_6$ 后，可致新生儿维生素 $B_6$ 依赖综合征。

### （三）营养状况评价

**1. 直接测定法**　直接测定血浆中维生素 $B_6$ 及尿中维生素 $B_6$ 代谢产物的浓度（表5-2）。

表5-2　维生素 $B_6$ 及其代谢产物生化指标评价

| 测定项目 | 正常参考值 |
| --- | --- |
| 血浆磷酸吡哆醛 | ＞30nmol/L |
| 血浆维生素 $B_6$ 总量 | ＞40nmol/L |
| 尿中4-吡哆酸 | ＞3.0μmol/d |
| 尿中维生素 $B_6$ 总量 | ＞0.4μmol/d |

**2. 色氨酸负荷试验**　按0.1g/（kg·bw）口服色氨酸，测定24h尿中黄尿酸排出量，计算黄尿酸指数（xanthurenic acid index，XI），即

$$XI＝24h 尿中黄尿酸排出量（mg）/色氨酸给予量（mg）$$

维生素 $B_6$ 营养正常者XI为0～1.5，不足者可大于12。

### （四）食物来源及供给量

维生素 $B_6$ 的良好来源为肉类（尤其是肝脏），以及豆类中的黄豆、鹰嘴豆，坚果中的葵花籽、核桃等。

维生素 $B_6$ 的需要量直接受膳食蛋白质摄入量的影响。目前美国制定维生素 $B_6$ 的RDA的依据是0.016mg/g蛋白质。《中国居民膳食营养素参考摄入量（2013版）》中维生素 $B_6$ DRI成人为1.4mg/d，孕妇为2.4mg/d，乳母为1.9mg/d。

# 五、叶　　酸

叶酸（folic acid）是蝶酸和谷氨酸结合构成的一类化合物的总称。叶酸为黄色或橙黄色结晶性粉末，无臭、无味、微溶于热水，不溶于乙醇、乙醚及其他有机溶剂。叶酸的钠盐易溶于水，但在水溶液中容易被光解破坏，产生蝶啶和氨基苯甲酸谷氨酸盐。在酸性溶液中对热不稳定，而在中性和碱性环境中却很稳定。

## （一）生理功能

叶酸在体内必须转变成四氢叶酸（THFA）才有生理活性。四氢叶酸参与体内"一碳基团"的转移，是一碳基团转移酶系统的辅酶。叶酸在嘌呤核苷酸、胸腺嘧啶和肌酸的合成，以及同型半胱氨酸转化为蛋氨酸的过程中是一碳单位的供体，在甘氨酸和丝氨酸的互变中既是供体又是受体。叶酸除了通过腺嘌呤和胸苷酸影响 DNA 和 RNA 的合成外，还通过蛋氨酸代谢影响磷脂、肌酸及神经介质的合成；参与细胞器蛋白合成中启动 tRNA 的甲基化过程。

## （二）缺乏与过量

体内缺乏叶酸时，一碳基团的转移可发生障碍，核苷酸特别是胸腺嘧啶脱氧核苷酸的合成减少，更新速率较快的造血系统首先受累，典型症状为巨幼细胞贫血。白细胞分裂增殖同样需要叶酸，故叶酸缺乏时，尚可见周围血液中粒细胞减少，且粒细胞的体积也偏大，核分叶增多。类似的细胞形态变化可见于胃肠道、呼吸道黏膜和子宫颈上皮细胞的癌前病变。

叶酸缺乏会引起尿嘧啶错误地嵌入人类 DNA 中，导致染色体断裂，这可能是使致癌危险性及智障性疾病增加的原因。叶酸缺乏可以使同型半胱氨酸向蛋氨酸转化出现障碍，进而导致同型半胱氨酸血症。血清高浓度同型半胱氨酸可能是动脉粥样硬化及心血管疾病的重要致病因素之一。同型半胱氨酸还具有胚胎毒性，患同型半胱氨酸血症的母亲所生子女中神经管畸形发生率明显偏高。叶酸缺乏是婴儿神经管畸形发生的主要病因。

肾功能正常者，长期大量服用叶酸很少发生中毒反应，偶尔可见过敏反应。个别病人长期大量服用叶酸可出现厌食、恶心、腹胀等胃肠道症状。大量服用叶酸时，可出现黄色尿。

## （三）营养状况评价

测定血清叶酸水平是评价叶酸营养状况普遍采用的方法，但是血清叶酸水平受叶酸摄入量及其代谢因素的干扰。红细胞中的叶酸水平是血清中的 10 倍，在一定程度上反映叶酸的储备水平。维生素 $B_{12}$ 对这两个指标都有影响，因此最好同时测定血清、红细胞中的叶酸含量及反映维生素 $B_{12}$ 营养状况的指标，进行综合分析。

另外，评价叶酸营养状况还可使用组氨酸耐量试验。

## （四）食物来源和供给量

人体需要的叶酸主要来自食物，深色绿叶蔬菜、胡萝卜、肝脏、蛋黄、豆类、南瓜、杏等都富含叶酸。

由于食物叶酸的生物利用率仅为 50%，而叶酸补充剂与膳食混合时生物利用率为 85%，为前者的 1.7 倍，故膳食叶酸当量（DFE）的计算公式为

$$DFE（\mu g）= 膳食叶酸（\mu g）+ 1.7 \times 叶酸补充剂（\mu g）$$

中国营养学会制定的《中国居民膳食营养素参考摄入量（2013 版）》，推荐 14 岁以上儿童和成人每天摄入量为 400μg DFE，孕妇为 600μg DFE，乳母为 500μg DFE；18 岁以上成人（含孕妇、乳母）可耐受最高摄入量（UL）为每天 1000μg DFE。

# 六、维　生　素　C

维生素 C（vitamin C）又名抗坏血酸（ascorbic acid），它是含有内酯结构的多元醇类。维生素 C 含有不对称碳原子，具有光学异构体，自然界存在的、有生理活性的是 *L*-维生素 C。维生素 C

在酸性水溶液中较为稳定，在中性及碱性溶液中易被破坏，有微量金属离子（如 $Cu^{2+}$、$Fe^{3+}$ 等）存在时，更易被氧化分解。

### （一）生理功能

**1. 参与体内的羟化反应** ①胶原的合成；②胆固醇的羟化；③芳香族氨基酸（aromatic amino acid，AAA）的羟化，苯丙氨酸羟化为酪氨酸，酪氨酸转变为儿茶酚胺或分解为尿黑酸、色氨酸转变为 5-羟色胺时也需要维生素 C 参与；④有机药物或毒物的羟化。

**2. 还原作用** 维生素 C 在体内作为重要的还原剂而起作用，主要有以下两个方面。①保护巯基和使巯基再生；②促进铁的吸收和利用。

**3. 增强机体免疫功能** 维生素 C 通过促进抗体的合成，增强白细胞对流感病毒的反应性及促进 $H_2O_2$ 在粒细胞中的杀菌作用等来增强机体的免疫功能。

### （二）缺乏与过量

维生素 C 严重摄入不足可患坏血病（scurvy）。临床的早期表现有疲劳、倦怠、皮肤出现瘀点、毛囊过度角化，其中毛囊周围轮状出血具有特异性，出现在臀部或下肢，继而出现牙龈出血、球结膜出血、机体抵抗力下降、伤口愈合迟缓、关节疼痛及关节腔积液，可伴有轻度贫血及多疑、忧郁等精神症状，还可伴有干燥综合征（Sjögren syndrome），主要表现为口、眼干燥。婴儿坏血病的早期症状是四肢疼痛引起的仰蛙形体位，对其四肢的任何移动都会使其疼痛以至于哭闹。

大剂量服用维生素 C，如每日剂量高达 2~8g，甚至 8g 以上时将危害健康，如恶心、腹部不适，甚至出现痉挛、腹泻、削弱粒细胞杀菌能力、破坏红细胞，以及形成肾、膀胱结石。

### （三）机体营养状况评价

**1. 血浆维生素 C 含量** 测定血浆或血清维生素 C 含量是评价机体营养状况常用的方法，可显示近期摄入情况，而不能显示机体储备水平。用同位素稀释法虽可测定体内维生素池的大小，却难以应用于临床。血浆中维生素 C 的浓度可作为参考值，Hodges 提出如下参数（表 5-3）。

**表 5-3 体内维生素 C 营养状况的估计**

| | 血浆（mg/dl） | 全血（mg/dl） | 白细胞（μg/$10^8$细胞） | 代谢池含量估计（mg） |
|---|---|---|---|---|
| 高 | 0.6~1.4 | >1.0 | >16 | 1500 |
| 正常 | 0.4~0.59 | 0.60~0.99 | 11~15 | 600~1499 |
| 低 | 0.2~0.39 | 0.30~0.59 | 2~10 | 300~599 |
| 缺乏 | <0.20 | <0.30 | <2 | <300 |

**2. 粒细胞中维生素 C 的含量** 一般以每 10 亿个粒细胞含维生素 C 大于 20μg 为维生素 C 营养充足的指标。其可以反映机体储备水平，而不受维生素 C 暂时摄入量的影响。

**3. 负荷试验** 用 500mg 的还原型维生素 C 口服作为一种负荷剂量，然后收集 4h 尿液以测定尿中还原型维生素 C 的含量。一般认为，4h 内排出量大于 10mg 为正常，而小于 3mg 则为维生素 C 缺乏。在大规模人群营养调查中也有人主张使用任意一次尿中维生素 C 排出量与肌酐的比值作为标准。

### （四）食物来源和供给量

维生素 C 主要存在于蔬菜和水果中，植物种子基本不含维生素 C。蔬菜中的柿子椒、番茄、菜花及各种深色叶菜，水果中的柑橘、柠檬、青枣、山楂、猕猴桃等维生素 C 的含量丰富。动物性食品除肝、肾、血液外含量甚微。

各个国家每日供给的标准差异很大。中国营养学会（2000 年）提出，成人维生素 C 的推荐摄入量为每日 100mg，孕妇从中期开始提高到每日 130mg，乳母为每日 150mg。

# 第六章 矿物质和水

人体作为一个有机生命体，几乎含有自然界存在的所有化学元素。其中碳、氢、氧和氮构成约占体重 96%的有机物和水，其余的无机元素为矿物质（无机盐）。除有机物和水外，成人体重的 4%（约 1.7kg）是由 50 余种不同的无机盐组成，目前已有 21 种被证实为人类营养所必需，在机体中含量大于 0.01%或膳食中摄入量大于 100mg/d 的元素称为常量元素，如钙、磷、硫、钾、钠、氯、镁，占人体总灰分的 60%～80%；另一些体内含量和每日膳食摄入量低于此值的称为微量元素，共有 14 种：铁、锌、碘、硒、镍、钼、氟、铜、钴、铬、锰、硅、锡、钒。

各种无机盐在体内的分布很不均匀，如钙、磷绝大部分在骨、牙和硬组织中，铁 85%集中在红细胞，碘 90%集中在甲状腺，锌集中在肌肉组织等。在人体每天的新陈代谢过程中，通过粪、尿、胆汁、头发、指甲、脱屑等途径都会排出一定量的无机盐，因此必须通过膳食来予以补充。

常量元素和微量元素主要来源于食物和水，适度范围内它们有益于人体的正常生理活动和保持健康，缺乏或过量都会导致疾病的发生和发展。同时，疾病状态会影响无机盐的代谢，其消耗量的增加又需要加大摄入来保证机体的需要。我国不同地区不同人群的差异很大，既有碘缺乏地区，也有氟骨症和硒中毒的地区和人群，因此应根据实际情况采取营养素膳食的改善措施。

矿物质对人体具有以下生理功能。

1. 矿物质是构成机体组织的重要组分，如骨骼、牙中的钙、磷、镁，蛋白质中的硫、磷等。

2. 矿物质是细胞内外液的重要成分，如钾、钠、氯等共同维持细胞内外液的渗透压平衡，使组织能潴留一定量的水分，对机体代谢发挥重要作用。

3. 矿物质可保持机体的酸碱平衡，钾、钠、氯离子和碳酸盐、蛋白质具有缓冲作用。

4. 钾、钠、钙、镁离子保持一定的比例，可维持神经肌肉的兴奋性、细胞膜的通透性，以及维持细胞和组织正常的生理功能。

5. 矿物质是酶系统中的催化剂，是辅基、核酸、蛋白质的组成成分，也是机体某些特殊功能物质的重要成分，如血红蛋白中的铁，甲状腺素中的碘，超氧化物歧化酶中的锌，谷胱甘肽过氧化物酶中的硒等。

常量元素的功能和来源见表 6-1。

表 6-1 常量元素的功能和来源

| 元素 | 平均量 [mg/(70kg·bw)] | 主要功能 | 食物来源 | 摄入量（mg/d） |
|---|---|---|---|---|
| 钙（calcium） | 1200 | 参与组成骨骼、牙、神经，参与凝血过程及酶的激活 | 牛奶、奶酪、贝壳类 | 500～1200 |
| 磷（phosphorus） | 660 | 参与组成骨骼、牙、ATP、RNA/DNA、细胞膜 | 动物性食品 | 1000～1500 |
| 硫（sulfur） | 200 | 参与组成含硫蛋白质、辅酶、皮肤、软骨、结缔组织 | | 视必需氨基酸而定 |
| 钾（potassium） | 149 | 是体内主要阳离子，参与维持细胞渗透压、神经脉冲、心搏等 | 豆类、瘦肉、香蕉、橘子 | 2000～5000 |
| 钠（sodium） | 99 | 是体内主要阳离子，参与维持细胞内平衡渗透压，35%～40%集中在骨内 | 加工食品、盐 | 3000～7000 |
| 氯（chlorine） | 99 | 细胞外主要阴离子，60%集中在骨内，参与主要酶反应、蛋白质合成 | 加工食品、盐坚果、可可 | 3000～9000 |
| 镁（magnesium） | 26 | 参与能量代谢、肌肉收缩 | 谷物、糖 | 180～480 |

微量元素在人体内的吸收、分布与排泄见表 6-2。

表 6-2　微量元素在人体内的吸收、分布与排泄

| 元素 | 平均含量 [mg/(70kg·bw)] | 膳食吸收（%） | 正常血浆浓度（mg/ml） | 蓄积器官 | 排泄 |
|---|---|---|---|---|---|
| 铁（iron） | 3500～4500 | 5～15 | 1000 | 肝、脾 | 胆汁 |
| 氟（fluorine） | 2600～4000 | 10～100 | 200～1000 | 骨骼、牙 | 尿液 |
| 锌（zinc） | 1600～2300 | 31～51 | 1000 | 皮肤、骨骼 | 胰液、胆汁 |
| 硅（silicon） | 1100 | 30～50 | 500 | 皮肤、骨骼 | 尿液 |
| 铜（copper） | 110 | 30～60 | 1000 | 皮肤、淋巴结、骨骼、肌腱 | 胆汁 |
| 硒（selenium） | 21 | 35～85 | 100～130 | 肝、脾 | 尿液、胆汁、呼气 |
| 碘（iodine） | 10～20 | 100 | 60 | 甲状腺 | 尿液 |
| 锡（tin） | 14 | 2 | 23 | 肾 | 胆汁、尿液 |
| 锰（manganese） | 12～16 | 3～4 | 0.6～2 | 肝、脾、肺 | 胆汁 |
| 钼（molybdenum） | 9～16 | 40～100 | 2～6 | 肝、肾、骨骼 | 尿液、胆汁 |
| 钒（vanadium） | 10 | 0.1～1.5 | 5 | 肾、肝 | 尿液 |
| 镍（nickel） | 5～10 | 3～6 | 0.2～2 | 皮肤、肝、肌肉 | 尿液、汗液 |
| 钴（cobalt） | 1.1～1.5 | 63～95 | 0.1～0.4 | 肝、脂肪 | 尿液 |
| 铬（chromium） | <6mg | 0.5～2 | 0.19 | 脾、心脏 | 尿液 |

许多国家都对常量元素和微量元素制定有膳食营养素推荐供给量（recommended dietary allowance，RDA）或膳食营养素参考摄入量（dietary reference intake，DRI）。

# 第一节　钙

钙是构成人体的重要成分。成年人钙的含量为 1000～1200g，占体重的 1.5%～2.2%，是人体内含量最多的矿物元素。人体中 99%的钙集中于骨骼和牙中，并以磷酸钙[$Ca_3(PO_4)_2$]或羟磷灰石结晶[$Ca_{10}(PO_4)_6(OH)_2$]的形式存在。其他则以游离或结合的形式存在于体液和软组织中。血清钙的正常浓度为 9～11mg/100ml，其中离子钙占 47.5%，蛋白结合钙占 46%，柠檬酸钙占 1.7%，磷酸钙占 1.6%，其他为乳酸钙。钙是身体内含量最多的一种阳离子。钙不仅是构成机体完整性不可缺少的组成部分，而且在机体的生长发育和生理生化过程中，对维持生命起着非常重要的作用。

## 一、生理功能

### （一）形成和维持骨骼及牙的结构

钙是骨骼和牙的重要成分。在正常情况下，0.5%的钙以离子状态存在于软组织、细胞外液及血液中，称为混溶钙池。骨骼中的钙在破骨细胞作用下不断地更新。成人每日更新约 700mg 钙，在骨骺已关闭和骨长度的生长停止以后每年更新 2%～4%，40～50 岁以后骨钙的溶出大于生成，骨组织的钙每年约减少 0.7%，且饮食习惯或饮食中钙的质与量并不影响其下降速率。这种现象的发生女性早于男性，且可能出现骨质疏松症，但长期的体力活动可减缓此过程。

人体骨骼和牙中无机盐的组成见表 6-3。

表 6-3　人体骨骼和牙中无机盐的组成（%）

| | 钙 | 磷 | 镁 | 氟 | 钠 |
|---|---|---|---|---|---|
| 皮质骨 | 32～34 | 14～15 | 3.3 | 0～0.2 | 1.5～2 |
| 钙化软骨 | 33～37 | 14～16 | 3～7 | — | 2～5 |
| 牙釉质 | 34～39 | 16～18 | 0.2～0.6 | 0.01～0.03 | 0.2～0.9 |
| 牙本质 | 34～39 | 17～19 | 1.0～1.3 | — | 0.2～0.6 |

## （二）维持神经和肌肉活动

神经递质的释放，神经冲动的传导，肌肉的收缩及心脏的正常搏动等生理活动都需有钙的参与。肌细胞在静息状态下，胞质钙离子的浓度为 $0.2\mu mol/L$，肌细胞受刺激兴奋时，胞质钙离子浓度可达 $0.6\mu mol/L$。有研究表明，钙离子可与肌钙蛋白、钙调蛋白等大分子化合物结合，参与肌肉收缩的调节，说明在肌肉收缩过程中钙起关键性作用。红细胞、心肌、肝和神经等细胞膜上，均有钙的结合部位，当钙离子从这些部位释放时，细胞膜的结构与功能发生变化，如对钾、钠等离子的通透性改变。血清钙离子浓度降低时，神经肌肉兴奋性增加，可引起手足抽搐；而钙离子浓度过高时，则可损害肌肉的收缩功能，引起心脏和呼吸衰竭。也有研究表明高血压同钙不足有关。

## （三）其他生理功能

血液凝固过程中，在钙离子存在下，可溶性纤维蛋白转变成不溶性纤维蛋白形成凝血。此外对细胞功能的维持，酶反应的激活，以及激素的分泌等，钙都发挥了重要的作用，如 ATP 酶、琥珀酸脱氢酶、脂肪酶、淀粉酶、磷酸果糖激酶、蛋白酶等都需要钙的激活。

# 二、代　谢

## （一）吸收

机体对钙的摄入，主要在小肠近端，一般大部分为被动吸收，小部分为主动吸收。当机体对钙的需求量较高或摄入量较低时，肠道对钙的主动吸收最活跃，此时需要有关酶（如 ATP 酶）及 $1,25-(OH)_2D_3$ 的参与。钙的被动转运是靠细胞膜的两侧液体的压差、浓度及电位差，以扩散渗透方式实现的。而主动转运是逆电化学梯度进行的，钙离子由低浓度一侧向高浓度方面移动需消耗能量，如果细胞能量代谢受到抑制，则钙离子主动转运就会受到抑制。每日食物中的钙含量并不恒定，通常为 $0.5\sim1.0g$，吸收率的变化幅度在 $20\%\sim60\%$，成人每天可吸收的钙 $0.1\sim0.4g$，当然钙的吸收率受很多因素的影响。

钙的吸收率随着年龄增长而下降，婴儿对钙的吸收率可达 $60\%\sim70\%$，儿童为 $40\%$，成人则降至 $20\%$，老年人更低。婴幼儿、孕妇、乳母对钙的吸收率远大于成人男性。

能降低肠道 pH 或增加钙溶解度的膳食均能促进钙吸收。赖氨酸、色氨酸、精氨酸等也可与钙结合形成可溶性钙盐而利于钙的吸收。而在肠道中与钙形成不可溶性物质的膳食则会干扰钙的吸收，如谷类中的植酸，菠菜、苋菜、竹笋中的草酸等分别同钙形成植酸钙和草酸钙而干扰钙的吸收。此外，膳食纤维中的糖醛酸残基、脂肪酸等都会同钙结合而影响其吸收，使胃肠道 pH 升高的药物（如四环素等）也会使钙吸收减少。

## （二）分布

人体内 99% 的钙以磷酸钙或羟磷灰石的形式沉积在钙化的硬组织中，使骨骼具有特定的硬度、强度及机械性能。而在人体骨外组织中以结合或游离形式存在的钙虽然仅占总体钙的 1% 左右，但其生物学作用却是最活跃的一部分。在人的一生中，钙在血液与骨之间进行交换，使得骨的形成与重吸收不断进行，这可维持机体钙稳态及血钙水平的稳定。在正常状态下，一般有少于 1% 的骨骼钙，可与细胞外液进行自由的离子交换。

## （三）排泄

钙的排泄主要通过肠道与泌尿系统，少量也从汗液中排出，从汗液中排出的钙一般为每日 60mg，高温时可达 1g。肠道排出的钙，每日为 $100\sim150mg$，一部分是未被吸收的膳食钙，另一部分为内消化液分泌至肠道而未被吸收的钙，称为内源性钙。肾是钙排出的主要途径，每日从肾小球滤过的钙总量可达 10g，其中约有 2/3 在肾近曲小管被再吸收，肾远曲小管调节尿钙的最终排出量。正常人每日从尿中排出 $160\sim200mg$，最多能达 500mg。补液、酸中毒、进食高蛋白或高镁膳，以及甲状腺素、肾上腺皮质激素或维生素 D 过多等，均可使钙排出增多。

## 三、钙的需要量与摄入量

钙对人体的生理功能具有多样性和复杂性，钙的需要量要考虑不同的生理条件，如婴幼儿、儿童及青春期对钙的需要量增加，孕妇、乳母特殊生理状态下钙的需要量也增加。此外，高温作业人员钙的排出增加，寒带地区阳光不足，皮肤内转化的维生素 D 较少，钙吸收较差，因此以上这些人员都需要增加钙的供给量。虽然对钙需要量的计算方法目前有平衡法、直接测定法和要因加算法等，但尚无十分精确的方法。中国居民钙 DRI 见表 6-4。

**表 6-4　中国居民钙 DRI**

| 组别 | AI（mg） | UL（mg） | 组别 | AI（mg） | UL（mg） |
|---|---|---|---|---|---|
| 年龄<7 个月 | 300 | — | 50 岁≤年龄<60 岁 | 1000 | 2000 |
| 7 个月≤年龄<1 岁 | 400 | — | 60 岁≤年龄<70 岁 | 1000 | 2000 |
| 1 岁≤年龄<4 岁 | 600 | 2000 | 70 岁以上 | 1000 | 2000 |
| 4 岁≤年龄<7 岁 | 800 | 2000 | 孕妇 | | |
| 7 岁≤年龄<11 岁 | 800 | 2000 | 早期 | 800 | 2000 |
| 11 岁≤年龄<14 岁 | 1000 | 2000 | 中期 | 1000 | 2000 |
| 14 岁≤年龄<18 岁 | 1000 | 2000 | 晚期 | 120 | 2000 |
| 18 岁≤年龄<50 岁 | 800 | 2000 | 乳母 | 1200 | 2000 |

注：AI. 适宜摄入量

## 四、钙的来源

奶和奶制品因其含量和吸收率均高，是理想的钙来源。小虾皮、鱼、海带、坚果类、芝麻酱等含钙量也很高，豆类、绿色蔬菜（如甘蓝菜、花椰菜）因含钙丰富也是钙的较好来源，必要时可补充钙剂。常用食物含钙量见表 6-5。

**表 6-5　常用食物含钙量**

| 食物名称 | 含钙量（mg/100g） | 食物名称 | 含钙量（mg/100g） | 食物名称 | 含钙量（mg/100g） | 食物名称 | 含钙量（mg/100g） |
|---|---|---|---|---|---|---|---|
| 母乳 | 30 | 大豆 | 191 | 羊肉（瘦） | 9 | 花生仁（炒） | 47 |
| 牛奶 | 104 | 豆腐 | 164 | 鸡肉（带皮） | 9 | 荠菜 | 294 |
| 干酪 | 799 | 黑豆 | 224 | 海带（干） | 348 | 苜蓿（炒） | 713 |
| 蛋黄 | 112 | 青豆 | 200 | 紫菜 | 264 | 油菜 | 108 |
| 大米 | 13 | 豇豆（干） | 67 | 银耳 | 36 | 雪里蕻 | 230 |
| 小麦标准粉 | 31 | 豌豆（干） | 195 | 木耳 | 247 | 苋菜（红） | 178 |
| 猪肉（瘦） | 6 | 榛子 | 104 | 虾皮 | 991 | 柠檬 | 101 |
| 牛肉（瘦） | 9 | 杏仁 | 71 | 蚌肉 | 190 | 枣 | 80 |

# 第二节　磷

磷也是构成机体、维持正常生长发育及生命活动必需的矿物元素。成年人磷的含量为 600～900g，仅次于钙，占体重的 0.8%～1.2%。80%～85% 的磷以磷酸钙或羟磷灰石的形式沉积在骨骼和牙中，使骨骼具有特定的硬度、强度和机械性能。骨骼中钙磷比约为 2∶1。血浆磷的正常浓度为 30～45mg/L，约 15% 的磷与蛋白质结合，85% 的磷为可超滤性磷，其中 $HPO_4^{2-}$ 和 $H_2PO_4^-$ 共占 82%，$H_2PO_4^-$ 约占 15%。磷对机体的重要性不仅限于磷酸盐的成骨作用，磷也是软组织细胞结构及细胞外液的重要组成部分。

# 一、生　理　作　用

## （一）形成和维持骨骼及牙的结构

约 85%磷与 99%钙以磷酸钙或羟磷灰石的形式沉积在骨骼和牙中，使骨骼具有特定的硬度、强度和机械性能。

## （二）调节机体对能量的有效利用

磷酸盐（ATP、ADP）和磷酸肌酸都是机体代谢能的储存库，以高能磷酸键的形式储存及释放代谢能，调控机体在能量代谢过程中对能量的有效利用。

## （三）调节机体碳水化合物、脂肪及蛋白质的代谢

磷是多种酶的构成成分或调节因子，如烟酰胺腺嘌呤二核苷酸、烟酰胺腺嘌呤二核苷酸磷酸、焦磷酸维生素 $B_1$、磷酸吡哆醛等，在碳水化合物、脂肪和蛋白质代谢中起重要作用。

## （四）调节酸碱平衡

磷是体内重要的碱性缓冲对 $HPO_4^{2-}$ 和 $H_2PO_4^-$ 的组成成分，维持着体内的酸碱平衡。

## （五）其他

血清磷浓度对维生素 D 代谢、对机体钙稳态的维持起调节作用；磷脂是构成细胞膜的主要成分，维持细胞膜的通透性，是血浆脂蛋白的重要组分，起稳定脂蛋白的作用。在代谢中，磷脂能促进脂肪及脂肪酸的分解代谢，促进激素分泌，有益于高级中枢神经系统的功能活动。

# 二、代　　谢

机体对磷的吸收主要在空肠，大部分为逆浓度梯度的主动吸收，磷的吸收率高于钙，平均约为 70%，其中无机磷大于有机磷，80%以上被吸收的磷经肾脏排出体外。与钙相同，磷的吸收也受甲状旁腺激素（PTH）、$1,25-(OH)_2D_3$ 等激素调节。正常膳食不会缺磷，高磷低钙膳食是大家普遍关注的问题。一般认为钙磷比超过 1：3 即为高磷膳食，高磷摄入时肠钙吸收降低，血钙水平主要依靠食物钙的供给和骨钙的释放来维持。

人体对磷的需要量取决于机体的生理状态、肠道吸收和肾脏的保留能力等。正常膳食不会缺磷，但在仅用母乳喂养的早产儿和静脉输入不含磷的营养液的营养不良病人，机体会处于缺磷状态。此时肾小管对磷的重吸收增加，尿磷排出量迅速减少并持续维持，从而延缓磷的负平衡。植酸盐、大量氢氧化铝抗酸药物影响磷的吸收。有研究表明碱性磷酸酶与磷的吸收关系密切。

# 三、需要量和摄入量

从人体磷的含量、功能及代谢等资料看，磷的需要量可能与钙相当或略低。磷与钙和蛋白质的代谢有关，骨骼形成时每存留 2g 的钙及组织细胞每存留 17g 氮，各需要 1g 磷。据此，我国磷 DRI（2000 年）：1～6 个月 AI 值为 150mg/d，6 个月～1 岁为 300mg/d，11～17 岁为 1000mg/d，成人为 700mg/d。

钙磷是骨骼和牙的重要组成部分，其中的钙磷比约为 2：1，人们对膳食钙磷比进行研究，认为 1：1～2：1 为适宜范围，1 岁以下应为 1.5：1。钙磷比较适中的食物有豆腐、豆腐丝、黑木耳、橙子等。

# 第三节　其他常量元素

# 一、镁

镁对生命活动是必需的，其在人体内的含量为 26g 左右，有 60%～65%存在于骨骼、牙中，约 27%存在于软组织中，是体内多种酶的激活因子，参与体内碳水化合物及核酸等的代谢过程。细胞

内镁离子仅占 1%，却是保持其生物学活性的重要形式，多以镁离子-ATP 的形式存在；细胞外液中的镁，1/3 与血浆蛋白结合，2/3 以离子形式存在。镁参与体内 300 种以上的酶促反应，糖酵解、脂肪酸氧化、蛋白质的合成及核酸的代谢都需要镁离子的参与，镁离子与钙离子、钾离子、钠离子一起维持肌肉神经的兴奋性，参与细胞内能量代谢，调节脂肪酸和胆固醇的体内代谢，参与骨的形成和再建，对维持骨骼和牙的强度与密度，以及正常的呼吸功能有着重要作用。

每日摄入的镁，1/3 被空肠、回肠和结肠吸收，高钙高磷则抑制镁的吸收。镁主要经尿液和汗液排泄，肾小球每天滤过的镁约为 1800mg，约 95% 的镁会在肾脏被重吸收，维持了血镁水平的恒定。3%～5% 的镁出现在尿中，汗液中排出的镁约为 15mg/d，高温时可达镁总排出量的 10%～25%。高盐摄入、甲状旁腺激素、渗透性利尿药等促进镁的排泄。

中国营养学会每日镁的 DRI（2000 年）：1～6 个月为 30mg，7～12 个月为 70mg，>1 岁为 100mg，>4 岁为 150mg，>7 岁为 250mg，>11 岁和成年人为 350mg。富含镁的食物有小米、荞麦、燕麦、绿叶菜等，肉、蛋、鱼和动物内脏含镁也很丰富。正常条件下很少发生镁缺乏，但在慢性腹泻、蛋白质供给不良等情况下会导致镁缺乏，出现低钙束臂征（Trousseau sign）和低钙击面征（Chvostek sign），表现为肌肉自发性收缩、厌食、骨质疏松、骨生长缓慢等。肾功能不全和使用含镁的药物时血镁浓度会升高，浓度达 1.5～4.5mmol/L 时可发生中毒，主要表现为恶心、呕吐、低血压等，浓度进一步升高甚至发生呼吸及中枢神经系统抑制。输入钙可拮抗镁的毒性。

## 二、硫

人体内含硫总量约为 200g，主要存在于含硫氨基酸——胱氨酸、半胱氨酸和蛋氨酸，含硫维生素——维生素 $B_1$、生物素及胰岛素中，少量呈无机状态。硫以含硫氨基酸的形式存在于各种机体组织中，并通过氨基酸、激素和维生素参与机体代谢。硫的生理功能即含硫氨基酸、维生素和激素的功能：参与构成人体的必需或条件必需氨基酸，维护皮肤、指甲和毛发健康。硫缺乏导致相应的含硫氨基酸、维生素等缺乏引起疾病症状，如皮肤粗糙，毛发无光泽、易断裂，对称性周围神经炎，运动感觉障碍，脚气性心脏病等，暴发时甚至发生心力衰竭，并伴有膈神经和喉返神经麻痹症状。

## 三、钾、钠、氯

钾、钠、氯在体内具有相同的作用，它们都是机体内电解质的主要成分，在维持细胞内、外渗透压及酸碱平衡中起重要作用，$Na^+$-$K^+$-ATP 酶（钠泵）在镁离子的存在下使细胞内维持一定浓度的钾离子、细胞外维持一定浓度的钠离子，从而调节水的平衡。钠是细胞外液的主要阳离子，占阳离子总量的 90%，它与相对应的阴离子一起所产生的渗透压占细胞外液所产生渗透压的 90%；钾在细胞内液也产生相应的渗透压，使水留在细胞内。由此可见，钠、钾对维持细胞外、内液的容量和渗透压有着极其重要的作用。此外，钠、钾亦具有维持体液酸碱平衡的作用。人血浆钾、钠、氯的浓度分别为 3.5～5.5mmol/L、135～145mmol/L 和 98～106mmol/L。

钠的需要量为 5～10g/d，食盐、加工食品中均含钠，人体中 30%～35% 的钠分布在骨骼中。正常情况下不会发生钠缺乏，但在消化液大量丢失、大量出汗、慢性肾病等情况下会导致钠丢失。当人体缺钠 >0.5g/kg 时就会出现倦怠、淡漠、无神等症状，且尿钠排出减少。已证实的高血压家族人群对钠敏感，提示高血压家族性遗传，可能与盐敏感体质的遗传密切相关。

钾占人体无机盐的 5%，约 70% 存在于肌肉中，骨骼中较少。细胞内、外钾浓度的比例决定了跨膜静息电位，其浓度改变可影响神经肌肉的去极化和复极化，进而影响细胞的兴奋性、传导性、自律性和收缩性。另外，钾也有扩张血管的作用，据此有学者提出可以用钾对抗高盐引起的高血压。各种原因导致的钾摄入不足或排出增多易导致低钾血症（<3.5mmol/L），反之则引起高钾血症（>5.5mmol/L）。严重低钾血症时，可发生迟缓性麻痹，心电图特征 ST 段压低，T 波低平，Q—T 间期延长；高钾血症时，初期使细胞兴奋，继而出现肌肉麻痹，心电图特征 ST 尖耸，QRS 波增宽，P 波低平或消失。钾主要在空肠和回肠吸收。富含钾的食物有豆类、瘦肉、乳类、蛋、香蕉和橘子等。成人每天钾的最低需要量约为 2000mg。

正常成人体内氯主要以氯离子的形式与钠或钾结合，广泛分布全身，以脑脊液和胃肠道分泌液中浓度最高。氯离子是细胞外最多的阴离子，与钠离子一起调节细胞外液容量和维持渗透压；氯离子还与 $HCO_3^-$ 一起调节体液酸碱平衡；氯离子通过氯离子转移的方式将血液中大量的 $CO_2$ 输送至肺部排出体外；氯参与胃酸的形成，促进维生素 $B_{12}$ 和铁的吸收，帮助消化食物，激活唾液淀粉酶分解淀粉，抑制随食物进入胃的微生物生长。正常情况下不会发生氯缺乏，临床上肾衰竭、输尿管-肠吻合术、高渗性脱水合并高钠血症时均可引起血氯过多。

# 第四节　铁

铁是人体最重要的营养素之一，是血液的重要成分，也是人体中必需微量元素中含量最多的，但铁缺乏也是全球特别是发展中国家主要的营养素缺乏疾病之一。

## 一、铁在体内的分布

正常的人体随年龄、性别、体重、营养状况和健康状况等的差异，体内的铁含量也会有所不同，但男性平均含铁总量约为 3.3g，女性约为 2.2g。体内的铁可分为功能性和储存性两种，功能性铁约占 2/3，存在于血红蛋白，肌红蛋白，血红素酶类（细胞色素、细胞色素氧化酶等）辅助因子和运输铁中，主要参与体内氧的运送和组织呼吸过程；储存铁占 1/3，有两种存在形式，即铁蛋白和含铁血黄素，主要存在于肝、网状内皮细胞与骨骼中，在体内仅用于补充功能性铁的损失（表 6-6）。

表 6-6　成人（18～44 岁）体内铁的分布

| | 男 | | 女 | |
| --- | --- | --- | --- | --- |
| | 总量（mg） | 含量 [mg/（kg·bw）] | 总量（mg） | 含量 [mg/（kg·bw）] |
| 血红蛋白 | 2300 | 31 | 1700 | 28 |
| 肌蛋白 | 320 | 4 | 180 | 3 |
| 含血红素铁酶 | 80 | 1 | 60 | 1 |
| 非血红素铁酶 | 100 | 1 | 76 | 1 |
| 铁蛋白 | 235 | 3 | 100 | 2 |
| 血黄素铁 | 235 | 3 | 100 | 2 |
| 合计 | 3270 | 43 | 2216 | 37 |

## 二、铁的生理作用

铁是血红蛋白、肌红蛋白、细胞色素酶及某些呼吸酶的主要成分，在体内参与氧和二氧化碳的转运、交换和组织呼吸过程。铁与红细胞的形成和成熟有关，铁在骨骼造血组织中进入幼红细胞内，与原卟啉结合形成正铁血红素，后者再与珠蛋白合成血红蛋白，缺铁时，新生的红细胞中血红蛋白量不足，可以影响 DNA 的合成及幼红细胞的分裂增殖，还可以使红细胞复制能力降低、寿命缩短、自身溶血增加。肌红蛋白的主要功能是在肌肉中运输和储存氧，在肌肉收缩时释放氧以满足代谢的需要。细胞色素是一系列含血红素的化合物，通过它所在线粒体中的电子传递作用，对呼吸和能量代谢起决定性的影响。此外，铁还有许多重要功能，如催化促进 $\beta$-胡萝卜素转化为维生素 A、嘌呤与胶原的合成、抗体的产生、脂类从血液中转运及药物在肝脏的解毒等。铁与免疫的关系也比较密切，可以提高机体的免疫力，增加中性白细胞和巨噬细胞的吞噬功能，同时也可使机体的抗感染能力增强。

## 三、铁 的 代 谢

### （一）吸收

按铁吸收的机制，铁可分为血红素铁和非血红素铁，铁的吸收主要在小肠上段，在肠黏膜上有血红素和非血红素两种不同受体，其吸收率健康人一般低于10%，铁缺乏者可达16%～20%。血红素铁经铁特异受体进入小肠黏膜细胞后，卟啉环被血红素加氧酶破坏，铁被释放出来，此后与吸收的非血红素铁成为同一形式的铁而进入血浆，血红素铁主要来自肉、禽、鱼的肌红蛋白，非血红素铁主要存在于植物中，占膳食铁的绝大部分。膳食中铁的吸收率差异很大，与机体铁营养状况、膳食中铁的含量及存在形式，以及影响铁吸收的食物成分及含量有密切关系。

### （二）影响吸收的因素

一些因素可促进铁的吸收，如维生素C、肉、鱼、海产品、有机酸等。有研究表明，当铁与维生素C重量比为1∶5～1∶10时可使铁吸收率提高3～6倍。动物肉类、肝脏均可促进铁吸收，维生素$B_2$对铁的吸收、转运与储存均有良好的影响。

食物中的铁主要以三价铁的形式存在，少数为二价铁形式，但只有二价铁才能在小肠黏膜被吸收。与血红素铁相比，非血红素铁受膳食的影响较大，膳食中抑制非血红素铁吸收的物质有植酸、草酸、多酚、钙等。

粮食、蔬菜、坚果、水果中的植酸盐、草酸盐，以及茶叶和咖啡中的多酚类物质均可影响铁的吸收，胃酸缺乏和抗酸药物的服用，既影响二价铁的形成也阻碍铁的吸收。钙盐或奶制品的钙对血红素铁和非血红素铁的抑制作用基本相同，一杯牛奶（165ml）可使铁吸收降低50%。有研究表明，一餐中先摄入40mg钙对铁吸收无影响，但摄入达300～600mg钙时，其抑制作用可高达60%，这表明铁和钙的吸收存在着竞争性结合。

总之，肠道内使铁吸收下降的因素有食物通过时间太快，胃酸缺乏，吸收不良综合征，碱性条件下铁的沉淀，植酸、磷酸、草酸等的摄入等，因此只有改善这些因素才能增加铁的吸收。

## 四、铁缺乏与缺铁性贫血

铁缺乏是一种很常见的营养缺乏病，特别是在婴幼儿、孕妇和乳母中更易发生。婴幼儿因生长发育快，需要量相对增加，且平日膳食含铁量少，故易造成铁缺乏，青春期少女因发育快及月经失血，易处于铁缺乏状态。《中国居民营养与慢性病状况报告（2020年）》指出，我国18岁及以上居民贫血率为8.7%，6～17岁儿童青少年贫血率为6.1%，孕妇贫血率为13.6%，较之以往有所降低，但仍高于西方国家。铁缺乏的症状由轻到重一般可分为三个阶段，第一阶段仅有铁储存减少（ID），表现为血清铁蛋白减少，此阶段尚不会引起有害的生理学后果；第二阶段为红细胞生成缺铁期（IDE），其特征是血清铁蛋白、血清铁及运铁蛋白饱和度等都下降，但因血红蛋白尚未下降，故称为无贫血的铁缺乏期（或隐性缺铁期）；第三阶段为缺铁性贫血（IDA），此时血红蛋白和血细胞比容均下降，贫血的严重程度取决于血红蛋白减少的程度。

贫血能引起机体工作能力的明显下降。儿童铁缺乏可引起心理活动和智力发育的损害及行为改变，铁缺乏导致的儿童认识能力的损害，即使以后补充铁也难以恢复。此外铁缺乏时还有心慌、气短、头晕、眼花、精力不集中、烦躁、注意力不集中、学习能力下降等症状，严重时还可导致死亡。

## 五、供给量与食物来源

通过追踪观察红细胞中放射性铁比活性的下降，测得体重为65kg成年男性的基础丢失铁量为0.91mg/d左右，根据该结果计算，成年女性（55kg体重）铁的基础丢失为0.77mg/d，月经丢失平均 0.5mg/d，必须从食物中吸收加以补充，来满足机体的需要。铁的 DRI：AI 成年男性为 15mg/d，成年女性为 20mg/d，孕妇和乳母分别为 25～35mg/d 和 25mg/d。

食物中有良好的铁来源，如动物肝脏、动物全血、畜禽肉类、鱼类等。一般来说，植物性食物中铁吸收率较动物食品低，如大米为 8.3%～10.3%，小麦为 3.5%～4.0%，小米为 1.7%～1.8%，鱼为 11%，动物肉、肝脏为 22%，蛋类中铁吸收率并不高，仅为 3%，牛奶含铁量低，吸收率也不高。

# 第五节　锌

锌是人体必需的微量元素，成年人体中平均含锌量为 1.4～2.3g，主要存在于骨骼，其次是皮肤、肌肉、牙等中。此外，按单位重量计，在人体的肝、肾、心、胰、睾丸、肺、脑、肾上腺等中也含有相当量的锌，尤其以视网膜、脉络膜和前列腺为最多。人体的头发、指甲、红细胞、白细胞中也存在锌。有研究发现，不同种属动物中有数百种酶必须有锌的参与才能发挥作用。锌含量常作为评价锌营养状态的指标。

## 一、锌的代谢

锌在小肠各部位均能吸收，大部分可能在空肠吸收，胃和大肠内吸收很少。锌的吸收是一种需能的主动吸收。一部分锌通过肠黏膜细胞转运，在血浆同蛋白结合后分布于各器官；另一部分则储存在黏膜细胞内缓慢释放。人类摄入锌平均为 10～15mg/d，其吸收率为 20%～30%，吸收率受摄入锌水平的影响，锌缺乏时吸收增多，摄入量<1mg/d 时，锌的吸收率可增加至 40%～60%。无机化合物和镉、铜、钙及二价铁离子能抑制锌的吸收，有机化合物（如植酸纤维素）也会干扰其吸收，粪是锌排泄的主要途径，约 90% 的锌由粪排出，其余则由尿、汗、头发中排出或丢失。

我国健康人群的血锌值见表 6-7。

表 6-7　我国健康人群的血锌值

| 年龄 | 例数 | $\bar{x} \pm s$<br>（μmol/L） | 低限<br>（μmol/L） | 年龄 | 例数 | $\bar{x} \pm s$<br>（μmol/L） | 低限<br>（μmol/L） |
| --- | --- | --- | --- | --- | --- | --- | --- |
| 初生 | 20 | 14.00±3.31 | 9.83 | 12 岁 | 184 | 13.47±2.08 | 10.80 |
| 1 个月 | 156 | 13.21±1.40 | 11.40 | 20 岁 | 181 | 13.53±2.11 | 10.80 |
| 2 岁 | 217 | 13.47±2.27 | 11.63 | 60～93 岁 | 116 | 10.19±1.92 | 9.01 |
| 6 岁 | 151 | 14.46±2.03 | 12.03 | | | | |

## 二、锌的生理功能

### （一）酶的组成成分

目前所发现含锌酶或其他蛋白已超过 200 多种，锌在金属酶中的功能包括催化、结构和调节作用等。

### （二）促进生长发育和组织再生

锌参与胶原蛋白 DNA、RNA 及蛋白质的合成，锌不仅对蛋白质和核酸的合成是必需的，而且对于细胞的生长、分裂和分化的各个过程是必需的。因此，锌对于生长发育旺盛期的婴幼儿、儿童、青少年及对于伤口愈合的伤者都是非常重要的微量元素。

### （三）促进性器官和性功能的正常发育

正常的锌摄入可保证男性第二性征和女性生殖各期的发育。动物实验表明，锌缺乏会导致精子萎缩、睾丸发育减缓，附睾及前列腺的发育都将受到影响。锌在精子成熟前大量进入精子，既保证了精子的生成，也维持了精原上皮的正常状态。喂予缺锌饲料的大鼠，可有不交配、不生育等现象，而缺锌的母鼠则会有分娩延长、出血过多等现象。

### （四）促进食欲

动物和人缺锌时，都会出现食欲下降，锌缺乏对味觉系统有不良影响，导致味觉迟钝。这可能是缺乏一种含锌的唾液蛋白的结果，此种蛋白对味觉及食欲起促进作用。

### （五）促进维生素 A 的代谢和生理作用

锌在维生素 A 的代谢中，既参与视黄醛的合成和变构，也能促进肝脏中维生素 A 的动员以维持血浆中维生素 A 的正常浓度，适当地补锌可以防止出现皮肤粗糙、干燥等现象。

### （六）参与免疫功能

锌同免疫功能的关系密切，如锌缺乏可导致胸腺萎缩、胸腺分泌减少、脾的重量减轻及 T 细胞数量减少、抗体产量下降、淋巴细胞萎缩、中性粒细胞趋化受抑制，从而使机体抵抗力下降，免疫系统功能减退。

## 三、缺乏与过量

锌不同程度地存在于各种自然食物中，一般情况下完全可以满足人体对锌的基本需求而不会引起缺乏。发生锌缺乏主要有以下几种原因：①当摄入含有大量植酸和纤维素的食物时，由于植酸和纤维素影响锌的吸收而引起锌缺乏症；②生长发育期的儿童、青少年及孕妇、乳母对锌的需求量大增而导致锌供给不足；③手术病人和给予青霉胺、组氨酸等锌螯合剂时引起缺锌。慢性肾病病人可因尿中锌排出增多而引起缺锌。

急性锌缺乏可出现食欲缺乏及嗅觉功能不全、中枢神经功能异常等现象。慢性缺乏则会有恶心、呕吐、急性腹痛和腹泻、发热等症状。动物实验给予大量的锌，可致突然死亡。

## 四、供给量和食物来源

锌在食物中的来源很广泛，但食物中的锌含量差别很大，吸收利用率也不相同。一般来说贝壳类海产品、红色肉类、动物内脏类都是锌的极好来源；干果类、谷类胚芽和麦麸也富含锌。一般植物性食物（如蔬菜）中锌含量较低。成年男性和女性的 RNI 分别为 12.5mg/d 和 7.5mg/d，14～17 岁男女分别 19.0mg/d 和 15.5mg/d，11～13 岁男女分别 18.0mg/d 和 15.0mg/d，乳母和孕妇分别为 12mg/d 和 9.5mg/d。

# 第六节　碘

碘是人体所必需的微量元素，成人体内的碘总量为 20～50mg，碘被甲状腺摄取后合成甲状腺激素。甲状腺具有很强的浓集碘的能力，其碘含量为 8～15mg，是体内碘含量最高的腺体。其中甲状腺素（$T_4$）中碘元素占人体总量的比例为 16.2%，3,5,3′-三碘甲腺原氨酸（$T_3$）中碘元素占人体总量的比例为 7.6%，碘的生理作用主要是通过甲状腺素来完成的。

## 一、碘 的 代 谢

### （一）吸收

人体所吸收的碘 80%～90%来源于食物，10%～20%来自饮用水，<5%来自空气，消化道、皮肤、呼吸道、黏膜等均可吸收碘。食物中的碘有无机碘和有机碘两种形式。无机碘在胃肠道可 100%吸收，有机碘在消化道被消化、脱碘以后，以无机碘的形式被吸收。同脂肪酸结合的有机碘可不经过肝脏由乳糜管直接吸收。碘的吸收在食物进入肠道的 1～3 小时完成，吸收后碘迅速到达血浆并分布到各组织中，如肾脏、唾液腺、胃黏膜、乳腺、脉络膜和甲状腺等。

### （二）排泄

在碘供应稳定和充足的条件下，人体碘的排出与摄入相当。体内碘的排出，80%～85%经尿排出，10%经粪便，约 5%通过汗、毛发及肺排出，粪中的碘主要来自未被吸收的有机碘。乳母从乳汁中可排出一定量的碘，因此乳母易发生甲状腺肿可能与此有关。体内碘的储存量仅能维持 2～3 个月，一旦缺碘，则甲状腺首先受到影响。

## 二、生 理 功 能

碘的生理功能通过甲状腺素来完成，目前的研究尚未发现碘的独立作用。甲状腺素是人体内重要的激素，其主要生理功能如下。

**1. 促进能量代谢** 在蛋白质、脂肪、糖代谢中，促进三羧酸循环生物氧化，协调生物氧化和磷酸化的偶联，调节能量的转换，促进物质的分解代谢，加强产热作用。

**2. 促进蛋白质合成，调节蛋白质合成和分解** 甲状腺素有促进蛋白质合成的作用，对人体的生长发育有重要生理意义。当蛋白质摄入不足时，甲状腺素促进蛋白质合成，但当摄入蛋白质充足时甲状腺素可促进蛋白质分解。

**3. 促进糖和脂肪代谢** 甲状腺素能促进糖的吸收，加速肝糖原分解，促进周围组织对糖的利用，通过肾上腺素促进脂肪的分解和氧化等作用。

**4. 调节组织中的水盐代谢** 甲状腺素缺乏时可引起组织内水盐潴留，在组织间隙出现含有大量黏液的组织液，从而使皮肤产生黏液性水肿。

**5. 维生素的吸收和利用** 甲状腺素能促进尼克酸的吸收和利用，促进胡萝卜素转变为维生素 A，促进维生素 $B_2$ 合成黄素腺嘌呤二核苷酸（FAD）。

另外，甲状腺素可活化 100 多种酶，包括细胞色素酶系，琥珀酸氧化酶系等，甲状腺素具有促进神经系统的发育、组织的发育和分化、蛋白质合成等作用，这些作用在胚胎发育期和出生后的早期尤其重要。

## 三、碘过量和缺乏症

碘过量常会导致甲状腺轻度肿大，多呈弥漫型。此外，其还可诱发甲状腺功能亢进，常出现心率加速，气短，急躁不安，失眠，手、舌、眼睑及全身震颤，畏热多汗，代谢和食欲亢进，并伴有突眼性甲状腺肿。

碘的需要量受年龄、性别、体重和发育及营养状况等影响，成人在基础代谢和中等活动的条件下，碘的推荐剂量成人为 150μg/d，乳母和孕妇为 200μg/d。海产品的碘含量大于陆地食物，动物性食物的碘含量大于植物性食物，水果和蔬菜中的碘含量最低（表 6-8）。

**表 6-8 常见食物中的碘含量（平均）**

| 食物 | 碘含量（μg/kg 湿重） | 食物 | 碘含量（μg/kg 湿重） |
|---|---|---|---|
| 海带 | 2000 | 肉类 | 50（29～97） |
| 海鱼 | 832（163～3180） | 谷类 | 47（22～72） |
| 淡水鱼 | 30（17～40） | 豆类 | 30（23～36） |
| 鸡蛋 | 93 | 蔬菜 | 29（12～201） |
| 牛奶 | 47（35～56） | 水果 | 18（10～29） |

# 第七节 硒

硒最早在 1817 年被发现，1957 年 Schwarz 发现硒能阻止大白鼠食饵性肝坏死。我国科研人员于 20 世纪 70 年代发现补硒能有效地预防克山病，从而进一步肯定了硒是人体必需的微量元素。硒在人体内总量为 14～20mg，硒广泛分布于所有的组织和器官中，其浓度较高的为肝、胰、肾、心、脾、牙釉质和指甲，肌肉、骨骼、血液次之，脂肪组织中的浓度为最低。

## 一、代　谢

硒主要是在十二指肠和回肠中被吸收，硒的化合物极易被人体吸收，吸收率大于 60%，硒的吸收率取决于其存在的化学结构的形式、化合物溶解度的大小等，有机硒更容易被吸收。被吸收的硒主要进入血浆，然后运至各种组织，如骨骼、头发等。有实验表明硒也与肌红蛋白、细胞色素 C、肌酶、肌球蛋白、醛缩酶及核蛋白结合。硒主要由尿排出，占总量的 50%～60%，摄入高膳食硒时，尿硒排出量会增加，反之减少，粪硒排出量恒定在总量的 40%～50%，硒从呼出气和汗液中排出极少。

## 二、生理作用

### （一）抗氧化作用

硒是谷胱甘肽过氧化物酶（GSH-Px）的组成成分，每摩尔的 GSH-Px 中含 4g 原子硒，该酶的作用是能催化过氧化氢还原为水，消除脂质氢过氧化物，阻断活性氧和自由基的致病作用，保护细胞膜和细胞以防止过多的过氧化物损害机体的代谢和危害机体的健康。

### （二）促进生长，保护视觉器官及抗肿瘤的作用

已有研究表明，硒是生长和繁衍必需的微量元素，补硒可减少视网膜的氧化损伤，并能提高视力。流行病学调查表明，低硒可使机体对致癌物质的敏感性增加，硒缺乏地区肿瘤发病率明显提高。

### （三）保护心血管和心肌作用

克山病同缺硒有密切的关系，心肌坏死的病理表现为原纤维型的心肌细胞坏死和线粒体型的心肌细胞坏死。有研究表明，硒和维生素 E 对多种动物的心肌纤维素、小动脉及微血管的结构及功能均有重要作用，含硒高的地区人群的心血管发病率低。

### （四）解除体内重金属的毒性作用

硒同金属有很强的亲和力，是一种天然的对抗重金属的解毒剂，硒在体内可同汞、甲基汞、镉及铅等结合而形成金属硒蛋白复合物而解毒，并将其排出体外。据报道，硒还可以降低黄曲霉毒素 $B_1$ 的毒性，减少实验动物肝中心小叶坏死的程度及死亡率。

### （五）免疫作用

硒与机体的免疫系统有着密切的关系，硒的摄入量不足则吞噬细胞的杀菌能力下降，给牛喂低硒饲料（0.01μg/g）26 周后，中性粒细胞的杀菌能力降为对照组（0.1μg/g）的 60%，而且中性粒细胞的趋化性受到抑制。硒可以增强小鼠的 T 细胞和 NK 细胞在体外对肿瘤细胞的破坏能力，也能促使产生 IgM 的细胞数目增多，合成的 IgM 增加。

## 三、硒缺乏与过量

克山病和大骨节病的发生同缺硒有关，临床上可见其主要症状为心肌扩大、心功能失代偿、心力衰竭或心源性休克、心律失常、心动过速或过缓，严重时可有房室传导阻滞、期前收缩等。由于血硒和 GSH-Px 活力下降，使机体抗氧化能力低下，导致对人体健康的危害。

硒过量会导致中毒，据报道，硒摄入量达 38mg/d 时，3～4 日头发全部脱落。平均每天摄入硒 4.99mg 可致慢性中毒，中毒体征主要是指甲变形和头发脱落，严重者会出现麻痹症状，开始时肢端麻木，然后抽搐、麻痹，甚至偏瘫、死亡。

## 四、硒的需要量和食物来源

硒作为必需微量元素开展研究的时间并不长，但取得的研究成果比较多。目前认为，膳食硒最低需要量是以防止克山病发生为目标；膳食硒生理需要量是以硒的生物活性形式 GSH-Px 在血浆中达到饱和为指标。中国营养学会 2000 年提出硒的 RNI 为 50μg；膳食硒的 UL 为 400μg（表 6-9）。

食物中硒含量的差别很大，同一产品不同地区也会有较大差异，如低硒地区大米含硒量为 2ng/g，而富硒地区大米含硒量可高达 20μg/g。

**表 6-9 硒的 DRI 建议值**

| 组别 | 体重*（kg） | EAR（μg/d） | RNI（μg/d） | AI（μg/d） | UL（μg/d） |
|---|---|---|---|---|---|
| 年龄<0.5 岁 | 6 | — | — | 15 | 55 |
| 0.5 岁≤年龄<1 岁 | 9 | — | — | 20 | 80 |
| 1 岁≤年龄<4 岁 | 13 | 17 | 20 | — | 120 |
| 4 岁≤年龄<7 岁 | 19 | 20 | 25 | — | 180 |
| 7 岁≤年龄<11 岁 | 27 | 26 | 35 | — | 240 |
| 11 岁≤年龄<14 岁 | 42 | 36 | 45 | — | 300 |
| 14 岁≤年龄<18 岁 | 53 | 40 | 50 | — | 360 |
| 年龄≥18 岁 | 60 | 41 | 50 | — | 400 |
| 孕妇 | — | — | 50 | — | 400 |
| 乳母 | — | — | 65 | — | 400 |

注：*. 男女平均体重；EAR. 平均需要量

# 第八节 铜

铜是人体必需的微量元素，广泛存在于各种食物中，贝壳食物及坚果类是铜的良好来源（含量为 0.2～2.0mg/100g 食物），其次是动物的肝脏、胃、谷类发芽部分等，豆类次之。据估计，正常成人体内含铜总量为 50～120mg，铜主要以与蛋白结合状态存在于肌肉、骨骼及肝脏和血液中，其中肝脏中铜的浓度最高。正常成人铜的每日需要量为 2～3mg，膳食中的铜基本上能满足人体的需要。正常人血清或血浆中铜水平为 0.8～1.2μg/ml，其浓度稳定，红细胞中约有 60%的铜存在于 Gu-Zn 金属酶（超氧化物歧化酶）中。

## 一、代　谢

铜主要在十二指肠吸收。近来报道铜在人体内的吸收率为 55%～75%，铜的吸收受机体对铜的需要程度的影响。动物实验研究表明，含铜硫蛋白参与对铜吸收的调节。铜的吸收过程可分为两步：二价铜离子越过黏膜细胞的刷状缘，以扩散的方式进入黏膜细胞。然后由内基侧膜转运体（transporter）将其泵入血液和细胞之间。有推测内基侧膜转运体可能就是新近克隆出来的与门克斯病有关的 P 型腺苷三磷酸酶（ATPase）。膳食纤维会影响铜的吸收，其他关于维生素 C、植酸、锌等对铜的影响尚未在人体得到证实。

铜被吸收后，结合到白蛋白、转铜蛋白及低分子配合体中，通过门静脉血转运到肝脏，迅速合成铜蓝蛋白（ceruloplasmin，CP），过量的铜在谷胱甘肽的促进下以碎片形式被转运至胆汁，与随唾液、胃液、肠液进入胃肠道的铜及少量来自小肠细菌的铜一起由粪便排出。健康人每日经尿排泄 10～30μg 铜，经皮肤及汗液丢失的铜在 50μg 以内。

## 二、生　理　功　能

1. 参与构成超氧化物歧化酶（SOD），催化超氧阴离子转变为过氧化物，进而在过氧化氢酶或 GSH-Px 的作用下转变为水，保护机体免受过氧化损伤。

2. 参与构成铜蓝蛋白，参与铁的代谢和红细胞生成。亚铁氧化酶Ⅰ（铜蓝蛋白）氧化亚铁离子成为高铁离子，形成运铁蛋白后将铁运送到红细胞生成点，促进血红蛋白的合成。

3. 参与构成赖氨酰氧化酶，促进胶原组织的形成，维持心血管结缔组织的韧性和弹性。铜缺乏时，心脏和动脉结缔组织强度降低，甚至引起破裂。

4. 参与构成酪氨酸酶、硫氨基氧化酶等含铜酶，参与儿茶酚胺的合成和维持中枢神经的功能。酪氨酸转化为黑色素，对维护毛发的正常结构、防止角化有重要意义。

5. 诱导合成金属硫蛋白，具有清除自由基和拮抗有毒金属元素的功能。

## 三、铜缺乏和过量

在一般情况下，人体不会发生铜缺乏症，但在某些情况下，如中长期 PN、早产和某些疾病时也可能发生。其主要的表现为不同程度的贫血（低色素小细胞性）、厌食、生长发育停滞、消化功能障碍、毛发脱色、神经异常、骨骼改变等。

铜对大多数哺乳动物是相对无毒的，长期大量摄入含铜高的食品，未见有中毒报道。中国营养学会推荐，铜的 UL 各年龄段分别为 1～3 岁 1.5mg/d，4～6 岁 2.0mg/d，7～10 岁 3.5mg/d，11～13 岁 5.0mg/d，14～17 岁 7.0mg/d，成年人 8.0mg/d。研究表明，血清铜升高是多种癌的共同特征，且 Cu/Zn 值与肿瘤恶性程度成正比，估计 Cu/Zn 值今后在临床上可能会作为鉴别良、恶性肿瘤的指标之一。

# 第九节　水

水是人体不可缺少的物质，是维持生命最重要的营养素之一。体内水主要分布于细胞内液和细胞外液，细胞外液又可分为血浆和细胞间液。体内总水量随不同性别、年龄及组织而不同，成年男性总水量约占体重的 60%，其中细胞内液为 40%，血浆为 5%，细胞间液为 15%，成年女性总水量约占体重的 50%，其中细胞内液、血浆及细胞间液分别占 35%、4%及 11%。小儿体内含水量高于成人，总水量约占体重的 75%，其中细胞内液、血浆及细胞间液分别占 45%、4%及 26%。体内脂肪组织的含水量最少，为 25%～30%，而肌肉为 76%，故应考虑小儿、肥胖或消瘦者体液含量的特点，防止或纠正水平衡失调。

## 一、水的生理功能

水是维持人体正常生理活动的重要物质，主要有以下几个方面的生理功能。

### （一）调节体温

水具有比热大、蒸发热大及流动性大的特点，可使体温不因机体内外环境的温度改变而有明显变化，并使物质代谢产生的热量在体内得以迅速均匀地分布。在热环境中进行体力活动时，及时充分地补充水分，可提高机体的耐热能力并预防中暑。

### （二）良好的溶剂

水是单糖、氨基酸、脂蛋白、维生素和矿物质等营养素的良好溶剂，可使这些营养物质及激素被顺利输送到机体各组织细胞而发挥其复杂的生理功能，并可促进体内代谢产物的排泄。

### （三）催化剂

水是细胞内许多生化反应及胃肠道消化食物的催化剂，物质的分解或水解也需要水的参与，如蔗糖水解时，水解离成氢和氢氧基，参与蔗糖分解，形成葡萄糖和果糖。

### （四）润滑剂

水对眼球、呼吸道、消化道及关节囊等具有良好的润滑作用。

### （五）其他

体内水主要以结合水的形式存在，其余以自由水形式存在。这些结合水与蛋白质、黏多糖和磷脂等结合分布于体液中，具有不同的生理功能，并使各种组织器官具有不同的坚实程度，如心脏中水约占心脏重的 79%，仅比血液少 4%，但心脏主要含结合水，故心脏坚实，形态可变性较小，而血液则能流动循环。此外，水也是氟、锌和铜等微量元素的来源。

## 二、水缺乏或过多

### （一）水缺乏

水的异常代谢或变化，将对机体产生各种不利影响，严重时甚至威胁生命。体液丢失称为脱水或失水，根据水与电解质丧失比例的不同，可分为高渗性（缺水性）脱水、低渗性（缺盐性）脱水和等渗性（混合性）脱水。①高渗性脱水以水的丢失为主，电解质丢失相对较少，造成细胞外液容量减少，渗透压增高引起细胞内脱水，临床上可有口渴、尿少、皮肤黏膜干燥，甚至高热、精神恍惚、烦躁不安等症状。当失水量超过 10%时可危及生命。治疗应以迅速纠正病因、补充足量水分为主。②低渗性脱水以电解质丢失为主，细胞外液渗透压低于正常，导致循环血量下降和组织细胞水肿、急性重度低钠血症，甚至有因脑水肿引发脑疝及顽固性癫痫发作的危险。治疗时应估算恢复正常体液渗透压所需的盐量，给予高渗及等渗盐水以恢复细胞外液容量。③等渗性脱水时水和电解质按比例丢失，体液渗透压不变，是临床上最常见的一种类型，严重腹泻、呕吐或术后肠道引流不注意水和电解质的补充都易导致等渗性脱水。治疗应以补充等渗盐水为主。

### （二）水过多（水中毒）

人体摄入过多的水分而肾脏对过剩的水未能及时排出，可引起水分在体内的潴留，导致细胞外液渗透压降低及细胞肿胀，可对中枢神经系统造成严重损伤，如因脑细胞肿胀、脑组织水肿、颅内压增高引起头痛、恶心、呕吐、记忆力减退、举止异常、神志混乱、嗜睡和昏迷等症状，严重病例可发生脑疝。轻度水中毒病人只需停止水摄入即可自然恢复，严重者除禁水外尚应给予高渗性盐水以迅速纠正脑细胞肿胀状态。

## 三、水的需要量

人体基础需水量取决于非显性失水和显性失水（尿、汗等）的量，而机体水的需要量还与机体代谢、年龄、特殊生理状况、气温和劳动强度等有关。在热环境中进行体力劳动时，每日需水量（表 6-10）应按不同劳动强度下出汗量与气温的函数关系计算，才能保持水平衡。

表 6-10　成年人在不同气温与劳动强度下的需水量

| 气温（℃） | 需水量（L/d） | | | |
| --- | --- | --- | --- | --- |
| | 轻劳动 | 中等劳动 | 重劳动 | 极重劳动 |
| 41～45 | 3.6 | 10.5～11.4 | 11.4～12.5 | 13.3～13.6 |
| 36～40 | 3.5 | 9.2～10.1 | 9.8～10.9 | 10.5～11.9 |
| 31～35 | 3.4 | 7.9～8.8 | 8.2～9.4 | 8.8～10.1 |
| 25～30 | 3.3 | 6.3～7.5 | 6.3～7.8 | 6.7～8.3 |

# 中篇　病人营养与膳食

# 第七章　病人的营养膳食

## 第一节　病人膳食指南

病人膳食指南应在遵守《中国居民膳食指南》和《中国居民平衡膳食宝塔》的基础上，在保证病人基本营养需要（basic nutritional need）的前提下，根据疾病的发生部位、疾病所处的阶段和进展情况、治疗方案等对其膳食进行科学合理的安排，为其选择科学合理的营养支持方式，以达到辅助治疗的目的。

### 一、病人的膳食原则

为了保证营养治疗的效果，应遵守以下病人膳食管理原则（principles of dietary management of patient）。

1. 在进行营养治疗时，应根据疾病的特点和对病人进行正确的营养评价的结果制订营养治疗方案，安排食谱或制订特定的饮食配方，选择食物的品种，确定给予的方式和营养支持的途径，以达到增强病人的抵抗力、促进器官组织和细胞的修复、恢复代谢功能、纠正营养缺乏、使病人早日康复的目的。

2. 不但应注意治疗膳食在减轻病人器官负荷方面的作用，还要注意治疗膳食对组织器官，特别是消化器官功能的锻炼，同时也应注意治疗膳食对病人整个机体产生的影响。

3. 在实施营养治疗前应向病人说明营养治疗的目的，使病人了解为其配制的饮食的合理性与配合营养治疗的重要性，使其乐意配合和接受营养治疗，并借此机会开展营养咨询（nutrition counseling），宣传营养知识。

4. 选择恰当的烹调方法来改变食物的质地，以利于疾病的治疗。例如，对消化性溃疡（peptic ulcer）的病人，食物应充分煮软、煮烂，温度适宜，以利于溃疡的愈合。但在病人消化系统功能许可的情况下，营养治疗用饮食的烹调加工也应尽可能变换花样和烹调方法，注意季节变换，注意色、香、味、形俱佳，以促进病人的食欲。同时，要合乎卫生要求，保证其营养充分、质量良好。

5. 应根据病情的变化及时调整营养治疗方案。为了保证能量和营养素的摄入量符合治疗方案的要求，应按照食谱或特定的饮食配方对各种食物原料准确称重。

6. 应充分考虑病人的家庭情况、经济条件、生活方式、社会地位、职业，食物的市场供应情况，病人对食物的爱好等情况，在不影响治疗原则的前提下，尽可能满足病人的要求，特别要注意食物对病人心理方面的影响，并注意了解病人对饮食质量的反映。但绝不能为了满足病人的嗜好与要求而破坏营养治疗的原则，特别是对需要使用定量膳食的病人。对刺激性较强的食物及治疗上需要限制的食物，要把它们可能对病情产生的不利影响和道理向病人解释清楚。

7. 根据膳食的类型安排用膳次数，如流食、半流食一般每日 5～6 次，鼻饲每日 6～8 次，普通膳食（简称普食）每日 3 次，软食每日 5 次。同时注意各餐的分配比例和两餐的间隔时间。

8. 注意病人总能量的消耗，严格限制能量的病人必须卧床休息。

9. 病人出院后需要继续营养治疗时，为其制订的饮食方案要有利于家庭成员及访视护士的护理。在病人需要特别护理时，临床营养师和护士要与病人的家庭成员共同商定计划，订出饮食治疗方案，并定期访视，根据病人的病情及时修订。

### 二、选择营养支持途径的原则

1. 营养支持方式（administration routes of nutritional support）的选择应基于对病人的营养状况做出正确的评价。对危重病人（critical patient）的营养支持应达到维持与改善器官、组织、细胞的代谢和功能，促进康复的目的。

2. 经口进食是最符合生理特点的营养给予途径。如果病人不需禁食（fasting），应首选经口进食的途径。

3. 如果病人存在经口进食的障碍，如神经性厌食（anorexia nervosa）、处于昏迷状态（narcosis）等，可选择经鼻和十二指肠插管的鼻饲（nasal feeding）途径给予 EN 制剂。

4. 如果病人患有高位肠瘘（intestinal fistula）、短肠综合征（short bowel syndrome）、肠梗阻（intestinal obstruction）等疾病而无法采用肠内途径（enteral route）时，可选择肠外途径（parenteral route）给予 PN 制剂。如果预计病人的肠道功能失常＜10 天，可考虑经周围静脉给予 PN 制剂，如＞10 天，则考虑经中心静脉给予营养支持。

5. 要因人、因地、因病情选择营养支持的途径。例如，在坏死性胰腺炎（necrotizing pancreatitis）的早期，胃肠功能有明显的障碍，应选用周围静脉营养支持。待胃肠功能恢复后也不宜立即恢复经口进食。因为食物团块进入十二指肠后，可使胰液分泌增加，有导致胰腺炎复发的可能。可选择空肠造口给予 EN 支持。待病情稳定后（一般需 3 周），再考虑逐渐恢复经口进食。

## 三、营养供给方式的过渡

**1. 如何为病人选择营养治疗和营养支持的方式**　从 20 世纪 60 年代开始，营养工作者的重点是如何针对不同疾病及病人接受的程度，供给普食（general diet）、软食（soft diet）、半流食（semi-liquid diet）和流食（liquid diet）及使用从这些基本饮食演变而来的各种治疗膳食（therapeutic diet）来治疗各种疾病。如根据疾病的特点设计出的肝胆胰疾病、心血管疾病、糖尿病、痛风症等各种治疗饮食及各种试验膳食（pilot diet）等，同时也对某些严重的营养缺乏症，如维生素 A、维生素 $B_2$、维生素 $B_1$ 缺乏，缺铁性贫血，缺碘性甲状腺肿等疾病使用营养素或富含这些营养素的食物进行治疗。这些饮食对改善病人的营养状况起到了积极的作用。因而，在病人能够接受上述饮食时，应该尽量采用，或在此基础上经口给予混合乳（mixed milk）、匀浆膳（homogenized diet）、肠内营养液（enteral nutrition solution）或肠外营养液（parenteral nutrition solution）。而当病人因患某些病症不能经口摄入或不愿摄入上述膳食或上述膳食不能满足营养需要时，可以部分或完全采用 EN 或 PN 的方式给予营养支持，只要病人的胃肠功能存在，应首选 EN。只有胃肠功能不允许时，才考虑使用 PN。在病人胃肠道运动功能、消化和吸收功能较弱时，实施 EN 可能存在能量和蛋白质供给不足的问题。要选择合适的肠内营养液进行 EN 支持，在 EN 支持不能满足病人能量和蛋白质需要时，可采用 EN 加 PN 的营养支持模式，通过外周静脉途径弥补不足的能量和蛋白质。这样既满足了病人的营养需要，也克服了 EN 与 PN 各自的不足。当病人的胃肠道功能恢复后，应尽早开始营养供给方式的过渡。

**2. 营养供给方式的过渡方法**　在 PN 向 EN 过渡（transition from parenteral nutrition to enteral nutrition）的初期，可采用持续滴注（continuous feeding）或重力注入（gravity feeding）的方法经鼻胃管途径给予肠内营养液，速度为 40～60ml/h，每天的容量和营养与实施 PN 时相同。随着病人肠道耐受能力的增强，每隔 8～24 小时以 25ml/h 的量增加，并注意营养、体液和电解质平衡的监测。在逐渐增加管饲量的同时，逐渐减少 PN 的容量，这一过渡期一般需要 2～3 天。如果病人出现恶心、呕吐、腹胀、腹泻、肠痉挛和肠内有大量营养液潴留等不耐受症状，可将肠内营养液稀释，或更换营养液的内容，或降低输注的速度。采用上述方法无效时，应暂停管饲，恢复 PN。待肠道功能改善后再试。

在 PN 向经口喂养（oral feeding）的 EN 过渡时，不要马上停止 PN，而要注意监测病人的耐受情况。经口喂养应坚持少量多次的原则，间隔时间随每次容量的增加逐渐拉长。由 PN 过渡到经口喂养更困难，因为病人可能无法接受一些要素膳（elemental diet）的味道，EN 每天的容量较大，PN 产生的饱感综合征（satiety syndrome）又使胃的蠕动受到抑制。开始时可将要素膳稀释，或采用管饲与经口喂养相结合的方法。从长期管饲的 EN 过渡到经口喂养的 EN 时也应注意病人是否适应。

由于病人胃肠道的耐受能力有限，在 PN 向经口摄入自然食物（nature food）过渡时，应将流食作为经口的首选饮食。开始时，应为低渗或等渗液，容量为 30～60ml/h，每天 6～8 次，维持 2 天。随着病人耐受能力的增强，逐步增加食物的品种，给予营养价值高、易消化的食物，增加优质蛋白、维生素、微量元素和膳食纤维的摄入，限制饱和脂肪酸的摄入。直到经口摄入的自然食物满足营养要求，并维持 3～4 天，且无不良反应，才停止 PN。

从管饲的 EN 过渡到经口摄入自然食物时，病人常有食欲缺乏和饱腹感。开始时可在晚间用管饲的方法，白天经口摄入自然食物。这样可以弥补营养和水的不足。

## 第二节 病人的营养评价

病人常因代谢异常、食欲缺乏、进食困难、消化功能不良或需禁食等原因而出现营养不良。营养不良不仅会影响临床治疗的疗效，甚至会加重病情，直接影响疾病的转归和手术的预后。在各类医院的住院病人中，营养不良的发生率普遍较高，尤以蛋白质-能量营养不良为甚。病人营养不良轻者延长住院时间，增加住院的费用，重者可能危及生命。及时纠正营养不良，不仅可显著提高临床治疗的效果，而且会促进机体的康复。

病人营养评价（nutritional assessment）是识别营养不良的重要手段，也是实施营养治疗和营养支持的前提。科学的营养评价方法能迅速而准确地发现病人在营养上存在的主要问题，为营养治疗原则的制订，选择适当的营养治疗方式提供科学依据；在营养治疗过程中，用恰当的营养评价方法对病人进行经常性或定期的营养监测，可评定营养治疗的效果，为及时调整营养治疗方案提供依据；对于门诊就诊者或无症状的亚临床病人进行营养评价，可拟定适合于个体的饮食指导方案，充分发挥膳食调理在预防或减少疾病发生方面的作用。

评价住院病人营养状况的内容和方法很多，主要包括膳食营养评价、体格检查（人体测量和营养缺乏病的临床检查）、实验室检查等三个方面。

### 一、膳食营养评价

通过对病人膳食的科学统计分析，对病人所摄入的各种营养素的数量及质量做出正确的评价，为纠正不合理的膳食行为、改善营养状况提供依据。

**（一）膳食调查的内容及方法**

**1. 调查内容** 主要包括被调查对象在调查期间（或日常生活中）每天所吃各类食物的品种和数量；了解烹调方法、饮食制度和餐次分配是否合理；了解过去的饮食情况、饮食习惯等；同时也可了解饮食卫生情况。

**2. 调查方法** 根据具体情况可采用询问法、查账法、称重法、化学分析法等。必要时可采用两种方法互补的方式进行。调查时间一般为 5～7 天，应注意避开节假日。查账法以半个月至一个月为宜。

（1）询问法：常用 24 小时回顾法和饮食史法两种。询问法简便易行，费用低，但因存在回顾性偏倚，准确性较差。本法适用于单独就餐的个体或在家庭就餐的门诊和住院病人。24 小时回顾法是经过询问，由被调查对象提供 24 小时内的膳食情况信息；饮食史法则通过询问被调查对象日常的饮食构成及饮食模式，并记录调查对象 3 天所摄入的全部食物，计算各种营养素消耗量。在采用询问法进行膳食调查时，应将加餐和零食所摄入的食物计入。

（2）查账法：在建有详细伙食账目的集体食堂进行营养调查时可采用此法。通过查询伙食账目，了解该单位每天食物消耗的品种和数量及用餐人数，并计算出每人每天所摄入的能量及各种营养素的量。其优点是比较准确，所需人力少，时间短，而且可在不同的季节进行调查。但查账法难以对不同个体实际摄入各种营养素量做出较准确的估算。

（3）称重法：该方法是对某一食堂、家庭或个人所消耗的全部食物进行称重，包括烹调前食物的可食部分生重和烹调后的熟重,计算生熟比值,再根据实际就餐人数和生熟比值折算出每人实际摄入的生食物重量,并计算各营养素的摄入量。由于每日的食谱不同,所以称重法膳食调查一般应连续进行一周(至少3天)。此法调查结果较准确、细致,但工作量大、费时费力,不适合大规模人群的调查。

(4)化学分析法:对调查对象的一日全部食入的熟食进行备份,将其收集齐全后,进行化学分析,测定其中能量和各种营养素的含量。该法要求在实验室进行,所需仪器设备和分析操作复杂,除非特殊需要,一般不采用此方法。

### (二)膳食调查结果的整理及评价

**1. 资料的整理**  无论采用何种膳食调查方法,所得资料都要进行以下几个方面的统计处理。

(1)平均每人每日摄取的各种主副食品的名称及数量。

(2)根据食物成分表计算出所摄入每种食物的能量和各种营养素的含量。

(3)计算平均每人每日各种营养素及能量的实际摄入量。

(4)计算所摄入三大营养素(蛋白质、脂肪、碳水化合物)能量百分比。

(5)计算三餐(早餐、中餐、晚餐)能量百分比。

(6)计算蛋白质来源(粮食类、豆类、动物类食品等)百分比。

(7)计算脂肪来源(动物性脂肪、植物性脂肪)百分比。

(8)有针对性地计算其他某种营养素来源的百分比,如维生素A(动物性来源的维生素A、植物性来源的胡萝卜素)。

**2. 结果评价**  将调查结果与中国营养学会制定的《中国居民膳食营养素参考摄入量》进行比较,并做出恰当的评价。评价的项目主要如下。

(1)所摄入食物是否种类多样,主副食品搭配、荤素搭配是否合理;能量及各种营养素是否数量充足、比例恰当,能否满足被调查者的营养需要。

(2)评价所摄入的能量及各种营养素占DRI的百分比、能量的摄入量、能量的来源及其三大营养素比例、三餐能量比、蛋白质的来源分布、脂肪的来源分布等是否合理。

在进行膳食调查时,不仅要对调查全过程进行质量控制,以保证数据、资料的准确性,同时还要善于发现问题,如食物的选购和搭配,食物的储存、加工、烹调方法,以及饮食制度和饮食习惯、就餐环境、卫生条件等是否符合卫生学要求。

## 二、体 格 检 查

### (一)人体测量

人体测量(anthropometry)是评价人体营养状况的主要手段之一。通过测量可了解被测对象的营养状况,并可评价营养治疗和营养支持的效果。人体测量基本指标包括身高(或身长)、体重、皮褶厚度、上臂围等,处于生长发育期的儿童可包括头围(head circumference)、胸围(chest circumference)、坐高(sitting height),成人还可包括腰围(waist circumference)、臀围(hip circumference)等项目指标。

**1. 测量指标**

(1)身高(或身长)与体重:①身高(body height,BH)或身长(body length,常用于3岁以下的婴幼儿)是评定生长发育和营养状况的基本指标之一,尤其对儿童有重要的意义(图7-1,图7-2)。由于身高在一天之内会有波动,因

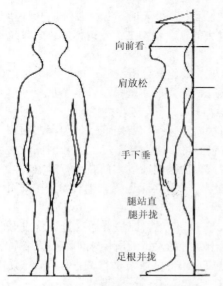

图7-1 用身高测量计或量尺测量身高

向前看

肩放松

手下垂

腿站直
腿并拢

足跟并拢

此测量时间应在清晨进行。②体重（body weight，BW）是评定一般营养状况最简单、最直接而又极为重要的指标（图7-3）。从病人的体重变化可初步了解能量的营养状况。测量体重时应排除水肿、腹水、胸膜渗出、巨大肿瘤或器官肥大、使用利尿药，以及短时间内出现的能量及钠摄入量的显著改变等影响体重的因素。

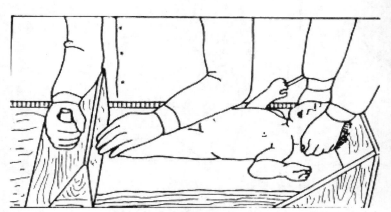
图 7-2 用测量床测量婴幼儿的身长

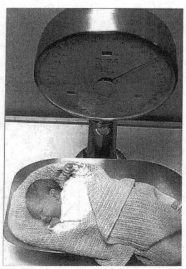
图 7-3 用婴儿秤测量体重

（2）脂肪储量的测定：测定体脂（body fat）的方法很多，临床上常用皮褶厚度（skinfold thickness）来反映体内脂肪储量的多少。通过皮下脂肪储量的测定可推算出体脂总量，并间接反映机体能量的变化。皮褶厚度常用皮褶厚度计进行测量。此方法简单易行，但选择的测量部位及其准确性和测量压力的大小对结果的影响较大。因此，需选准部位，采用恰当的测量压力（10g/cm$^2$），在卡尺固定皮肤3秒后读数，并要求在同一部位连续测量三次，取其平均值。

1）三头肌皮褶厚度（triceps skinfold thickness，TSF）：被测者上臂自然下垂，取左上臂背侧、左肩峰至尺骨鹰嘴的中点上方1～2cm处（即三头肌部）作为测量部位（图7-4）。

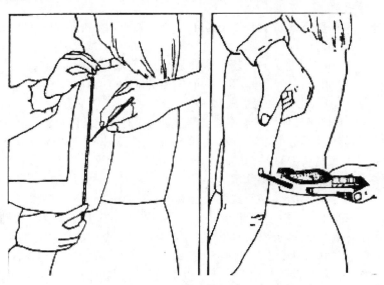
图 7-4 三头肌皮褶厚度的测量部位及方法

2）肩胛下皮褶厚度（subscapular skin-fold thickness，SSF）：被测者上臂自然下垂，在左肩胛下角下方约 2cm 处作为测量部位（图 7-5）。

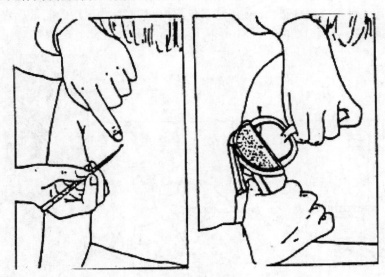

图 7-5　肩胛下皮褶厚度的测量部位及方法

3）腹部皮褶厚度（skin fold at abdomen）：距脐左方 1cm 处为测量部位。

4）髂骨上皮褶厚度（skin-fold thickness at supra-iliac crest）：左侧腋中线与髂嵴交叉点处为测量部位。

（3）骨骼肌含量的测定：①上臂围（upper arm circumference，UAC），是测量上臂中点的周长，可间接反映能量营养状况。②上臂肌围（upper arm muscle circumference，UAMC），是反映人体肌肉蛋白营养状况的指标。该指标不仅可间接反映体内蛋白质的储存水平，而且与血清白蛋白含量存在密切的关联，当血清白蛋白<28g/L 时，87%的病人上臂肌围缩小。用该指标进行动态观察可了解病人营养状况的好转或恶化。上臂肌围可根据上臂围和三头肌皮褶厚度计算，即：

$$UAMC（cm）= UAC（cm）- 3.14 × TSF（cm）$$

**2. 评价指标及评价标准**

（1）标准体重：又称理想体重（ideal weight），有多种计算公式，我国常用 Broca 改良公式来衡量标准体重。

$$Broca 改良公式：理想体重（kg）= 身高（cm）- 105$$
$$平田公式：理想体重（kg）= [身高（cm）- 100] × 0.9$$
$$2 岁以上儿童理想体重（kg）= 年龄 × 2 + 8$$

（2）体重比：有实测体重与理想体重比和实测体重与平时体重比两种。①实测体重与理想体重比 =（实测体重 - 理想体重）/理想体重×100%。实测体重处于理想体重±10%范围为营养正常；10%～20%为超重；20%以上为肥胖；-20%～-10%为消瘦；-20%以下为严重消瘦。②实测体重与平时体重比 = 实测体重/平时体重×100%。实测体重为平时体重的 85%～95%为轻度能量营养不良；75%～84%为中度能量营养不良；<75%为严重能量营养不良。③体重丢失率反映能量与蛋白质的代谢情况，提示是否存在蛋白质-能量营养不良。体重丢失率 =（平时体重 - 实测体重）/平时体重×100%。体重丢失率不仅应考虑体重的改变，还应将体重变化的幅度与速度结合起来进行分析。若在 1 周内体重损失 1%～2%、1 个月内损失 5%、3 个月内损失 7.5%，或 6 个月内损失 10%，则可能存在中度体重丢失；体重丢失率分别大于以上数值为重度体重丢失；若短期内体重减少超过 10%，同时血浆白蛋白<30g/L，排除其他原因后，应考虑为严重的蛋白质-能量营养不良。

（3）体重指数（body mass index，BMI）：BMI 是评价肥胖和消瘦的常用指标。

$$BMI = 体重（kg）÷身高（m）^2$$

国内 BMI 的参考值：对成人，18.5～23.9 为正常，＜18.5 为消瘦，＞24 为超重，＞28 为肥胖；17.0～18.4 为轻度蛋白质-能量营养不良，16.0～16.9 为中度蛋白质-能量营养不良，＜16.0 为重度蛋白质-能量营养不良。对于青少年来说，11～13 岁年龄组的 BMI＜15、14～17 岁年龄组的 BMI＜16.5 时，均提示存在蛋白质-能量营养不良，11～13 岁和 14～17 岁年龄组重度蛋白质-能量营养不良的 BMI 值分别为＜13.0 和＜14.5。

身高和体重完全相同的两个人的 BMI 是相同的，但他们的身体构成（body composition）可能不同。A 有更多的瘦体重（lean body mass），而 B 有更多的体脂（body fat）（图 7-6）。

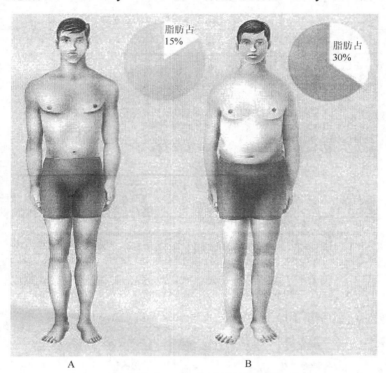

图 7-6　相同 BMI 不同身体构成

（4）皮褶厚度：①三头肌皮褶厚度，正常参考值男性为 8.3mm，女性为 15.3mm。实测值相当于参考值的 90%～110% 为正常，介于 80%～90% 为体脂轻度亏损，介于 60%～80% 为体脂中度亏损，在 60% 以下为体脂严重亏损；若皮褶厚度小于 5mm，表示无皮下脂肪；超过参考值 120% 则为肥胖。②肩胛下皮褶厚度，临床上常以肩胛下皮褶厚度与三头肌皮褶厚度之和来判断营养状况。两者皮褶厚度之和，男性＞40mm、女性＞50mm 者为肥胖；男性在 10～40mm，女性在 20～50mm 者为正常；男性＜10mm，女性＜20mm 者为消瘦。

（5）上臂围：测量值大于参考值的 90% 为营养正常，80%～90% 为轻度营养不良，60%～79% 为中度营养不良，小于 60% 为严重营养不良。我国北方地区成人上臂围正常值见表 7-1。

表 7-1　我国北方地区成人上臂围正常值

| 性别 | 上臂围正常值（cm） | | |
|---|---|---|---|
| | 18～25 岁 | 26～45 岁 | ≥46 岁 |
| 男 | 25.9±2.09 | 27.1±2.51 | 26.4±3.05 |
| 女 | 24.5±2.08 | 25.6±2.63 | 25.6±3.32 |

（6）上臂肌围：我国男性上臂肌围平均为 24.8cm，女性上臂肌围平均为 21.0cm。评价标准：测量值大于参考值的 90% 为营养正常，80%～90% 为轻度肌蛋白消耗，60%～79% 为中度肌蛋白消耗，小于 60% 为严重肌蛋白消耗。

### （二）营养缺乏病的临床检查

某些营养素长期摄入不足或缺乏最终会导致机体的病理改变，并表现出相应的临床症状与体征。因此通过临床检查（clinical examination），可发现某种营养缺乏的存在。但在临床检查中应注意：营养缺乏的许多症状、体征特异性不强，且营养素缺乏往往为多发性的，即出现某一种营养素缺乏的表现时，常会伴有其他营养素的缺乏（表 7-2）。

**表 7-2  病人的营养状况与临床表现**

| 营养状况 | 临床表现 | 诊断依据 |
| --- | --- | --- |
| 蛋白质与能量营养不良 | ①体重低于正常的 15%；②身高略低；③腹部皮脂厚度减少 | 参考食物摄入情况综合考虑 |
| 维生素 A 缺乏 | ①暗适应时间延长（>50 秒）；②夜盲；③结膜干燥、结膜有皱褶；④角膜干燥、角膜软化、角膜穿孔；⑤比托斑；⑥皮肤干燥、鳞屑、毛囊角化 | 有①⑥或④⑤两项以上者 |
| 维生素 B₁ 缺乏 | ①食欲减退、倦怠无力；②多发性神经炎；③腓肠肌压痛；④心悸、气短；⑤心脏扩大；⑥水肿 | 1. 有⑤⑥阳性（排除其他疾病）<br>2. 有②或③一项阳性 |
| 维生素 B₂ 缺乏 | ①视物模糊、畏光；②睑缘炎；③角膜周围充血或血管形成；④口角炎；⑤舌炎；⑥唇炎；⑦阴囊、会阴皮炎；⑧脂溢性皮炎 | 1. 有③④⑤⑥⑧两项以上阳性者<br>2. 有⑤或⑧一项阳性 |
| 尼克酸缺乏 | ①暴露部位对称性皮炎；②舌炎（猩红色舌炎）；③腹泻；④精神神经异常 | 有①或②项者 |
| 维生素 C 缺乏 | ①齿龈炎；②皮下出血；③毛囊角化（维生素 A 治疗无效）；④四肢长骨端肿胀 | 有①或②项者 |
| 维生素 D 与钙缺乏 | ①兴奋不安、好哭、多汗；②肌肉松软、蛙状腹；③前囟大、方颅；④肋骨串珠、赫氏沟、鸡胸；⑤"手镯征"、"X"形或"O"形腿；⑥脊柱弯曲；⑦牙齿发育障碍 | 有一项以上者 |
| 铁缺乏 | ①疲乏无力、头晕眼花；②心慌、气短；③面色苍白、口唇和眼结膜苍白；④匙状指；⑤异食癖 | 有④及其他一项以上者 |
| 锌缺乏 | ①生长发育迟缓、性成熟迟缓；②食欲减退；③味觉异常、异食癖；④伤口不易愈合 | 有两项以上者 |

## 三、实验室检查

营养不良多是一个逐渐发展的过程，根据其发生发展的规律，在临床或亚临床症状未出现之前，人体血和尿等生物材料中某种营养素及其代谢衍生物的含量和相应的功能成分即可能发生变化。因此，实验室检查（laboratory examination，或称生化检查，biochemical test）可早期发现营养缺乏的种类和缺乏程度，为营养评价提供客观的依据。其内容包括：①血液中营养成分含量的测定；②血液及尿液中营养素代谢产物含量的测定；③与营养素吸收和代谢有关的酶活性的测定；④头发、指甲中营养素含量的测定等。

### （一）蛋白质营养状况评价

**1. 血浆蛋白质（plasma protein）**  血浆蛋白质含量是评价病人蛋白质营养状况的常用指标，

包括血清白蛋白、前白蛋白、运铁蛋白、甲状腺素结合球蛋白（thyroxine-binding globulin）和视黄醇结合蛋白质（retinol-binding protein）等。患病机体由于疾病应激、肝脏合成蛋白质减少、氨基酸供应不足及体内蛋白质的过多消耗等原因，血浆蛋白水平会出现下降。半衰期较长的白蛋白和运铁蛋白可反映人体内蛋白质的亏损情况，而半衰期短、代谢量少的前白蛋白和视黄醇结合蛋白质则更敏锐地反映膳食中蛋白质的摄取情况。在评价蛋白质营养状况时，还须考虑病人的肝脏功能是否正常及胃肠道或肾脏有无大量蛋白质丢失等情况。

（1）血清白蛋白（albumin，ALB）：白蛋白在血浆蛋白质中含量最多，其半衰期较长，约为20天。短期内蛋白质摄入不足时，机体可通过肌肉分解、释放氨基酸入血等方式提供合成白蛋白的基质，同时还伴有循环外白蛋白向循环内的转移，使得血清白蛋白维持正常的浓度。因此，血浆白蛋白含量更能反映机体较长时间内的蛋白质营养状况。持续的低白蛋白血症（hypoalbuminemia）被认为是判断营养不良的可靠指标。

（2）血清前白蛋白（prealbumin，PA）：其半衰期较短（1.9天），血清含量少且体内储存也较少，变化速度较血清白蛋白及其他人体测量营养指标快，是一个较敏感的反映近期蛋白质营养状况的指标。因此，在评价轻至中度营养不良时，选择前白蛋白作为蛋白质营养状况的评价指标较为合适。另外，对输入白蛋白的病人也宜选用前白蛋白作为评价指标。

然而，血清前白蛋白含量易受多种疾病的影响，如脱水和慢性肾衰竭可出现血清前白蛋白升高的假象，而在水肿、传染病、手术创伤、肝脏疾病、恶性肿瘤等各种应激状态后1～2天，血清前白蛋白浓度即可迅速下降。故前血清白蛋白不宜作为高度应激状态下营养评价的指标。另外，由于前白蛋白的主要功能是转运甲状腺素和维生素A，因此，这些物质在体内的水平也会对血清前白蛋白的含量产生影响。

（3）血清运铁蛋白（transferrin，TFN）：该蛋白质主要在肝脏合成，半衰期为8天。孕妇、体内缺铁及长期失血的人其血清运铁蛋白饱和度降低。但此指标的灵敏度和特异性不够理想，仅在群体营养状态的流行病学调查时使用。

（4）血清视黄醇结合蛋白质：其代谢量少，半衰期短（10～12小时），机体出现很小的应激反应，或饮食蛋白质和能量摄入发生改变后的短期内，其血清浓度都会发生明显变化。但因其反应过于敏感，影响了该指标的特异性，目前在临床上应用不多。视黄醇结合蛋白质主要在肾脏中代谢，当机体出现肾病而肾小球滤过率发生改变时，该指标会出现升高的假象。

**2. 血浆氨基酸比值** 当机体处于正常营养状态时，血浆中必需氨基酸（EAA）和非必需氨基酸（NEAA）比值＞2.2，重度蛋白质-能量营养不良病人其血浆总氨基酸值会出现明显的下降，不同种类的氨基酸浓度下降的幅度也不一致，必需氨基酸的下降较非必需氨基酸更为明显，甚至个别非必需氨基酸浓度还可正常或升高。

评价标准：在正常情况下，EAA/NEAA＞2.2，如果＜1.8，则说明存在中度以上的营养不良。

**3. 尿中蛋白质代谢产物**

（1）肌酐身高指数（creatinine height index，CHI）：由于肌酸绝大多数存在于肌肉组织中，因此，肌酸的代谢产物——肌酐的排出水平与机体瘦体组织（肌肉总量）密切相关。在肾功能正常时，成人24小时经尿排出的肌酐量基本恒定，且受干扰因素的影响小。因此，肌酐身高指数是衡量机体蛋白质水平的灵敏指标。在蛋白质营养不良、消耗性疾病和肌肉消瘦时，肌酐生成量减少，尿中排出量亦随之降低。

肌酐身高指数=被测者24小时尿中肌酐排出量（mg）/相同性别身高健康人24小时尿中肌酐排出量（mg）×100%

评价标准：肌酐身高指数＞90%为正常；80%～90%表示瘦体组织轻度缺乏；60%～79%表示中度缺乏；＜60%表示重度缺乏。

但此指数在实际应用中也存在一定的局限性，如收集 24 小时尿液较困难，肝肾衰竭、肿瘤和严重感染及年龄等因素都会影响肌酐的排出量。

肌酐-身高比（creatinine height rate，CHR）是另一项反映人体瘦体组织量的指标。

$$肌酐-身高比 = 24 小时尿肌酐量（mg）/ 身高（cm）$$

评价标准：正常值为男性＞6.2mg/cm，女性＞4.0mg/cm；低于上述标准，表明体内瘦体组织缺乏。

（2）尿羟脯氨酸：羟脯氨酸（hydroxyproline）是胶原蛋白（collagen）的代谢产物，该指标尤其对儿童的蛋白质营养状况评定有较大意义。儿童营养不良和体内蛋白质亏损者，其胶原蛋白合成减少，尿中羟脯氨酸的排出量减少。

$$尿羟脯氨酸指数 = \frac{尿羟脯氨酸(mmol)}{尿肌酐(mmol)} \times 体重（kg）$$

评价标准（3 个月～10 岁儿童）：＞2.0 为正常，1.0～2.0 为不足，＜1.0 为缺乏。

（3）3-甲基组氨酸（3-methylhistidine）：3-甲基组氨酸几乎全部存在于骨骼肌的肌动蛋白和肌浆球蛋白中，从肌肉分解和释出后即不再被利用，全部从尿中排出。因此尿中的 3-甲基组氨酸含量是反映肌蛋白代谢的良好指标。我国该指标的正常值有待建立。

**4. 氮平衡**　是评价机体蛋白质营养状况最可靠与最常用的指标之一。氮平衡的计算要求准确地收集和分析被评价者氮的摄入量与排出量。氮的摄入包括经口摄入、经肠道和经静脉输入氮的总和；对住院病人来说，在一般的膳食情况下，排出的氮大部分为尿氮（80%），其他还包括粪氮、体表丢失氮、非尿素氮等（图 7-7）。尿氮可由测定 24 小时尿素氮的排出量来确定，而粪氮、体表丢失氮及尿中非尿素氮三者数量少且较恒定，临床上可取常数 3.5。氮平衡的公式为

$$氮平衡 = 摄入氮（g）-［24 小时尿中尿素氮（g）+ 3.5］$$

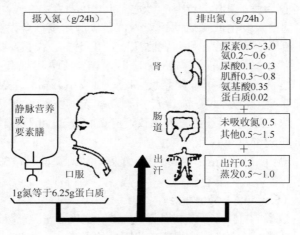

图 7-7　氮平衡

## （二）无机盐与微量元素

机体无机盐和微量元素的营养状况评价除测定血、尿、头发等生物材料中各元素的含量，并做出相应的评价外，还包括一些特异性指标的测定，如铁营养状况的鉴定可测定血红蛋白、血清铁蛋白（serum ferritin）、红细胞游离原卟啉（free erythrocyte protoporphyrin）、运铁蛋白饱和度（transferrin saturation）等；测定血浆铜蓝蛋白可反映体内铜的营养水平；碘的营养水平可通过测定甲状腺素 $T_3$、$T_4$ 来反映；硒的营养状况鉴定可测谷胱甘肽过氧化物酶活性等。

## （三）维生素

维生素的营养状况评价指标包括血清或血浆中维生素的含量、尿中排出量及某些相关酶活性的测定，并做出营养评价。由于某些维生素是机体一些生理活动的物质基础，因此也可通过生理功能检查来评价其营养状况，如检查眼的暗适应能力（dark adaptation）以判断维生素 A 的营养状况等。

## （四）其他指标

其他指标如血清甘油三酯、胆固醇、脂蛋白、血糖、血尿酸的测定等。

## （五）免疫功能的测定

蛋白质-能量营养不良常伴有细胞免疫功能（cellular immunological function）的损害，因此，免疫功能的测定可反映体内脏器蛋白质的营养状况。细胞免疫功能测定主要包括迟发型皮肤超敏试验（delayed cutaneous hypersensitivity test，DHST）和血液总淋巴细胞计数（total lymphocyte count，TLC）。由于这两项指标对各类免疫抑制药物都非常敏感，因此在接受化疗或固醇类药物治疗时，不宜选用这两项指标来进行营养评定。

**1. 迟发型皮肤超敏试验**　在皮内注射致敏剂 0.1ml 后的 24～48 小时测量接种处硬结的大小，直径>5mm 为正常，若<5mm，则为细胞免疫功能不良，提示有中度以上蛋白质营养不良。由于在临床上影响该指标的非营养因素很多，故在实际工作中用该指标诊断营养不良的特异性差。

**2. 总淋巴细胞计数**　机体细胞免疫功能低下或营养不良时，总淋巴细胞计数降低。

评价标准：>$20\times10^8$/L 为营养正常；（12～20）×$10^8$/L 为轻度营养不良；（8～13）×$10^8$/L 为中度营养不良；<$8\times10^8$/L 为重度营养不良。

由于此指标出现的假阳性及假阴性率较高，并缺乏评价营养不良的特异性，因此需结合病人的病情做出判断。

## 四、营养状况的综合评价

评价病人的营养状况应对膳食营养评价、体格检查和实验室检查三方面的资料进行综合性分析，才能对病人的营养状况做出比较确切的评价。在实际工作中，常会出现以下几种情况。

1. 几个方面评价结果基本一致，因此诊断明确。例如，膳食调查发现铁摄入明显不足，生化检测血红蛋白低下，同时伴有缺铁性贫血的临床表现，可诊断为铁营养不良。

2. 膳食调查提示某种营养素供给充裕，但生化检测和（或）体格检查均提示该营养素缺乏，分析原因如下。

（1）由于加工方法不恰当，某种营养素在入口前已遭受破坏或损失，使实际摄入量较低。

（2）因患有消化道疾病或肾病使该营养素吸收障碍或排出过多。

（3）原本存在的营养缺乏状况现正在改善中。

3. 膳食调查结果显示某种营养素供给不足，生化检测指标也提示该种营养素缺乏，但无临床症状。此种情况可以评定为处于该营养素缺乏的早期阶段，因缺乏时间较短，处于亚临床时期。

4. 膳食调查结果显示某种营养素供给正常，生化检测指标也未提示缺乏，但临床上已出现相应的症状。此种情况的出现可能是机体处于营养素缺乏的恢复期，而某些症状的消失需要较长时间；或是由其他疾病引起类似该营养素缺乏病的症状或体征，应注意鉴别并做出正确诊断。

5. 饮食调查结果显示某种营养素供给量不足，但生化检测及相应的体征检查均无异常。这种情况依然可评定为该种营养素供给不足，但可能是最近才出现的现象。

6. 饮食调查结果显示某种营养素供给充裕，生化检测显示缺乏，但无缺乏病的症状。出现此类情况应考虑可能是烹调方法有问题，也可能是最近工作或生活状况改变，机体对该种营养素的需要量增加，或是消耗量增加，如出汗较多、夜间作业过多等。要根据具体情况做具体的分析，找出原因，及时采取措施。

## 五、蛋白质-能量营养不良的分类

蛋白质-能量营养不良是临床上最常见的营养不良表现形式，根据多种营养评定指标综合分析，可以将蛋白质-能量营养不良分成以下三类。

**1. 水肿型营养不良**（Kwashiorkor） 水肿型营养不良（蛋白质缺乏型营养不良）由蛋白质摄入不足或者是在应激状况下蛋白质分解代谢增强所致。其主要表现为血清白蛋白和运铁蛋白降低、细胞免疫功能降低，此类病人常因体格测量指标正常而被忽视。

**2. 干瘦型营养不良**（Marasmus） 干瘦型营养不良（能量缺乏型营养不良）主要发生在慢性疾病或饥饿状态下，为较长时间能量摄入不足，致使肌肉组织和皮下脂肪逐渐消耗之故。其表现为消瘦、体重明显降低，其他人体测量数值也都较低，但实验室指标可无明显的改变。

**3. 混合型营养不良**（mixed malnutrition） 是慢性营养不良发展到晚期的结果。其具有上述两种营养不良的特征，即处在慢性疾病或饥饿状态下的病人，发生急性应激性疾病或经历严重的创伤或手术，表现为内源脂肪与蛋白质储备均耗竭。混合型营养不良可导致器官功能的损害，感染及并发症的发生率增高，是一种严重危及生命的营养不良。

**案例：营养评价**

陈某，女，62岁，右上腹疼痛伴黄疸入院。病人于2个月前出现食欲缺乏、乏力、消瘦、右上腹不适等症状，近日右上腹疼痛加重，不能进食，并出现黄疸而入院诊治，外科手术和病理切片诊断为肝门部胆管癌。术后采用PN，第7天欲改成经口膳食而请营养师会诊。体检发现病人体质虚弱，身高156cm，体重48kg（平时体重60kg，入院时体重52kg），三头肌皮褶厚度为25mm，肩胛下皮褶厚度为45mm，上臂围为22cm，血清总蛋白为46g/L，白蛋白为23g/L，总淋巴细胞计数为 $8 \times 10^8$/L。要求：

1. 计算病人上臂肌围、实际体重与理想体重比、体重丢失率。
2. 判断病人是否存在营养不良、营养不良的类型及程度。

## 六、预后性营养评价

在临床营养评价中，由于各种营养评价指标的灵敏度和（或）特异性有限，如果用单一指标来衡量人体的营养状况、评价疾病的预后，其局限性显而易见。因此，常需要将多种营养评价指标组合成若干组，进行营养状况的综合性分析，并对疾病的转归从营养学上做出判断。

**1. 预后营养指数**（prognostic nutritional index，PNI） 最初用于评估胃肠外科手术病人的营养及免疫状态，现逐渐成为判断消化道恶性肿瘤、妇科肿瘤、肺癌病人预后的一个新指标。同时在骨折、心力衰竭、脑卒中等非肿瘤病人预后判断也得到越来越多的应用。

（1）计算公式

$$PNI = 血清白蛋白（g/L）+ 5 \times 外周血淋巴细胞总数（\times 10^9/L）$$

（2）评价标准：评估手术风险时评估时间在术前，用于预后判断时评估时间在放化疗前。目前临床研究多集中在 PNI 与生存时间、死亡风险或术后感染的关系，不同疾病预后判断cut-off 值不同，研究多通过绘制 ROC 工作特征曲线、生存分析、Cox 风险模型等方法行临界值的确定。

**2. 住院病人预后指数**（hospital prognostic index，HPI）

（1）计算公式

$$HPI = 0.92（ALB）- 1.00（DH）- 1.44（SEP）+ 0.98（DX）- 1.09$$

式中，ALB 为血清白蛋白（g/L）；DH 为迟发型超敏反应（有一种或多种阳性反应，DH = 1；所有均呈阳性，DH = 2）；SEP 为败血症（有败血症，SEP = 1；无败血症，SEP = 2）；DX 为诊断患癌（有癌，DX = 1；无癌，DX = 2）。

（2）评价标准：若 HPI < -2，表示不到 10% 的生存概率；-2 ≤ HPI ≤ 0，表示有 10%～50% 的生存概率，0 < HPI ≤ 1，则表示有 50%～75% 的概率；HPI > 1，生存概率高于 75%。

**3. 营养危险指数**（nutritional risk index，NRI）

（1）计算公式

$$NRI = 10.7（ALB）+ 0.0039（TLC）+ 0.11（Zn）- 0.044（Age）$$

式中，TLC 为淋巴细胞计数；Zn 为血清锌水平；Age 为年龄。

（2）评定标准：若 NRI > 60，表示危险性低；若 55 < NRI ≤ 60 表示存在中等危险性；若 NRI ≤ 55，表示存在高危险性。

**4. 主观全面评定**（subjective global assessment，SGA）　也称主观整体评定。其理论基础是，身体组分改变与进食、消化吸收功能、肌肉的消耗、身体功能及活动能力的改变等相关联（表 7-3）。

表 7-3　SGA 的主要内容及评定标准

| 指标 | A 级 | B 级 | C 级 |
| --- | --- | --- | --- |
| 1. 近期（2 周）体重改变 | 无/升高 | 减少 < 5% | 减少 > 5% |
| 2. 饮食改变 | 无 | 减少 | 不进食/低能量流食 |
| 3. 胃肠道症状（持续 2 周） | 无/食欲不减 | 轻微恶心、呕吐 | 严重恶心、呕吐 |
| 4. 活动能力改变 | 无/减退 | 能下床走动 | 卧床 |
| 5. 应激反应 | 无/低度 | 中度 | 高度 |
| 6. 肌肉消耗 | 无 | 轻度 | 重度 |
| 7. 三头肌皮褶厚度 | 正常 | 轻度减少 | 重度减少 |
| 8. 踝部水肿 | 无 | 轻度 | 重度 |

在上述 8 项中，至少有 5 项属于 C 或 B 级者，可分别被定为重度或中度营养不良。

# 七、营 养 病 历

营养病历（nutrition history）是特殊病种或危重病人营养治疗（nutritional therapy）、营养支持（nutritional support）过程中重要的医疗文书，可反映营养治疗和营养支持在临床治疗过程中的实施过程、疗效观察等。营养病历是一种专业性较强的医疗活动记录，虽然其中有许多信息来自临床病历，但其重点应对营养治疗、营养支持过程进行翔实的描述。

营养病历有几种形式：一是单独成册，由本科营养人员保管；二是附着在临床病历后，与临床病历一起存档；三是一式两份，分别存于营养部和临床病历中。

在住院病人中，可由临床营养师（clinical dietician）先进行简单筛查出需要建立营养病历的患有特殊病种的病人或需要营养支持的危重病人，也可由临床医生提出需要进行营养会诊（nutrition consultation）的病人。

## （一）营养病历书写的基本要求

1. 书写营养病历应注意科学性、真实性、可靠性，不能臆想和虚构；文字书写要规范化，字迹清晰、规整，标点符号准确；语言通俗易懂，叙述完整、系统、精练；用词恰当，重点突出，语言表达要有逻辑性。

2. 营养病历一般应在营养会诊后，或开始实施营养治疗、营养支持时建立。对病人的观察也应与营养治疗、营养支持同步。对危重病人应每天了解其病情及与营养治疗有关的情况，并做记录；需长期实施营养支持的病人，应定期做总结性陈述。

3. 营养病历的书写要全面，各项都应填写，不可遗漏。凡做记录或上级医生修改后，必须注明日期和时间，并签全名或盖章，以示负责。

4. 营养病历主要由病历摘要与营养治疗方案两个方面的内容组成。病历摘要是摘录病人的一般个人情况、既往病史、病人主诉、简病史、有关的体检、实验室检查数据、临床诊断、主要治疗方案等；营养治疗、营养支持方案是营养病历的主体部分，应包括对该病人的营养状况评价、营养治疗原则、营养治疗的具体方法及预计治疗过程中可能出现的问题、注意事项、营养治疗和营养支持的效果、病人反馈的信息等。

5. 病人出院时应写明病人住院期间的营养治疗过程、治疗效果及出院后的随访与要求等。

## （二）营养病历的书写格式与内容

**1. 门诊营养病历**　一般门诊病人在已确诊了某种疾病或者是怀疑某种营养素缺乏或过多的情况下进行相关的营养咨询。门诊营养病历除应有一般门诊病历的内容外，还应记录病人已确诊的疾病名称及目前正接受的主要治疗措施；与营养评价相关的人体测量、临床检查、实验室检查结果；病人 24 小时饮食回顾、日常饮食习惯、饮食制度及有无偏食、挑食、食物过敏史、饮食卫生状况等。根据以上几个方面的信息，对病人的营养状况提出综合性评价意见，据此再提出营养治疗方案。

**2. 住院营养病历**　一份完整的住院营养病历应包括以下内容。

（1）病人概况：包括姓名、性别、年龄、职业、民族、联系方式、出入院日期、营养治疗开始与结束日期、疗效观察、病情转归及病人的体力活动情况等。

（2）临床病历摘要：包括病人的主诉、现病史及既往病史、饮食营养史、体格检查、实验室检查、临床诊断和主要治疗措施及药物治疗等。应着重记录与营养有关的内容。

（3）饮食情况：采用询问法，了解病人有关饮食的情况。其主要内容包括①日常饮食的种类及大约数量；②对饮食有无特殊要求；③饮食习惯及饮食方式，有无挑食、偏食、忌食及引起过敏的食物；④是否用过特殊饮食（原因、何种饮食、持续的时间）；⑤是否服用营养素补充剂（nutritional supplements）及使用的种类、剂量、次数、持续时间。

（4）营养状况评价：包括病人身高，体重的变化（实际体重、平时体重、标准体重），皮褶厚度（三头肌、肩胛下、腹部等），上臂围，上臂肌围，腰围，臀围，儿童还应包括头围、胸围等；可能与某种营养素缺乏有关的一些临床症状和体征相关的实验室检查等。

（5）营养治疗方案：包括营养治疗原则、方式、具体方法、步骤、预计治疗过程中可能出现的问题、注意事项等，并详细计算已摄入和拟补充营养素的量（包括 EN 与 PN），每次更改膳食配方均需对营养素进行重新计算。

（6）病程记录：了解病人是否严格按照拟订的方案进行营养治疗，真正做到对某种营养素的限制或增加；了解营养治疗方案实施后病人的临床反应，包括食欲及消化吸收主观感受，大、小便是否正常等，了解管饲营养液的温度、浓度、速度是否合适，了解并定期记录营养监测的数据（人体测量指标、实验室指标等），营养支持后的疗效观察等。根据病人病情的变化，在原有的营养治疗方案的基础上进行修改，并继续观察其治疗效果等。

（7）出院小结或营养治疗小结：扼要地总结营养治疗的过程、出院或停止营养治疗后饮食营养指导意见及注意事项。

（8）营养病历的首页：是营养治疗有关内容的简要小结，当病人停止营养治疗或准备出院时，应对前一阶段的营养治疗做一总结性陈述。因此其有关内容在病人停止使用营养治疗后填写，并装订在病历首页。内容应包括营养治疗的方式和营养治疗的效果，简明扼要。①一般情况，包括病人所在科室、床号、姓名、性别、年龄、职业、籍贯、民族、家庭地址、联系电话、病人住院日期、出院日期等。②病人的临床诊断，包括主要疾病、次要疾病、并发症、主要治疗措施及治疗结果、病人转归等。③营养治疗小结，包括营养治疗起止时间、营养治疗摘要（治疗原则、方式、过程、效果、病人转归等）。④停止营养治疗或出院后的膳食指导建议及饮食注意事项（表 7-4，表 7-5）。

## 第三节　病人的膳食

医院膳食（hospital patient diet）种类很多，有医院常规膳食（routine hospital diet）、治疗膳食（therapeutic diet）、试验膳食和代谢膳食（metabolic diet）。其中常规膳食有普食、软食、半流食和流食四种。其他治疗膳食和试验诊断膳食均系从常规膳食派生而来。

### 一、普　　食

#### （一）适用范围

普食适用于体温正常或接近正常、无咀嚼及消化功能障碍及疾病恢复期的病人，即在饮食上无特殊要求及不需对任何营养素进行限制的病人，如眼科、骨科、妇科的病人。在医院膳食中，此类饮食占大多数。

#### （二）饮食原则

1. 要达到平衡饮食的基本要求，即饮食中能量充足，各种营养素种类齐全、数量充足、比例恰当，与机体需要保持平衡。一日总能量为 2200～2600kcal，蛋白质为 70～90g，供能占总能量的 12%～14%，其中动物蛋白和豆类蛋白最好占 30%～40%。

2. 保证一定的食物体积，有一定的充盈感。

3. 少用难以消化的食物；不用油煎炸食物；避免使用辛辣、刺激性大、过分坚硬及产气过多的食物；其他要求与健康人饮食相似。

4. 食物品种多样化，烹调上尽可能做到色、香、味、形俱佳。一日三餐，合理分配。

### 二、软　　食

软食质软，比普食更易消化。

#### （一）适用范围

软食适用于轻度发热、消化不良、咀嚼功能欠佳而需进食质软、少渣、块小食物的病人，恢复期病人，老人及幼儿，也可作为术后病人的过渡饮食。

#### （二）饮食原则

1. 平衡饮食，要求基本上与普食相同，一日总能量可略低于普食，为 2000～2400kcal，蛋白质按正常摄入量供给。

2. 注意食物的制备及烹调方法，主食要制软、制烂，可选用软米饭、馒头、面条、包子、饺子等，副食原料肉与菜类要剁碎、制软。

3. 每日可安排 3～4 餐。

4. 食物应少含膳食纤维及较硬的肌肉纤维，按上述方法进行制备和烹调；禁用刺激性强烈的调味品，如辣椒、芥末、咖喱粉、胡椒等；不宜食用坚果类食物，如核桃仁、花生仁等；禁用油煎炸的食品。

表 7-4 营养治疗历史表

姓名 _____ 性别 _____ 年龄 _____

诊断 _____ 身高 _____ 体重 _____

药品 _____ BMI _____ 标准体重 _____

谁给你做饭？
家庭成员 _____

你经常在外面吃什么饭？
_____

你胃口如何？
最近有变化吗？
_____

最近体重有变化吗？ _____
如果有，请说明变化情况：
_____

您有吞咽咀嚼方面的困难吗？
_____

您有消化系统方面的不适吗？
_____

您有便秘，稀便或排便习惯的改变吗？
_____

有胃灼热发生吗？
_____

是否有忌口？
_____

您是否被建议参与体重 _____
控制或特殊膳食项目？
_____

您服用维生素/矿物质补充剂吗？
_____

您服用其他营养补充剂或草药吗？
_____

若您服用补充剂，请说明其类型及数量
_____

您饮用酒精类饮料频率为多少？
_____

您经常活动吗？
_____

您不同时期的体重（如中学 _____
毕业、结婚、入伍时）：
_____

其他说明（备注） _____

表 7-5 每日食物摄入模式

| 日期 | 食物项目 | 数量 | 谷类 | 蔬菜 | 水果 | 鱼肉类 | 牛奶 | 油 | 甜点 |
|---|---|---|---|---|---|---|---|---|---|
| | | | | | | | | | |
| | | | | | | | | | |
| | | | | | | | | | |
| | | | | | | | | | |
| | | | | | | | | | |
| | | | | | | | | | |
| | | | | | | | | | |
| | | | | | | | | | |
| | | | | | | | | | |
| | | | | | | | | | |
| | | | | | | | | | |
| | | | | | | | | | |
| | | | | | | | | | |
| | | | | | | | | | |
| | | | | | | | | | |
| | | | | | | | | | |
| | | | | | | | | | |
| | | | | | | | | | |
| | | | | | | | | | |
| | | | | | | | | | |
| | 总量 | | | | | | | | |
| | 推荐份量 | | 6~11 | 3~5 | 2~4 | 2~3 | 2~3 | 2~3 | |
| | 建议改变量 | | | | | | | | |

营养状况总结:

_____

_____

_____

这个人需要饮食推荐吗? _____

_____

# 三、半流食

半流食比较稀软，呈半流体状态，是介于软食与流食之间的一种饮食。

## （一）适用范围

半流食适用于高热、身体虚弱、患消化道疾病和口腔疾病的病人，耳、鼻、咽、喉术后病人、咀嚼吞咽困难的病人，手术后的病人及刚分娩的产妇等。

## （二）饮食原则

1. 营养适量，全天总能量为 1500～1800kcal，蛋白质及其他营养素应尽量达到中国营养学会推荐的参考值。

2. 食物呈半流体状态，易咀嚼、易吞咽、易消化。主食可选用面条、馄饨、稀饭、面片、面包、蛋糕、藕粉等。副食中的肉类宜选用瘦嫩的部分制成肉泥、肉片、肉丸，鸡肉可制成鸡丝、鸡泥，鱼制成丸，虾取虾仁，蛋类除不用油煎炸外，其他烹调方法均可，豆类宜制成豆腐、豆浆、豆腐脑、豆腐干等，蔬菜类可食用少量切碎的嫩菜叶，另外可添加菜汁、果汁以弥补维生素与矿物质的摄入不足。

3. 由于半流食含水量较大，因此在餐次安排上应少量多餐，每日宜 5 餐。主食定量，全天不超过 300g。

4. 禁用生、冷、硬、粗、含膳食纤维多的食品，禁用刺激性调味品，不宜采用油煎炸、烧烤等方法烹调食物。

# 四、流食

流食是一种将全部食物制成流体或在口腔内能融化成液体的饮食，较半流食更易吞咽和消化。

## （一）适用范围

流食适用于高热、口腔咽部手术引起的咀嚼吞咽困难、急性消化道炎症、食管狭窄、急性传染病、大手术前后的病人及危重、极度衰弱的病人。流食又分为普通流食（popular liquid diet）、清流食（clear liquid diet）、浓流食（thickened liquid diet）、冷流食（cold liquid diet）和忌胀气（忌甜）流食（antiflatulent liquid diet）五种。扁桃体术后最初 2 天内宜进冷流食，食管及胃肠道大手术后宜进清流食，口腔术后吞咽困难者宜进浓流食，腹部手术后宜进忌胀气流食，以免引起胃肠胀气。

## （二）饮食原则

1. 饮食制备要求易于吞咽、易于消化，无刺激性。

2. 此种饮食为不平衡饮食，每天总能量仅为 800kcal 左右，清流食则更少，故仅能短时间应用，常作为过渡期膳食食用，原则上应同时辅以 EN 或 PN，以补充能量和营养素的不足。

3. 应选用营养密度高的食品，如奶类、蛋类、豆浆、肉汤、肝汤、菜汁、果汁等，并可加入适量的油脂，如奶油、黄油、花生油等以增加能量的摄入。清流食宜选用不含任何渣滓及产气食品，比普通流食更清淡，禁用牛奶、豆浆，可用薄藕粉、稀米汤、过箩菜汤、肉汤等；浓流食以制成无渣较稠的流体为宜，可用吸管吸吮，如鸡蛋薄面糊、较稠的藕粉、奶糊等；冷流食可选用冷的、无刺激性的食品，如冰淇淋、冷牛奶、冰砖、冷豆浆、冷米汤等；忌胀气流食应忌用蔗糖、牛奶、豆浆等易产气的食物。

4. 少量多餐，每日可供 6～7 餐，每餐液体量为 200～250ml，有咸有甜，咸甜相间。

5. 禁用一切非流质的固体食物、多膳食纤维的食物等；禁用有刺激性的食品、调味品。

# 第四节 肠 内 营 养

营养支持或称临床营养支持（clinical nutrition support）是现代治疗学的重要组成部分，在疾病的治疗中有不可替代的作用。营养支持包括 EN 和 PN，由于历史上最先由外科医生实施，也有人称它们为外科营养（surgical nutrition）。

EN 与 PN 的营养液均由中小分子的营养素组成，包括多种氨基酸、长链及中链脂肪酸、碳水化合物、平衡的多种维生素、平衡的多种微量元素等营养成分，与普通的食物营养成分有根本的区别。它们的应用在阻止病人营养状况的进一步恶化、加速创伤的愈合、促进正氮平衡、纠正酸碱和电解质紊乱、增强机体的免疫力、提高手术的治愈率等方面发挥了重要的作用。

EN 是指经胃肠道用经口喂养或管饲（tube feeding）的方法来提供代谢需要的营养基质（substance）及其他各种营养素的营养支持方式。广义的 EN 还包括住院病人经口摄入的普食、软食、半流食、流食等医院常规膳食（routine hospital diet），各种治疗膳食（therapeutic diet）、试验膳食和代谢膳食等。

# 一、实施 EN 的方法

EN 的可行性主要取决于小肠是否具有吸收各种营养素的功能。当病人因原发疾病和因诊断与治疗的需要而不能及不愿经口摄食，或摄食量不能满足机体的营养需要，或经 PN 不能提供足够的营养素而小肠的吸收功能尚可时，可考虑部分或全部采用 EN。EN 更适用于 4 周以内的营养支持。

## （一）实施 EN 的途径和适应证

除经口喂养外（图 7-8），管饲的途径有鼻胃管途径、鼻肠管途径和造口导管途径，尤其以前两种最为常用。选择哪种途径取决于疾病的种类、给予时间的长短、病人的精神状态及胃肠道功能等实际状况。

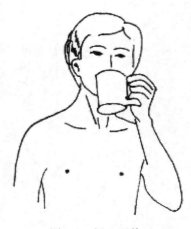

图 7-8 经口喂养

**1. 鼻胃管途径** 鼻胃管（nasogastric tube）途径适用于因口腔、咽喉、食管手术及肿瘤、创伤、炎症不能经口摄食时，吞咽困难、持续性厌食、恶心、呕吐，严重的蛋白质-能量营养不良、抑郁症、头颈外伤、近端胃大部切除术，急性假性延髓麻痹、脑梗死、昏迷状态，以及严重烧伤、创伤、脓毒血症、甲状腺功能亢进（甲亢）等高代谢状况。其优点在于胃的容量大，对肠内营养液的渗透性（osmosis）不敏感。缺点是有反流（regurgitation）与吸入气管的危险，对容易产生这种情况的病人宜通过鼻肠管途径喂养。对有严重反复呕吐、胃食管反流、食管炎、食管狭窄者不适用，有发生吸入性肺炎（aspiration pneumonia）、造成鼻腔黏膜损伤（damage to nasal mucous membrane）的危险。

**2. 鼻肠管途径** 鼻肠管（naso intestinal tube）有鼻十二指肠管（naso duodenal tube）和鼻空肠管（naso jejunal tube）。鼻肠管途径适用于胃肠道疾病，如胃大部切除术、胰腺手术、胃肠道恶性肿瘤术后、短肠综合征等，因为采用这一途径可延缓胃的排空时间。胰腺炎和胰瘘经鼻空肠置管可减少胰腺的分泌，有利于治疗。鼻肠管途径也适用于有吸入危险的早产儿、婴儿或老人，术后和早产儿胃运动不佳时。由于营养液与胰液及胆汁混合不全，鼻肠管途径可导致吸收不良，有喂养管移位（tube dislodgement）至胃的可能。

鼻胃管或鼻肠管途径喂养见图 7-9。

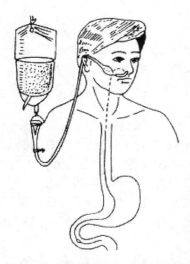

图 7-9 鼻胃管或鼻肠管途径喂养

**3. 造口导管途径** 造口有胃造口（gastrostomy）、颈食管造口（cervical esophagostomy）、空肠造口（jejunostomy）等，后者又称空肠喂饲（jejunal feeding，JF）（图7-10，图7-11）。造口导管途径适用于急性胰腺炎、胃肠道手术、胰十二指肠切除术、肠瘘等手术附加造口（stoma）者，头、颈部肿瘤、颌面部先天性异常或创伤、食管闭锁、食管损伤、气管食管瘘、因长期高分解代谢能量供应不足者。对预计管饲时间较长的病人（如昏迷病人）最好选用造口的喂养途径。在临床上，造口导管途径实施 EN 支持最普遍应用的是空肠造口途径。其优点：较少发生液体饮食反流而引起呕吐及误吸；喂养管可长期放置，适于需长期营养支持的病人；可与胃及十二指肠减压同时进行，对胃及十二指肠外瘘及胰腺疾病病人尤为适宜。其缺点：远端小肠阻塞、小肠蠕动障碍、吸收不良或肠道细菌生长过盛时不可用；使用硬质喂养管时有肠穿孔的危险；可引起出血、感染、咽反神经损伤、幽门梗阻、倾倒综合征。

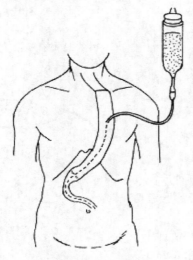
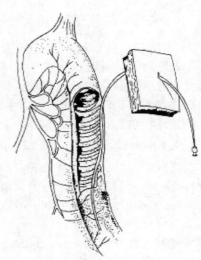

图 7-10　颈食管造口　　　　　　　　　图 7-11　空肠造口

**（二）肠内和肠外营养输液系统**

肠内和肠外营养输液系统可精确地控制输液的速度和输液量，有效地预防输液并发症，简化护理程序，减少护理工作量，有利于家庭 PN 和 EN 的开展。

肠内和肠外营养输液系统包括如下。

**1. 输液泵** 输液泵（infusion pump）可保证输液速度精确，使误差控制在 2%～5%；有安全报警装置，在输液通路中有空气和影响输液速度的情况（如过滤膜堵塞、输液管脱出及营养液滴完等）存在时，可以报警，可以显示输液的速度和输液量，因而，可减轻护理的工作量，还可得到各种资料。

**2. 导管** 分肠外营养导管（parenteral nutrition catheter）和肠内营养喂养管（enteral feeding tube）。肠内营养喂养管有普通橡皮管（rubber tube）、聚氯乙烯管（polyvinyl chloride tube，PVC tube）、聚氨酯管（polyurethane tube）和硅胶管（silicone rubber tube）。前两者较粗硬，可通过颗粒较大的营养液，但长期使用对黏膜有刺激，易引起黏膜坏死、食管狭窄和食管炎，放置时易在咽后蜷缩而从口中吐出。后两者质软，刺激性小，管径小，病人感觉舒适；由于不透 X 线，便于确定位置；由于管端封有汞或钨粒，有利于导管随胃蠕动进入十二指肠和空肠；有的产品附有金属或尼龙导管丝，导管不易扭曲，便于放置。

对于清醒的病人，采用细孔径的喂养管较为舒适，且不影响病人咳嗽与吞咽。但缺点是制剂较稠时易于引起喂养管堵塞（tube blockage），也不能通过喂养管吸出胃内残留，了解胃的排空情况。

**3. 终端除菌滤器（in-line terminal filter）**　可完全不让细菌、微粒通过，气体只能从空气消除孔溢出，可防止感染、肺血管栓塞、空气栓塞，但不能除去病毒和部分致热源。滤膜孔径为 0.22μm 的滤器可与静脉导管连接，并带有侧管的延长管，既便于滤器的固定，也可使不宜经过滤器的营养液［如脂肪乳剂（fat emulsion）］从侧管输入。大孔滤器（滤膜孔径为 1.2μm）能除去 3L 输液袋内的霉菌及混合配液形成的大颗粒脂肪。

**4. 混合输液袋（mixing bag）**　完全与外界隔绝，可避免空气中的细菌进入，多用聚乙烯醋酸酯（ethylene vinyl acetate，EVA）制成，袋身有容量刻度线，在袋的一边有配液用的串液管及输液接孔，对边有悬挂孔。分隔的塑料袋装营养液临用时将分隔挤破，将营养液混合后输入，使用起来很方便（图 7-12，图 7-13）。

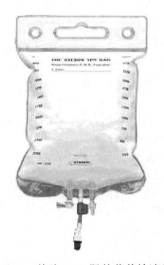

图 7-12　单腔 EVA 肠外营养输液袋

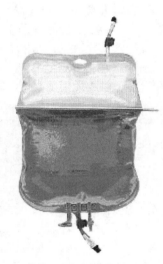

图 7-13　双腔 EVA 肠外营养输液袋

**5. 自动混合器（automixer）**　比手工配制营养液更加准确无误。它的配套系统（管道）带有终端过滤器，因此可减少 3L 输液袋内的营养液被细菌污染的机会，并可减少其他杂质输入体内的可能。使用的 3L 袋由 EVA 制成，使药物的稳定性能良好。此外，配制速度快，3000ml 的液体仅需 5 分钟即可倒入 3L 袋内，减少了药物的外暴露时间，也减少了工作量。自动混合器由高级电脑控制，采用多任务操作系统（multitask operating system，MOS）软件包，配制的误差不超过 ±5%。但应注意的是，电解质与脂肪乳等混合时可能不相容。

**（三）喂养管的放置**

**1. 经鼻胃/鼻肠置管**　放置喂养管前须向病人说明置管的目的，以消除他们的顾虑，缓解他们的紧张情绪，取得他们的合作。放置的步骤如下。

（1）将喂养管（无导管丝）置于一盘小冰块上，或置于冰箱的冷冻室中，使其变硬。将管端的一段弯成弧形，外涂亲水润滑剂。

（2）使管端的弧形向下，自鼻孔插入至咽部，转动喂养管约 150°，使管端偏离气管。让病人啜饮少量水以抑制呕吐反应。喂养管顺利进入食管后，向前推进，入胃（有的喂养管在距管端 55cm 处有一记号，示已在成人胃中），再进 30cm，示在十二指肠中。

（3）以注射器注入少量空气，借听诊器确定管端位置，也可通过摄片或透视观察。用胶布将喂养管固定在鼻孔外。

（4）鼻肠置管使喂养管进入胃后，令病人右侧卧，借助胃肠道的蠕动，喂养管可于 24 小时内进入十二指肠，48 小时后进入空肠。

**2. 具导管丝的细孔径喂养管的置管**

（1）由于管端及管内已涂亲水润滑剂，置管前用水湿润管端，向管内注入 5ml 水以活化润滑剂。

（2）将金属导管丝插入管内，直至前端焊接的圆球，以通过最后一个侧孔而不能前进时为止。导管丝外端有一塑料扣盖，固定于喂养管的接合器（adaptor）中。

（3）管端经鼻孔进入，直至管长的 2/3 已在体内。将导管丝移去，注入空气，用听诊器检查管端的位置。

（4）以后，每 2 小时喂养管可进入 5cm，直到管外的黑点恰在鼻孔外缘，用胶布固定。

（5）可借腹部透视或摄片证实管端在胃内。管端在十二指肠的位置，可借荧光屏检查。

**3. 神志不清病人喂养管的置管**　由于神志不清的病人不能合作，放置细孔径喂养管的操作较为困难。可经胃镜将喂养管送下或用 Levin 鼻胃管（16FG）协助。喂养管与鼻胃管平行，将两管的一端挤入半个 1#胶囊中。令病人取半斜坡卧位，以左手示指压下病人的舌头，使管端经鼻孔进入，通过咽部至食管，再进入胃内。待胶囊溶解后（约需 0.5 小时），或将 20ml 冰水自鼻胃管注入以冲脱胶囊，抽出鼻胃管。确定管端位置。具导管丝的喂养管则不必以鼻胃管协助。

**4. 手术置管法**　可用造口术，包括咽造口术（pharyngostomy）置管、食管造口术（esophagostomy）置管、胃造口术（gastrostomy）置管及空肠造口术（jejunostomy）置管。

喂养管可留置 2～4 周而无变硬、变脆和弹性明显降低的现象。但喂养管在留置 4 周后应更换。

## （四）EN 的喂养方式

可以完全实施 EN，也可实施 EN 以辅助 PN，并逐渐减少 PN，还可以实施 EN 以辅助住院病人膳食或治疗膳食，并逐步过渡到经口摄入正常饮食。

肠内营养液的投给方法有口服法和管饲法。

**1. 口服法**　口服的肠内营养液不一定需要等渗。根据病人的喜好，可以冷饮、热饮、加调味剂或与其他饮料混合。对于不能耐受要素膳的味道和气味的病人，可让其用吸管吸或冷饮。让病人了解要素膳的知识有助于消除其疑虑，提高其耐受性。

**2. 管饲法**

（1）一次性投给（bolus feeding）：是指用注射器（syringe）将配好的肠内营养液通过喂养管在 10 分钟内注完。每次 250～400ml，每日 4～6 次。有的病人在初期对这种喂养方式不耐受，出现恶心、呕吐、腹胀、腹痛和腹泻，但应用一段时间后可逐渐适应。

（2）间歇性滴注（intermitted feeding）：是指采用重力滴注（gravity feeding）的方法分次给予营养液。将装有肠内营养液的容器经输注管与喂养管相连，每次输注 30～40 分钟，间隔 3～4 小时再输注。这种喂养方式引起的不良反应比一次性投给少。一次性投给与间歇性滴注仅用于胃内置管喂养方式。第一天营养液的浓度为 25%（w/v），或能量为 1kcal/ml，首先以 50ml/h 的速度滴注，然后以 25ml/h 的量增加，直至 125ml/h，全天的用量为 3000kcal。

（3）连续输注（continuous feeding）：通常借助输液泵 24 小时连续地输注肠内营养液。输注管有一段为硅胶管，以便嵌入输注泵内。应用这种方法时大多数病人能够较好地耐受。十二指肠和空肠喂养时常采用此方法。

（4）循环输注（cyclic feeding）：在输液泵的控制下持续泵入肠内营养液，但在规定的时间内输完，通常在夜间进行。这种方法常用于白天能够活动的病人或作为口服方法的补充。

采用哪种管饲方法取决于肠内营养液的性质、喂养管的类型和大小、管端在什么位置及病人对营养的需要情况。如采用质地柔软和管径较小的喂养管就不适用于输注黏稠或混有未研碎药品的营养液。

在输注营养液时，病人应取半卧位，以免将营养液吸入气管，尤其是年老、体弱、痴呆和昏迷的病人。

在病人开始接受 EN、肠内营养液渗透压较高及肠内输注营养液时，应将营养液的浓度稀释为 1/2 或 1/4，并以缓慢的速度输注（如 25ml/h）。6～24 小时后，可根据病人对肠内营养液浓度的耐受情况，逐渐提高输注的速度，逐渐增至 100ml/h。容量开始可为 300ml/d，第三天以后增至 1500ml/d。

肠内营养液的温度以 37℃ 左右较为适宜。经造口给予时，第一天营养液的浓度为 10%（$w/v$），开始速度为 50ml/h，然后以 25ml/h 的量增加，直至全天的量用完。以后营养液的浓度以每天增加 5% 的方式增加至 20%，能量为 0.8kcal/ml，速度为 125ml/h，全天的用量为 2400kcal。

要严格按无菌要求操作，避免污染。为避免管腔阻塞，在持续滴注 2～4 小时后用 37℃ 左右的生理盐水冲洗喂养管 1 次。胃内灌注者应检查胃内营养液的残余量。

## 二、肠内营养制剂

肠内营养制剂分为非要素膳（non-elemental diet）、要素膳、组件型肠内营养剂（module diet）和特殊需要膳等，均是流质状态的饮食，可经口喂养和管饲。前两者所含的营养素齐全，摄入一定的量能满足病人的营养需要，为完全膳食。在管饲时，具体的饮食配方要根据不同的病情、性别、年龄及对管饲饮食或制剂的耐受情况进行调整，并通过上述的鼻胃管途径、鼻肠管途径、造口导管途径给予。

### （一）非要素膳

非要素膳（多聚体膳，polymeric formulas）以整蛋白或蛋白游离物为氮源，具有渗透压接近等渗、口感好、使用方便、病人易耐受等优点，适于经口喂养，也可管饲。

**1. 匀浆膳**（homogenized diet）　是一种采用多样自然食物经捣碎器捣碎并混合制成的流质状态的营养液，需经肠道消化后才能被吸收利用，且残渣多，具有营养素丰富而适当，黏稠度适宜，便于通过喂养管输入体内的特点。匀浆膳适用于肠道功能正常的病人，常用于意识障碍、失去咀嚼吞咽能力、不能经口进食者，无牙齿的老人，对肉类食品不能咀嚼或消化能力差者，也可作为婴儿的辅助食品使用。

匀浆膳包括自制匀浆膳和商品匀浆膳。前者可根据实际情况调整营养成分，制备方便灵活，价格便宜，但固体成分易沉降，黏度较大，不易通过细孔径的喂养管。后者有干粉和即用的均质液体，干粉可用开水冲服，即用的均质液体可通过细孔喂养管，应用较方便，但营养成分不易调整，价格高。

使用匀浆膳应注意的问题如下。

（1）匀浆膳为完全膳食，要求能量适量，营养素充足、比例恰当，可根据不同疾病的膳食治疗原则进行调整。

（2）自制匀浆膳可选食物范围较大，所用食物必须先洗净、去骨、去皮、去刺，切成小块煮熟，并一起用捣碎器搅成糊状过筛，使其成为营养成分与正常饮食相似，而易消化吸收、便于管饲的膳食。

（3）自制匀浆膳时要保证食品新鲜、卫生，食品和所有用具需消毒后方可使用。

（4）管饲方法有间歇性滴注和连续输注法，前者一般每日 4～5 次，每次为 300～350ml，每日总量为 1500～2000ml。速度不宜过快，开始量要少，以后可逐渐增加。连续输注用细硅胶管，每日总量可达 2000～2500ml，滴速为 40～80 滴/分，即 2～4ml/min。由于滴速缓慢均匀，易于消化、吸收，对于胃潴留的病人，更宜采用此法。在滴注过程中，要注意保温。

**2. 混合乳**　在要素膳和匀浆膳用于临床前，对不能正常进食的危重病人多采用混合乳进行营养治疗。混合乳是以牛奶、豆浆、鸡蛋、白糖等混合而成的液体饮食，配制简便，价格低廉，适用于基层医院。混合乳对胃肠道的刺激小于匀浆膳，但营养素不及匀浆膳全面。

**3. 以整蛋白为氮源的非要素膳（intact protein-based non-elemental diet）**

（1）含牛奶配方：氮源为全奶、脱脂奶或酪蛋白，蛋白质的生物学价值高，口感好。但由于奶中含乳糖，不能用于乳糖不耐受的病人。

（2）不含乳糖配方：氮源为可溶性酪蛋白、大豆分离蛋白、鸡蛋清固体。不含乳糖配方适用于乳糖不耐受的病人，如安素（Ensure）等。

（3）含膳食纤维配方：包括添加蔬菜、水果的匀浆奶和添加大豆多糖纤维的非要素膳，应使用口径较大的喂养管。含膳食纤维配方适用于葡萄糖不耐受、肾衰竭、结肠疾病、便秘、腹泻的病人。

### （二）要素膳

要素膳是一种营养素齐全，化学组成明确的制剂的单体膳（oligomeric formulas），经水溶解后不需要消化或稍经消化即可吸收，残渣（residue）很少，可供口服与管饲，又称易消化配方。

根据脂肪的含量，要素膳可分为低脂肪的要素膳和高脂肪的要素膳。前者所含的脂肪仅够满足必需脂肪酸的需要及作为脂溶性维生素的溶剂。后者所含的脂肪除能提供必需脂肪酸外，还能提供一部分能量。

营养支持用要素膳以氨基酸和蛋白质水解物为氮源，以葡萄糖、蔗糖、麦芽糖、糊精为主要能源，脂肪采用含亚油酸较高的植物油，如红花油、葵花籽油、玉米油及花生油。有的产品加入中链甘油三酯（medium-chain triglyceride，MCT）、甘油单酯（monoglyceride，MG）及甘油二酯（diglyceride，DG），并含有多种维生素、电解质和必需微量元素。有的产品加有香料或另附不同的调味剂以便选用或更换使用。剂型可分粉剂、混悬液，或将粉剂与脂肪乳剂分装。粉剂有罐装的和袋装的。有的为已配制好的瓶装或袋装制剂，可立即启开使用而无须复水，因而减少了配制时的污染。其营养特点：高能量；基本不需消化、易于吸收；大量进食后，胃的排空延缓；残渣少、体积小；不含蛋白质及乳糖，对食物过敏和乳糖不耐受病人很适用；多为粉剂，加水稀释后呈液体状态，既可口服，又可管饲，或重力滴注，或用输液泵滴注；成分均匀、配制方便，所含营养素量恒定；可作为代谢研究的试验膳食。常用的要素膳有安素（Ensure）、青岛复方营养要素、活力康、能全素（Nutrison）、能全力（Nutrison Fibre）、Vivonex STD、Vivonex TEN、Vivonex HN、Elental（爱伦多）、Pepti-2000 Variant（百普素）等。

使用要素膳应注意的问题如下。

（1）使用要素膳需结合不同疾病的特点及病人的耐受情况来调整其浓度与剂量，一般从低浓度、小剂量开始，逐渐增加，应以不引起腹胀、腹泻等胃肠反应为原则。

（2）一切用具，包括容器、漏斗、玻璃棒、盐水瓶、喂养管等须经高压消毒后方可使用。

（3）须定期观察体重、尿量、大便次数及性状、血清和尿渗透压、血糖、尿糖、血清及尿电解质、尿及血液尿素氮、血清白蛋白等。

（4）根据病情选择适合类型的要素膳。

（5）要素膳中不应有难溶的块状物，先将干粉和少量水混匀，然后用温开水冲至所需要的浓度即可。

（6）凡有管饲适应证的病人均可使用要素膳。但下列病人不能使用：① 3 个月内的婴儿，因其不能耐受高渗液体；②糖尿病及代谢异常的病人；③先天性氨基酸代谢紊乱的儿童；④有消化道出血及各种类型的肠梗阻的病人；⑤严重短肠综合征的病人早期不宜直接使用，应先采用 TPN 支持，然后逐步过渡到要素膳，开始可稀释为 5% 的浓度，用量为 500ml/d，以后逐渐加量及增加浓度。

### （三）组件型肠内营养剂

组件型肠内营养剂（module diet）又称营养素组件（nutrient module）、标准配方（modular），或不完全膳食，是仅以某种或某类营养素为主的肠内营养制剂。可用组件型肠内营养剂对完全膳食进行补充和强化，以弥补完全膳食在满足个体需求和灵活性方面的不足。也可用两种或两种以上的组件型肠内营养剂组成组件配方（modular formula），满足病人的特殊营养需要。常用的有蛋白质组件、脂肪组件、碳水化合物组件、维生素及矿物质组件、复合营养要素制品。

**1. 蛋白质组件** 选用生物学价值高的蛋白质如牛奶、酪蛋白、乳白蛋白或大豆水解蛋白为氮源，也有用蛋白质水解物、氨基酸混合物的，如氨基酸型肠内营养剂粉剂、短肽型肠内营养剂粉剂、整蛋白型肠内营养剂粉剂、整蛋白短肽氨基酸复合型。由于氮源的不同，产品的渗透压、黏度、可口性、营养价值和价格也各异。整蛋白比氨基酸混合物、蛋白质水解物口味好，渗透压低，病人易接受，可经口喂养。由于黏度较高，管饲时须选用孔径较大的硅胶管。而蛋白质水解物和氨基酸混合物有异味，适宜于管饲。如果高渗营养液输入肠腔的速度过快，会引起腹泻、呕吐、恶心及肠痉挛。蛋白质组件适用于烧伤、大手术等需要增加蛋白质的病人，或与其他组件一起构成含少量蛋白质的组件配方，用于肝肾衰竭（如肝性脑病等）需要限制蛋白质的病人。

**2. 脂肪组件** 原料有 MCT 和长链甘油三酯（long-chain triglyceride，LCT）。MCT 熔点低，溶解度高，水解更快更完全，不经淋巴系统直接由门静脉系统进入肝脏，在缺乏胆汁和胰脂酶的情况下仍可被有效地吸收，主要用于脂肪吸收不良的病人，包括淋巴系统异常及乳糜微粒合成障碍者。但 MCT 的生酮作用远强于 LCT，故不适用于糖尿病酮症的病人。MCT 不含必需脂肪酸，应用超过 1 周时，需补充 LCT。脂肪组件膳可作为浓缩的能量来源。

**3. 碳水化合物组件** 有多种，如葡萄糖、葡萄糖多聚体、液体或固体玉米糖浆、麦芽糊精等。葡萄糖多聚体和麦芽糊精甜度和渗透压均较低，升高血糖和引起胰岛素反应的作用较弱，病人易于接受。

**4. 维生素及矿物质组件** 所含的营养素不齐全，使用时应根据病人的具体情况添加。

**5. 复合营养要素制品** 这类制品的碳水化合物、蛋白质与脂肪有 1 项缺乏，或有 1～2 项含量很低。可选择适当的组件加入，以满足特殊病人的需要。

### （四）特殊需要膳

特殊需要膳（diet formula in specific condition）指用于特殊情况下既能达到营养支持的目的，又有治疗作用的 EN 制剂。常用的有以下几种。

**1. 婴儿用要素膳** 婴儿用要素膳除仿照母乳以保证患儿生长发育的需要外，还针对患儿的特殊需要设计，如 Nutramigen（美国产）以水解酪蛋白为氮源，适用于对蛋白质不耐受的婴儿，Pregestimil（美国产）适用于对双糖不耐受的婴儿和儿童。

**2. 肝衰竭用要素膳** 目的是维持适当的营养，促进肝功能的恢复与肝组织的再生，防止肝性脑病的发生。常用者有 Hepatic-Aid 和 Travasorb Hepatic，氮源为 14 种氨基酸，其中属于支链氨基酸（branch chain amino acid，BCAA）的亮氨酸（leucine）、异亮氨酸（isoleucine）和缬氨酸（valine）含量较高，而 AAA 及蛋氨酸（methionine）的含量较低。目的在于减轻肝性脑病的症状，又可补充营养。产生肝性脑病（hepatic encephalopathy）的假性神经递质（false neurotransmitter）学说是制备这类制剂的理论基础（见下篇第十章第五节）。

**3. 肾衰竭用要素膳** 氮源为 8 种必需氨基酸及组氨酸，目的是重新利用体内分解的尿素氮来合成非必需氨基酸，这样既可降低血液尿素氮水平，缓解尿毒症症状，又可合成蛋白质，取得正氮平衡。根据上述要求制备的肾衰竭用要素膳 Amin-Aid 除含 8 种必需氨基酸外，还含尿毒症病人必需的组氨酸，并配以可提供 75%能量的碳水化合物，以发挥蛋白质节约作用。Travasorb Renal 还含有甘氨酸、脯氨酸、丙氨酸、精氨酸、丝氨酸和酪氨酸，共 15 种氨基酸。

**4. 创伤用要素膳** 蛋白质、能量密度及 BCAA 的含量均较一般要素膳高，以纠正病人的负能量平衡与负氮平衡，每日可提供 12 600kJ（3000kcal）的能量，各种营养素均符合要求，其中维生素 C、维生素 E、B 族维生素、Ca、P、Cu 与 Zn 的含量均较高。创伤用制剂适用于大手术、烧伤、多发性创伤及脓毒血症等高分解代谢的病人。常用的有 TraumaCal、Traum-Aid HBC 和 Stresstein。有的创伤用制剂中加有 RNA、精氨酸（arginine）、谷氨酰胺（glutamine）及 $n$-3 脂肪酸（$n$-3 fatty acid）等，可提高创伤病人的免疫功能，称为免疫促进膳，如 Immun-Aid、Impact 等。

## 三、EN 的禁忌证

在下列情况下，不宜应用或谨慎使用 EN。

1. 3 个月内的婴儿不能耐受高渗营养液（hypertonic nutrient solution）的喂养，可采用等渗营养液（isotonic nutrient solution）或将正常稀释度（25%）的营养液再稀释至 8%～10%。使用时宜注意可能发生的电解质紊乱，并补充足够的水分。1 周岁以上的患儿则可采用 EN。

2. 小肠广泛切除的病人，术后宜采用 TPN 4～6 周。以后逐步增加要素膳，以加速小肠的适应。

3. 胃部分切除的病人不能耐受高渗肠内营养液，易发生倾倒综合征。有的病人只能耐受缓慢的滴注。

4. 空肠瘘的病人无论在瘘的上端或下端喂养均有困难，因缺乏足够的吸收面积。如贸然采用 EN，势必加重病情。

5. 处于严重的代谢应激状态，在麻痹性肠梗阻或腹泻急性期，均不宜过早给予经口或管饲营养。

6. 严重吸收不良综合征及衰弱的病人，在给予 EN 以前，需要给予一段时间的 TPN，以便肠酶分泌及肠细胞代谢得到改善。

7. 症状明显的糖尿病、接受高剂量类固醇药物治疗及糖代谢异常的病人都不能耐受要素膳的高糖负荷。

8. 要素膳不宜用于有先天性氨基酸代谢缺陷的儿童（可用特殊需要膳）。

## 四、EN 的并发症及防治

一般情况下，EN 的并发症并不常见，即使有，也不严重。在严格掌握 EN 适应证、加强监测、重视病人原发病处理的情况下，大多数 EN 支持的并发症是可以预防的。EN 引起的并发症如下。

### （一）胃肠道并发症

EN 最常见的并发症是胃肠道并发症（gastrointestinal complication），这些并发症大都能被及时纠正处理，其中以恶心和呕吐与腹泻为最常见。

**1. 恶心和呕吐** 原因是多方面的，如营养液气味难闻、营养液的高渗透压导致胃潴留、输注速度过快、对乳糖不能耐受、营养液中脂肪的比例和含量过高等均可引起恶心（nausea）和呕吐（vomiting）。需特别强调的是，胆道和胰腺疾病病人应使用低脂的肠内营养液。用输液泵适当控制输注速度及控制营养液的浓度和温度也很重要。营养液的温度最好在 30～40℃，可用热水袋或热水瓶加温，有条件者可用加热器加温。

**2. 腹泻** 在实施 EN 后，病人可出现多次或较大量的稀便，甚至是多量水样便。有时一天可泄水样便 1500ml 以上或稀便 150g 以上。发生腹泻的主要原因：全身情况的改变或乳糖酶的缺乏，影响人体的肠道吸收能力；外源因素（细菌毒素、泻药、抗生素等）和内源因素（肠腔内胆酸和脂肪酸的改变）；肠道吸收和分泌功能的异常。

为预防腹泻的发生，应随时调整肠内营养液的浓度，以改变营养液的渗透压（osmotic pressure）。选用无乳糖的营养液，并给病人口服胰酶，可以防止因缺乏乳糖酶和脂肪酶而致的腹泻；营养液保持适宜的温度。如果腹泻的原因一直未查清楚，且一直未能有效地控制，应改用 TPN 后再观察。一般不主张长期用止泻药，以免延误病情。

　　胃肠道并发症还有腹胀（abdominal distention）、肠痉挛（enterospasm）、肠蠕动过强（excessive intestinal peristalsis）、胃出口梗阻（gastric outlet obstruction）、便秘（constipation）、胰瘘（pancreatic fistula）等。这些并发症可能与营养液输入方法或选择的营养配方不当有关；也可能因为病人不适应或不能接受这种营养支持方法，或胃肠功能存在问题。发现有胃潴留时，应暂停滴注。体位要合适，可采用半卧位，防止营养液反流进入呼吸道引起肺部并发症。

## （二）代谢性并发症

**1. 输入水分过多**　常见于心、肾及肝功能不良的病人，特别是老年病人。为避免输入水分过多，应从小剂量、低速度开始，并加强监测。

**2. 脱水**　最常见的是高渗性脱水（hypertonic dehydration），发生率为 5%～10%，气管切开、昏迷和虚弱的老年病人应用高渗和高蛋白配方的肠内营养液更易发生，原因是这些病人肾功能往往欠佳。为了避免病人发生高渗性脱水，对于需要接受手术治疗的重症病人在围手术期应及早实施空肠 EN 支持，不要一过性地应用高渗和高蛋白配方。脱水一旦发生，除适当地在肠内营养液中加入水分外，更重要的是监测血浆电解质，并做相应的调整。

**3. 非酮性高渗性高血糖（hyperosmolar nonketotic hyperglycemia）**　主要发生于糖尿病急性发作期或过去有过隐性糖尿病的病人中，组件型肠内营养剂中葡萄糖的浓度太高、输入速率过快也可能发生，并可引起肝脂肪变性。这种并发症大多可预防。一旦发生这种并发症，应立即停用原营养液，用外源性胰岛素来控制血糖，待血糖稳定后，再重新实施 EN。

**4. 血浆电解质和微量元素失衡**　如高/低钾血症，高/低钠血症，高/低磷血症等。最常见的是高钾血症，主要原因是营养液中钾含量过高，或病人肾功能欠佳。有些病人因用胰岛素而未及时补充钾而引起低血钾。应定期测定血中电解质的含量。某些病人可能发生微量元素锌、铜的缺乏，但临床上很少出现典型的症状。一旦出现微量元素的缺乏，适当补充后很容易纠正。

**5. 肝功能异常**　在实施 EN 时，可出现肝脏毒性反应，转氨酶升高。而一旦停用肠内营养液，肝功能即可恢复。转氨酶升高为非特异性的，可能因营养液中的氨基酸进入肝内分解，对肝细胞产生毒性所致，也可能因大量营养液吸收入肝后，激发肝内酶系统的活性所致。

## （三）感染并发症

**1. 吸入性肺炎**　营养液误吸入肺中可引起吸入性肺炎（aspiration pneumonia），突然出现呼吸道炎症或呼吸衰竭。营养液的 pH 越低，对肺的损害越严重。若吸入的营养液中有食物颗粒，则对肺的损害更严重。如果大量的肠内营养液突然吸入气管，可在几秒钟内发生急性肺水肿（acute pulmonary edema）。老年人由于全身组织结构萎缩和退行性变，常有吞咽障碍、咳嗽反射减弱，加之老年人胃肠功能逐渐减弱，吞咽肌力下降，食管肌松弛，更易发生胃内容物反流而引起误吸。

　　为预防吸入性肺炎的发生，可将病人置于半卧位，使床倾斜 35°；防止胃潴留（gastric retention）和反流（regurgitation），若胃内潴留液体超过 150ml，应减慢速度，必要时停止滴注营养液；原有呼吸道病变时，可考虑行空肠造口术，进行 EN 支持。必要时选用低渗性营养液（hypotonic nutrient solution）。

　　一旦发生误吸现象，应立即停止 EN，并将胃内容物吸尽；立即从气管内吸出液体或食物颗粒；即使小量误吸，也应鼓励病人咳出；如果食物颗粒进入气管，应立即行气管镜检查并清除；用皮质激素消除肺水肿；适当应用抗生素防治肺内感染。

**2. 营养液及输送系统器械管道污染所致的感染**　插管时可将咽部细菌带入胃内，因细菌在胃内繁殖，可导致肠炎、腹泻、胰腺和胰周甚至全身感染。可事先进行鼻咽部的细菌培养以供及时监测。在配液和更换喂养管时有可能污染营养液。不及时清洗喂养管，配成的营养液在空气中暴露时间过长也是引起营养液污染的因素。有时在管道接头处常因营养液留存而导致细菌污染。

### （四）精神心理方面的并发症

由于管饲时病人不能咀嚼、吞咽食物，部分病人不接受鼻胃管。有些病人感到口渴，味觉异常。由于鼻胃管的存在，病人常经口呼吸，引起口干，流鼻涕。对这类病人应及时补充水分，鼓励他们用鼻呼吸，改进置管的方式和选择质量好的喂养管。可在营养液中加一些佐料。在病情允许时应鼓励病人进行咀嚼运动，多活动，以满足心理要求。肿瘤病人常处于焦虑状态，更需要心理及精神上的护理。

### （五）机械并发症

机械并发症主要与喂养管的大小、质量、置管位置有关，也与医生置管的经验有关。机械方面的并发症在临床上常见的有咽部刺激和黏膜损伤、鼻喉部不适；鼻部糜烂和坏死；鼻中隔小脓肿；急性鼻窦炎、中耳炎、腮腺炎；喉部水肿引起声嘶；脑外伤时插管易引起颅内感染；误置入气管；由于管的压迫、创伤和反流易引起食管炎、食管溃疡和气管食管瘘；喂养管易位、因管质硬造成消化道穿孔、长期置鼻胃管后有时管道在胃内扭转不易拔出；胃、空肠造口处理不当有时引起腹膜及管道周围溢出胃肠液，引起腹膜炎和伤口感染；输液泵工作性能降低使输液速度不均匀及输液管道破损使营养液外溢。以上并发症的预防主要在于加强护理监测。

## 五、EN 支持的监测

根据病人的具体情况确定检查次数，一般以每周一次为宜。

1. 插管后导管位置/与导管有关感染的监测。
2. 输液系统及输入速率、浓度的监测：微沉淀物或结晶易引起导管阻塞，应经常检查过滤装置、泵及各个连接点，定期清洗和更换喂养管/容器，还应经常检查导管的位置和通畅情况。
3. 营养及体液平衡等监测：包括营养状态判定，尿尿素氮（UUN）、血中电解质、水的出入量的监测，氮平衡、血糖和肝肾功能的测定。
4. 相关的并发症，如胃肠并发症的症状与体征。
5. 营养支持的效果和对免疫功能的影响。

## 第五节 肠外营养

PN 即静脉内营养（intravenous nutrition），指经过静脉系统补充营养和体液的营养支持方式。根据病人的情况可考虑部分或全部采用这种营养支持方式。采用前者时称作部分肠外营养（partial parenteral nutrition，PPN），采用后者时称作 TPN。可根据不同的疾病、疾病不同的特点对肠外营养液的组成成分做适当的调整，使其更适应病变的靶器官的营养补充，增加机体的免疫能力。

## 一、PN 的适应证

PN 作为常规支持治疗的一部分，其应用指征包括以下内容。

1. 不能经胃肠道摄入营养和消化道丧失了吸收能力，如大范围肠切除、短肠综合征、肠梗阻、肠瘘、放射性肠炎、严重腹泻、顽固性呕吐。
2. 高代谢状态，如大面积烧伤、多发性骨折。
3. 危重病人，如中重度胰腺炎、重型颅脑损伤、某些肿瘤。
4. 接受大剂量化疗、放疗及骨髓移植的病人。
5. 外科危重病人由于进食无力、进液受限、肠道进食不能满足需要、胃肠道穿孔、严重的肠道炎性疾病、胆道感染、腹腔疾病影响胃肠功能不能进食，为使消化道休息可以采用 PN 支持。

6. 可以选择 PN 支持的还包括慢性心功能不全、妊娠剧吐、轻度肝肾衰竭。

## 二、PN 支持的方法

PN 分中心静脉营养（central parenteral nutrition，CPN）和周围静脉营养（peripheral parenteral nutrition，PPN），即肠外营养液通过周围和中心静脉途径输注。决定输注途径的因素是病人的营养需求、预测实施 PN 的时间、外周静脉的生存力、中心静脉置管的危险和营养液的情况。

PPN 营养液的渗透压应≤600mOsm/LH$_2$O，以避免对静脉造成损害。因此，PPN 营养液配方要相应地稀释（如每升营养液中含氨基酸 40g、葡萄糖 50g 及电解质浓度适量）。因而，为达到总的营养需要，PPN 营养液的体积较大。如果病人可耐受的液体总量≥2000ml/d，那么短时间（少于10 天）给予 PPN 或 PPN 加 EN 是可以实现的。对于需长期 PN 支持、输注的液体量受限及营养需求较高的病人应选择 CPN。

由于上腔静脉管径粗，液体流速快，血流量大，输入的液体很快被血液稀释，不引起对血管壁的刺激，不受浓度和速度的限制（可解决高渗糖易致周围静脉血栓性静脉炎等问题），而且能在 24 小时内持续输注，能够最大限度地满足机体的营养需要，同时还能减少因反复穿刺静脉给病人带来的痛苦，因此上腔静脉被选作 CPN 的途径。

常用的静脉导管置入上腔静脉的途径有经锁骨上静脉（supraclavicular vein）（图 7-14）、经锁骨下静脉（subclavian vein）（图 7-15）、经颈内静脉（internal jugular vein）（图 7-16）、经颈外静脉（external jugular vein）。其中尤以经锁骨下静脉和锁骨上静脉穿刺最为常用。但是这种穿刺方法会引起血胸（hemothorax）、气胸（pneumothorax）、神经和淋巴管（胸导管）损伤等较为严重的并发症。

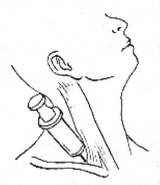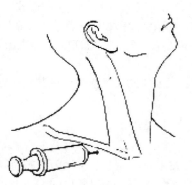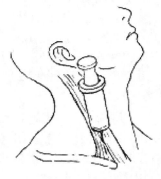

图 7-14　经锁骨上静脉置入　　　图 7-15　经锁骨下静脉置入　　　图 7-16　经颈内静脉置入
　　　　　上腔静脉　　　　　　　　　　　　上腔静脉　　　　　　　　　　　　上腔静脉

为了避免中心静脉置管带来的严重并发症，可以采用经外周静脉的中心静脉置管（peripherally inserted central catheter，PICC），如经肘部静脉（肘正中静脉、头静脉或贵要静脉）置入上腔静脉。具体置管方法是：可选规格为 4 或 5 French 单腔导管；在病人上臂近端扎一止血带，确定穿刺点后，用标尺测量穿刺点至本侧胸骨旁第 3 肋间的距离，按照这一长度裁剪导管；消毒穿刺部位，用穿刺引针刺入肘部静脉，沿头静脉或贵要静脉缓慢地将 PICC 导管送入，去掉导丝后立即用肝素帽封闭导管入口，向导管内注入适量肝素液（100U/ml）使其肝素化；用敷料覆盖穿刺点，用胶布固定导管；通过胸部透视明确导管的位置，以确定置管是否成功。置管成功后，给予肠外营养液。治疗结束时拔除导管。PICC 的优点是导管留置时间较长，可留置近 2 年，适用于长期接受治疗的病人，临床应用具有较好的安全性，可降低医疗费用。但是，这种置管途径走行距离长，容易引起局部和全身感染等并发症，置管到位准确性较差，而且流速较慢，对液体量需求较大的病人须借助输液泵以加快流速。这种置管新技术尚未广泛应用。

## 三、肠外营养液的组成

肠外营养液的成分均由小分子营养素组成。对肠外营养液的基本要求包括无菌、无毒、无致热源（pyrogen）；pH 和渗透压适宜；相溶性和稳定性好；使用方便、安全。

非蛋白质能量由碳水化合物和脂肪平衡地提供。羟基葡萄糖是碳水化合物，能量密度（energy density）为 3.4kcal/g。脂肪乳剂，不论是由大豆油（soya bean oil）制成（如 intralipid）还是由大豆油与红花油（safflower oil）混合制成（如 Liposyn Ⅱ），提供的能量为 9kcal/g，也是必需脂肪酸的来源。脂肪乳剂的问世为 PN 提供了必要的物质基础，它是一种能量密度高的静脉制剂，其渗透压与血液相似，对血管壁无刺激，所提供的营养物质和能量可满足大多数病人的需要，大多数危重病人对其有较好的耐受性。蛋白质由结晶氨基酸（crystal amino acids）提供，提供的能量为 4kcal/g，标准氨基酸溶液含有平衡的必需氨基酸与非必需氨基酸，特殊氨基酸液用于特殊疾病状态下的氨基酸补充。阳离子电解质包括钠离子、钾离子、镁离子和钙离子，与某种阴离子结合后加入到肠外营养液中。补充含钠、钾的化合物时，氯与乳酸的含量可影响营养液的酸碱度。钙、磷的量有一定的限制，以免形成磷酸钙沉淀。美国医学会推荐的多种维生素产品含有维生素 A、维生素 C、维生素 D、维生素 E 及 B 族维生素，也包括叶酸，但不含维生素 K，维生素 K 必须单独补充。补充的多种微量元素制剂增加了铜、铬、锰、锌和硒。

危重病人常处于高分解代谢状态，动员体内储存的蛋白质为糖异生（glyconeogenesis）和蛋白质合成（protein synthesis）提供氨基酸，为 ATP 的合成提供基质。为了适应病人的要求，对肠外营养液的成分也进行了改进，增加了外源性氨基酸的补充量。特殊氨基酸配方是根据病人的年龄或疾病特点设计的，包括应激状态下应用的高支链强化氨基酸液，肝衰竭时应用的低 AAA 溶液，用于肾衰竭的高必需氨基酸液和小儿配方氨基酸液。在应激状态下应用高支链强化复方氨基酸液与标准氨基酸液比较的研究显示，前者可增加氮的潴留，有利于改善氮平衡，提高内脏蛋白质的水平，改善免疫功能，但在降低发病率与死亡率方面的效果未得到证实。而对肝衰竭的病人来说，补充 BCAA 则是必要的。

近年来，国内的 PN 制剂有了很大的发展，摆脱了以前完全依赖进口的局面。目前国内常用的 PN 制剂如下。

### （一）氨基酸

**1. 静脉注射复方氨基酸（3H）** 250ml 瓶装注射液，含 *L*-亮氨酸 16.5g、*L*-缬氨酸和 *L*-异亮氨酸各 12.5g，加注射用水至 1000ml 制成。用于各种原因引起的肝性脑病（hepatic encephalopathy），也可用于肝胆外科手术前后。严重肾损害的病人和有氨基酸代谢障碍的病人禁用。每日 250～500ml（也可加适量的 5%～10%葡萄糖注射液），缓慢静脉滴注，每分钟不超过 40 滴。在昏迷期可酌情加量。

**2. 静脉注射复方氨基酸（14S）** 250ml 瓶装注射液，BCAA 占 23%，必需氨基酸和非必需氨基酸比例相等。严重肾功能损害的病人和有氨基酸代谢障碍的病人禁用。经周围静脉或中心静脉长时间应用时，应与葡萄糖、脂肪乳、电解质、微量元素注射液联合应用。

**3. 静脉注射复方氨基酸（15HBC）** 250ml 瓶装注射液，由 15 种氨基酸组成，氨基酸含量为 6.9%，其中 BCAA 占 45%，其他氨基酸占 55%。还含有钠离子和氯离子。用于大面积烧伤、创伤、严重感染等应激状态下肌肉分解代谢亢进、消化系统功能障碍、营养恶化及免疫功能下降的病人及手术后。严重肝肾损害的病人和有氨基酸代谢障碍的病人禁用。经中心静脉长时间应用时，应与高渗葡萄糖（或脂肪乳）、维生素、电解质、微量元素等注射液联合应用。

**4. 复方氨基酸注射液（18F）** 250ml 瓶装注射液，由 18 种氨基酸组成，氨基酸含量为 10.36%。用于改善外科手术前后病人的营养状况。肝性脑病或向肝性脑病发展的病人、严重肾衰竭或尿毒症病人、有氨基酸代谢障碍的病人禁用。可用于周围静脉和中心静脉输注。本品含醋酸,大量应用或与电解质并用时应注意电解质和酸碱平衡。因其加有葡萄糖,呈高渗状态,周围静脉输注时滴速必须缓慢。

**5. 复方氨基酸注射液(18)** 250ml瓶装注射液,由18种氨基酸组成,氨基酸含量为3.2%。用途、注意事项与18F相同。

**6. 复方氨基酸注射液(18AA)** 250ml瓶装注射液,由18种氨基酸组成,有5%和12%两种浓度。用途、注意事项与18F相同。

**7. 复方氨基酸注射液(18AA-1)** 250ml瓶装注射液,用途、注意事项与18F相同。

**8. 静脉注射复方氨基酸(小儿输液用)** 20ml、100ml、250ml瓶装注射液,由18种氨基酸组成,氨基酸含量为6.74%。并含有钠离子和氯离子。适用于因消化系统疾病不能摄取食物、患低蛋白血症、难治性腹泻、吸收不良综合征的患儿、早产儿、低体重儿及严重创伤、烧伤及败血症引起氮平衡失调的患儿。有严重肝肾损害,有氨基酸代谢障碍的患儿禁用。经中心静脉长时间应用时,应与高渗葡萄糖(或葡萄糖和脂肪乳)、维生素、电解质、微量元素等注射液联合应用。可用于周围静脉和中心静脉输注。

临床上常使用的产品还有Vamin、14S氨基酸823和普安命、精氨酸注射剂(盐酸盐)、复方肾病用氨基酸注射剂等。

### (二)脂肪

**1. 长链脂肪乳注射液(LCT注射液)** 10%浓度的有250ml、500ml两种规格,20%浓度的有100ml、250ml和500ml三种规格。本品为白色乳剂,成分如表1-4。LCT注射液用于需要经PN途径提供能量和必需脂肪酸的病人,也适用于经口摄入和口服不能维持和恢复正常必需脂肪酸水平的病人。不良反应有体温升高、发冷、畏寒、恶心、呕吐。即刻和早期的副作用有高过敏反应、血压升高或降低、溶血、网织红细胞增多、腹痛、头痛、疲倦、阴茎异常勃起等。长期给婴儿输注LCT注射液会导致血小板减少。病人的脂肪廓清功能受损时,会出现脂肪超载综合征,表现为高脂血症、发热、脂肪浸润、脏器功能紊乱,甚至昏迷。只要停止输注,症状即可消失。肾功能不全、失代偿性糖尿病、胰腺炎、肝功能不全、甲状腺功能低下伴有高甘油三酯血症、败血症病人输注时应密切观察血清甘油三酯的变化。急性休克和严重脂代谢失调(如高脂血症)者禁用。给对大豆蛋白过敏和可疑有肺动脉高压的新生儿输注LCT注射液时应监测血小板计数、肝功能指标、血清甘油三酯的变化。可用于配制含碳水化合物、脂肪、氨基酸、电解质、维生素和微量元素的"全合一"营养混合液,也可通过Y形管道与碳水化合物(葡萄糖)或氨基酸混合经中心静脉和周围静脉输注(表7-6)。

**表7-6 LCT注射液的成分(1000ml的含量)**

| | 10%浓度LCT注射液 | 20%浓度LCT注射液 |
|---|---|---|
| 大豆油(g) | 100 | 200 |
| 卵黄磷脂(g) | 12 | 12 |
| 甘油(g) | 22.5 | 22.5 |
| 注射用水(ml) | 加至1000 | 加至1000 |
| pH | 5.5~9.0 | 5.5~9.0 |
| 渗透压(mOsm/L) | 300 | 300 |
| 能量(kJ/kcal) | 4600/1100 | 8400/2000 |

**2. 中/长链脂肪乳剂** 有10%(500ml)和20%(250ml)两种规格。本品为白色乳剂,易于氧

化水解，氧化完全，与 LCT 注射液比较，体脂形成少，很少引起脂肪浸润，生酮作用强，对肝功能的影响小。用途、用法基本上与 LCT 注射液相同。

目前临床上常用的脂肪乳剂还有 Intralipid、Liposyn II 及 Intralipos 等。

### （三）微量元素

**1. 微量元素注射液（成人用）** 为灭菌溶液，10ml/支，含铬和钼各 0.2μmol、铜和铁各 20μmol、锰 5μmol、硒 0.4μmol、锌 100μmol、氟 50μmol、碘 1μmol、山梨醇 3g。每天使用 10ml 可满足成人的基本需要，也适用于孕妇。不耐受果糖者禁用，微量元素代谢功能明显减退、胆囊和肾功能障碍者慎用。本品渗透压高，pH 低，未经稀释不能输注。经周围静脉输注时，每 500ml 输注液中最多可加 10ml，输注速度不宜过快。

**2. 微量元素注射液（新生儿和婴幼儿用）** 为灭菌溶液，10ml/支。1ml 含铜 0.075μmol、铁 0.5μmol、锰 0.25μmol、锌 0.15μmol、氟 0.75μmol、碘 0.01μmol、钙 0.15mmol、镁 25μmol、磷 75μmol、氯 0.35mmol。通常在出生第 2 天后才能输注。肾功能障碍和不耐果糖者禁用。本品渗透压高，pH 低，应加入静脉营养输注液内输注，输注速度宜慢（8～12 小时），最好用带有自动滴速计数器的输液泵输注。不可添加其他药物，以免产生沉淀。

常用的产品还有 Addamel。

电解质制剂有 10%氯化钾、10%氯化钠、10%葡萄糖酸钙、25%硫酸镁等及含磷酸钾和磷酸双钠的 Addiphos。

### （四）维生素

**1. 静脉多种维生素（成人）** 为灭菌的水包油性白色乳剂，10ml/支。每毫升含维生素 A 99μg、维生素 $D_2$ 0.5μg、维生素 E 0.91mg、维生素 $K_1$ 15μg、精制大豆油 100mg、精制卵黄磷脂 12mg、甘油 22.5mg、氢氧化钠适量。本品适宜于成人及 11 岁以上的儿童，使用前必须稀释。用前 1 小时在无菌条件下将本品 10ml 加入 10%或 20%浓度的脂肪乳剂内，轻轻摇匀后静脉滴注，24 小时内用完。

**2. 静脉多种维生素（儿童）** 为灭菌的水包油性白色乳剂，10ml/支。每毫升含维生素 A 69μg、维生素 $D_2$ 1.0μg、维生素 E 0.64mg、维生素 $K_1$ 20μg、精制大豆油 100mg、精制卵黄磷脂 12mg、甘油 22.5mg、氢氧化钠适量。适宜于 11 岁以下的儿童，使用前必须稀释。用前 1 小时在无菌条件下将本品以 1ml/kg 体重的量加入 10%或 20%浓度的脂肪乳剂内，轻轻摇匀后静脉滴注，24 小时内用完。

另外，多种维生素注射剂（脂溶）Vitalipid 含脂溶性维生素 A、维生素 $D_2$、维生素 E 和维生素 $K_1$，多种维生素注射剂（水溶）Soluvit 含水溶性维生素 $B_1$、维生素 $B_2$、维生素 $B_6$、维生素 $B_{12}$、维生素 C、烟酰胺、泛酸、和叶酸。

## 四、PN 的并发症

### （一）并发症

与 PN 相关的并发症（PN-associated complication）如下。

**1. 营养性并发症** 如过度喂养，特殊营养素缺乏或中毒，唾液、胃液、肠液、肠液和胆汁等重要营养因子分泌减少。

**2. 代谢性并发症** 如高葡萄糖血症，脂肪肝，水、电解质与酸碱平衡失调；导致肝胆系统的损害，如肝功能异常，血清胆红素水平升高，胆汁淤积性肝炎、胆囊炎、胆囊结石。

**3. 感染性并发症** 导管相关性感染（catheter-related infection）、急性肺栓塞、肠黏膜屏障破坏伴随肠道细菌或细菌毒素移位引起的菌血症、胰腺二重感染。细菌移位及二重感染的机制主要有肠内固有菌群构成的失调、肠黏膜破坏或功能丧失导致肠道通透性增高、宿主免疫功能受损。

中心静脉导管相关性感染最好的预防原则是强调确保无菌操作和定期更换静脉导管。体温、白细胞计数和导管穿刺部位也应观察。

**4. 安全问题** 营养物配方不正确或配制、输注中操作不当引起的安全问题。

**5. 其他** 血栓栓塞（thromboembolism）、拔管引起的空气栓塞（air embolism）、输液系统中存在的颗粒物质引起的急性肺栓塞（acute pulmonary embolism）、肠黏膜萎缩等。

### （二）TPN 引起的肝胆损害的预防和处理

TPN 引起的轻度肝胆损害具有可逆性，在停止 TPN 后大部分可恢复。但如长期应用或病人原有肝胆功能异常，应予以注意。

1. 在实施 TPN 期间，只要有可能，应尽量通过胃肠道供给营养，以恢复食物对胃肠道的刺激。可周期性或间歇性地实施 TPN。间歇性或周期性地使用不含碳水化合物的 TPN 可降低血糖的浓度，避免胰岛素水平的长期升高而刺激肝脏生成过多的脂肪。

2. 避免能量供给过剩。使用脂肪乳剂提供部分非蛋白能量，一方面可减少葡萄糖作为非蛋白能量的用量；另一方面也可提供人体所需的必需脂肪酸。可用 10%～20% 的脂肪乳纠正必需脂肪酸的缺乏。按基本的能量消耗输注肠外营养液，避免营养液过量和能量过量，维持适宜的非蛋白能量与氮比值（热氮比），以减少肝功能异常的发生，使肝胆功能得到改善。

3. 色氨酸的光氧化与肝酶的异常有关。含色氨酸的肠外营养液应避光。

4. 应用甲硝唑、熊去氧胆酸等减轻肠道细菌及内毒素对肝的毒性作用，降低胆汁淤积（cholestasis）的发生率。熊去氧胆酸还可促进胆汁的分泌，降低黏蛋白的分泌和胆固醇的饱和度，减少胆石症（cholelithiasis）的发生。

5. 使用缩胆囊素增强胆囊的收缩功能，预防胆汁淤积和胆石症。间歇输注高浓度静脉用氨基酸可使胆囊的收缩增加，减少胆汁的淤积；输注更高浓度的氨基酸 [600mg/（kg·h）] 可使胆囊排空。

6. 补充谷氨酰胺防止肠黏膜萎缩和肠道菌群易位，减少因肠道毒素吸收入血而对肝脏造成的损害。

## 五、PN 的监测指标

监测指标分为以下三个方面。

**1. 确定 PN 支持的效果** 在疾病的急性期包括体重，蛋白水平（如白蛋白、运铁蛋白、前白蛋白和视黄醇结合蛋白质），氮平衡状态，体液状态和伤口愈合情况。

**2. 确定代谢状态（应激水平）** 应首先了解病人的代谢状态，如能量消耗量，呼吸商和静息每分通气量。进一步的代谢状态可通过实验室一些指标包括对营养素的耐受（如血糖、血清甘油三酯、血钙、血镁、血磷的水平）及蛋白分解率（测 24 小时的 UUN）的变化来判断。

**3. 观察有无与 PN 相关的并发症发生** 病人是否存在全身性感染，如导管相关性脓毒血症（catheter-related sepsis，CRS）。病人的肾功能、肝功能是否异常。

## 六、EN 与 PN 的优缺点及其发展

PN 可以通过静脉连续供给机体所需的全部营养物质，使婴儿能够正常地生长和发育，使成人得以生存，也是某些不能用 EN 者获得营养素的唯一途径，已经使许多生命垂危的病人获得了新生。同时，应用 PN 时可根据不同的疾病、同一疾病的不同特点对其肠外营养液的组成成分进行调整，使其更加适应病变靶器官的营养需要，增加机体的免疫能力。在病人的胰脏得到休息，有利于胃肠功能恢复的同时，也可使病人获得营养支持。所以，20 世纪 60 年代以来，PN 在临床上受到了重视。动物实验和临床应用都证实，长期使用 PN 治疗胃肠疾病可获得显著的效果。PN 已迅速发展成为处理危重、复杂外科疾病重要的营养支持措施，被称为"临床营养的第一次

革命"。但长期使用 PN 也带来了许多不良后果，因肠道缺乏食物的刺激，肠黏膜萎缩，肠蠕动减慢，使肠道的形态和功能出现异常，如肠黏膜上皮绒毛萎缩、变稀、高度降低，肠壁变薄，皱褶变平，肠黏膜屏障功能减退，肠黏膜屏障遭到破坏，免疫功能出现异常，肠内的细菌或内毒素通过黏膜屏障由肠内转移到肠外，到达肠系膜淋巴结（mesenteric lymph node，MLN）及其他组织，并在各种系统与器官中传播，形成细菌易位，引起内源性感染和导管性败血症，诱发和引起多器官的功能衰竭。而且经中心静脉实施 PN 并发症多，易感染，费用高昂，不符合营养素的代谢生理过程。

过去认为实施 PN 和给予要素膳实施 EN 的重要功能是使胃肠得到休息。而近年来的研究认为，在术后或创伤后应早期进食，在输注技术发展和完善的今天，在术后即可开始 EN。人们在认识肠道（gut）重要性的基础上，对 EN 的作用重新给予了确认，认为"如果肠道功能允许，应首选 EN"（if the gut works，use it），被称为"临床营养的第二次革命"。

与 PN 相比，EN 较安全，发生并发症的频率较低。腹部手术后，经 1～2 天的胃排空延缓和 2～4 天的大肠无力，肠道功能即可恢复。即使在腹部大手术后，小肠的运动和吸收功能也无严重的紊乱。如果术前小肠功能正常，在术后 24 小时同时实施胃肠减压和进行空肠喂养，不仅更符合人体的生理，也更有利于改善和提高病人的免疫功能，降低感染等并发症的发生率。同时，也减少了 PN 带来的种种不适。早期给予 EN 可保护肠道的机械、生物及免疫屏障功能，可预防胃肠功能衰竭，需要重症监护（intensive care）的时间比 PN 短。对急性胰腺炎病人，将要素膳注入 Treitz 韧带以下的空肠内实施 EN 可以增加内脏的血流量，从而增加肠黏膜和肝脏的灌注，促进 IgA 的分泌，维持胆汁的肠肝循环（hepato-enteral circulation），改善肝功能，也抑制肠通透性的增加，促进短链脂肪酸（short-chain fatty acid）的生成，从而维持大肠的完整性，阻止肠道细菌及内毒素的移位，维持肠腔内正常细菌种群的比例，减少菌血症（bacteremia）或脓毒血症（pyemia）的发生和胰腺坏死性双重感染。实施 EN 还可以抑制由于长期使用 TPN 导致的小肠黏膜细胞和消化酶系活性的退化，促进胃肠道激素的分泌使营养物质经门脉系统进入肝脏，促进糖、氨基酸及脂肪酸的储存、代谢和利用，特别是有利于蛋白质的合成和代谢调节，如营养不良的癌症与非癌症病人接受 TPN 输注的营养素有 32% 用于蛋白质合成，而经 EN 喂养的可达 61%（表 7-7）。在相同能量和氮水平的治疗下，应用 EN 的病人在氮平衡、体重恢复、血清谷氨酰胺浓度及免疫功能的恢复等方面均优于 TPN。但动物实验证实，鼻十二指肠置管喂养要素膳或非要素膳，均可增加胰脏分泌蛋白质和碳酸氢盐的量。因而，为了使胰脏得到休息，仍以 PN 为佳。EN 的费用也较低，仅为 TPN 的 1/10 左右。因而，在胃肠功能存在时，应首选 EN，只有胃肠功能不全或衰竭时，才考虑使用 PN。PN 合并少量低渣的 EN，有助于维持肠黏膜屏障功能，防止 TPN 所致的肠黏膜通透性增高。

表 7-7  癌症与非癌症病人接受 TPN 与 EN 的营养效果比较

| 指标 | TPN | | EN | |
| --- | --- | --- | --- | --- |
| | 癌症 | 非癌症 | 癌症 | 非癌症 |
| 体重 | + | ++ | + | ++ |
| 臂围 | | | = | + |
| 三头肌皮褶厚度 | + | + | = | + |
| 臂肌围 | + | ++ | + | + |
| 肌酐/身高指数 | + | ++ | + | + |
| 氮平衡 | + | + | + | + |
| 血清白蛋白 | + | ++ | + | + |

| 指标 | TPN | | EN | |
| --- | --- | --- | --- | --- |
| | 癌症 | 非癌症 | 癌症 | 非癌症 |
| 前白蛋白 | = | = | = | = |
| Na | + | + | − | + |
| K | + | + | − | + |
| Cl | + | + | − | + |
| Mg | + | + | + | + |
| Ca | = | = | + | + |

注：+. 增加；++. 增加较多；−. 降低；=. 无变化

　　近年来，有关机体正常或疾病时代谢的研究日益增多，也更为深入，有的已达分子生物学（molecular biology）水平。临床营养支持的观念也在发生改变，对营养支持的要求也不再停留在维持机体的氮平衡，保持病人的瘦体重（lean body mass），维持内环境的稳定和预防营养不良，而是要维持细胞的代谢，保持组织器官的结构与功能，进而调控免疫、内分泌等功能与修复组织，通过一些特殊营养素的独特药理作用而达到治疗疾病的目的，促进病人的康复。

　　近年来，营养支持的具体措施在不断地增加和完善，新技术、新方法、新产品也在不断地涌现。基础与临床研究提示，通过在 EN 配方中添加特殊营养物质，可改善 EN 支持的效果，产生的影响远超过对急性蛋白质营养不良的预防。

**谷氨酰胺**

　　谷氨酰胺是肠黏膜细胞代谢必需的营养物质，对维持肠黏膜屏障的功能有重要的作用，因为谷氨酰胺系成糖氨基酸，可代替葡萄糖作为能量来源，小肠黏膜细胞的主要能量来源是谷氨酰胺而不是葡萄糖。研究证明，在肠内营养液中加入谷氨酰胺能明显地改善肠血流量，增强肠黏膜细胞的活力，增加其对氧的利用，减轻肠缺血缺氧损害和再灌注损伤，从而使肠黏膜的厚度、绒毛的高度和隐窝的深度明显增加，有效地维持肠黏膜的屏障结构。谷氨酰胺也是淋巴细胞及网状内皮细胞等增生迅速的细胞所必需的物质，可增强免疫功能。由于谷氨酰胺对人体蛋白质的合成有促进作用，可使病人在创伤和感染等应激状态下获得重要的营养基质，早期经肠给予谷氨酰胺可以促进创伤的愈合和机体的康复。由于谷氨酰胺在溶液中不稳定，使用时需临时配制。研究表明，以二肽形式（谷氨酰-L-谷酰胺、甘氨酰-L-谷酰胺和丙氨酰-L-谷酰胺）加入营养液中，可有效地保持谷氨酰胺的稳定性，在应用上也是安全的。

**膳食纤维**

　　膳食纤维中可溶性纤维被肠道内的厌氧菌分解为短链脂肪酸，它可维持胃肠道功能与结构的正常，增进结肠血流，促进钠离子与 $H_2O$ 的吸收。短链脂肪酸是结肠黏膜的重要能源物质，而且它可转化为包括谷氨酰胺在内的多种氨基酸，增加肠道的血流量和刺激胰腺的分泌，预防肠黏膜萎缩，减少肠道细菌移位。

　　这类营养物质除谷氨酰胺外，还有精氨酸、包括二十碳五烯酸（eicosapentaenoic acid，EPA）和二十二碳六烯酸（docosahexenoic acid，DHA）在内的 n-3 系列多不饱和脂肪酸（polyunsaturated fatty acid，PUFA）、肉碱（carnitine）、核苷酸（nucleotide）、膳食纤维（dietary fiber）、生长激素（growth hormone，GH）等。精氨酸是条件必需氨基酸，它除了可促进氮平衡，促进蛋白质合成外，也具有调节免疫功能和保护胃肠黏膜的作用。多不饱和脂肪酸及核苷酸也都显示出良好的提高免疫功能和抗感染作用。20世纪90年代后期生长激素加营养支持在我国开始应用,在促进蛋白质的合成、成纤维细胞的生长、胶原蛋白的合成、加速创伤愈合及加速肠外瘘自愈等方面取得了满意效果。谷氨酰胺双肽和重组人生长激素(recombinant human growth hormone,r-hGH)联合应用能维持血浆的谷氨酰胺水平,在烧伤早期即可降低内毒素水平。由于 r-hGH 的安全性和易获得性,使其在临床应用的适应证不断扩大。严重急性呼吸综合征(SARS)常导致严重的免疫异常,有人建议用含谷氨酰胺的肠内营养制剂改善病人的免疫功能。

另外,营养支持是否促进肿瘤的生长也是人们关注的问题。

# 第八章  试 验 膳 食

试验膳食是临床饮食治疗的重要组成部分，对于临床诊断有重要的辅助作用。试验膳食是指通过特定的饮食，在短期的试验过程中，限制或添加某种营养素，观察机体的反应，借以达到辅助临床诊断的目的，随着医学科学的不断发展，试验膳食亦不断改进，现将医院中较常采用的试验膳食分述如下。

## 第一节  肌酐试验膳食

### 一、目  的

肌酐试验膳食（diet for endogenous creatinine clearance）是配合检查内生肌酐清除率（endogenous creatinine clearance rate，Ccr）的一种膳食。

### 二、原  理

肌酐（creatinine）是人体内蛋白质代谢的产物，是含氮物质正常代谢的最终产物，随尿液经肾脏排出体外。内生肌酐是由肌肉的肌酸衍化而来，在血浆中浓度较为稳定，一般情况下，由肾小球滤过，肾小管（renal tubule）不重吸收，因此 Ccr 就反映了肾小球的滤过功能。Ccr 正常参考值成人为 80～120ml/min；Ccr 为 71～79ml/min 表示肾小球滤过功能减退；51～70ml/min 表示肾功能轻度损害；31～50ml/min 表示肾功能中度损害；小于等于 30ml/min 表示肾功能重度损害。

### 三、方  法

受试者先进食低蛋白无肌酐饮食 3 天，清除体内外源性肌酐，使血浆中肌酐不受外源性肌酐影响。第 4 天上午采集抗凝血 2ml 和收集 24 小时尿送检。

### 四、膳 食 要 求

1. 膳食蛋白质限制在 40g 以下，并禁食肉类，用鸡蛋作为动物蛋白的来源。
2. 为保证能量及减轻饥饿感，可增加藕粉、蔬菜、含糖果汁等含碳水化合物多而不含蛋白质的食物。

## 第二节  隐血试验膳食

### 一、目  的

隐血试验膳食（diet for fecal occult blood test）是配合大便隐血试验的一种膳食，有助于检查消化道出血的情况。

### 二、原  理

隐血是指胃肠道少量出血，粪便外观颜色无变化，肉眼及显微镜均不能证实的出血。近年来虽已有特异性高的免疫学检查法，但传统的联苯胺法应用仍较为广泛。

血红蛋白（hemoglobin）有类似过氧化物酶的作用，能催化过氧化氢释放新生态氧，将联苯胺氧化成蓝色醌类化合物。该方法灵敏度高，易受药物和饮食影响而产生假阳性，因此受试者饮食应受限制。

### 三、方  法

试验期为 3 天，3 天内饮食中主食不受限制，副食为无肉类及动物血的膳食，然后留取粪便送检。

## 四、膳 食 要 求

**1. 可用的食物** 牛奶、蛋清、豆制品、白菜、土豆、冬瓜、花菜、白萝卜、西红柿、梨、苹果等，各类蔬菜煮熟吃。

**2. 忌用的食物** 肉类、动物肝、动物血、蛋黄、强化铁剂食品、绿色蔬菜及含铁丰实的食物。

# 第三节　胆囊造影膳食

## 一、目 的

胆囊造影膳食（diet for cholecystography）是配合胆囊造影术的一种膳食，有助于观察胆囊及胆管的形态与功能是否正常。

## 二、原 理

口服造影剂后，造影剂在小肠吸收一部分并蓄积于肝内，它与胆汁同时分泌入胆管及胆囊，观察胆囊轮廓，显影后进食高脂肪膳食，大量的脂肪摄入可引起胆囊的收缩和排空，若胆囊不缩小，提示功能异常。

## 三、方 法

**1. 口服法** 造影前一日服用高碳水化合物、少渣清淡的膳食，晚餐后服用造影剂，造影当日早餐禁食，服造影剂后 12～24 小时拍片。胆囊显影后给予高脂肪膳食，一般 5 分钟后胆囊开始收缩，1～2 小时收缩明显。

**2. 静脉法** 胆囊造影和 B 超探查胆囊收缩功能时所用的膳食与口服法相同。

## 四、膳 食 要 求

**1. 高碳水化合物少渣清淡膳食** 可选用的食物有稀饭、面、藕粉、土豆、芋头、山药、水果汁等；含脂肪及蛋白质多的食物忌用。

**2. 高脂肪膳食** 脂肪量不低于 50g。可用的食物有肥肉、油煎鸡蛋、奶油巧克力、黄油等。

# 第四节　口服葡萄糖耐量试验膳食

## 一、目 的

临床上对于空腹血糖正常或稍高，偶有尿糖，但糖尿病症状又不明显的病人常用口服葡萄糖耐量试验（oral glucose tolerance test，OGTT）来明确诊断。

## 二、原 理

正常人口服一定量葡萄糖后，暂时升高的血糖在短时间内即可降至空腹水平。当糖代谢紊乱时，口服一定量葡萄糖后则血糖急剧升高，经久不能恢复至空腹水平；或血糖升高虽不明显，在短时间内不能降至原来的水平，称为糖耐量异常或糖耐量降低。

## 三、方 法

试验当天早晨空腹时给受试者一定量的碳水化合物，一般用 75g 葡萄糖或用 100g 面粉制作的馒头，分别测定空腹血糖及进食后 30 分钟、60 分钟、90 分钟和 120 分钟血糖，观察空腹及进食后血糖上升和下降的变化来推测糖耐量是否正常。

## 四、膳 食 要 求

高糖少渣膳食（含碳水化合物 75g），用时任选一种：①糖包一个，稀饭一碗；②馒头一个，稀饭一碗；③糖稀饭（糖 50g）。

# 第五节　干　膳　食

## 一、目　　的

干膳食（dry diet）用于评价远曲小管和集合管的浓缩功能，也称尿浓缩功能试验膳食。

## 二、原　　理

远端肾单位包括髓袢、远端小管、集合管，在复杂的神经体液因素调解下，实现肾对水平衡的调节作用。这是由肾的浓缩和稀释功能来完成的。正常人缺水、禁水 16 小时后，出汗多或脱水时，血容量不足，肾小管和集合管对水的重吸收明显增多，尿液浓缩，比重可上升至 1.020 以上。相反在大量饮水或应用利尿药后，肾小管和集合管对水的重吸收减少，尿液稀释，比重降至1.010 以下，夜尿增多。因此在特定的饮食条件下，观察病人的尿量和尿比重的变化，用以判断肾浓缩和稀释功能。

## 三、方　　法

试验期为 1 天，试验当天上午 6:00 至下午 6:00 的 12 小时内所进食物都是含水分很少的干膳食，晚饭后完全禁食和禁饮。将上午 10:00、12:00 及晚 8:00 的尿分别收集和测定比重。

## 四、膳　食　要　求

1. 选用含水少的食物（含水量不超过 500ml），如米饭、馒头（无碱）、肉、蛋、豆类等。
2. 避免过甜、过咸食物，以免引起口渴。
3. 忌用含水多的汤、稀饭、饮料等。

# 第六节　代谢试验膳食

代谢试验膳食（metabolic test diet）是配合代谢性疾病的检查或者研究机体代谢反应而设计的一种膳食。配制代谢试验膳食的方法有两种：一种是按食物成分表计算的方法，此方法欠精确，但较简便，常用于临床；另一种是食物分析法，较复杂，但较精确，多用于需要精确的代谢研究。

## 一、钙、磷定量试验膳食

**1. 目的**　钙、磷定量试验膳食是配合检查甲状旁腺（parathyroid gland）功能亢进的一种膳食。

**2. 原理**　甲状旁腺功能亢进（如甲状旁腺腺瘤或增生），使 PTH 分泌增多，血中浓度增高，使钙磷从骨中溶出，进入血中使血钙和血磷升高，进而尿钙增多，同时，PTH 作用于肾脏，使肾小管对磷的重吸收（reabsorption）减少，尿磷增多，血磷随之降低。采用此膳食，同时测定血和尿中的钙磷含量及肾小管磷重吸收率，对诊断有一定价值。

**3. 方法及膳食要求（常用的有两种）**

（1）低钙、正常磷膳食：每日膳食含钙量不超过 150mg，磷 600～800mg。试验期为 5 天，前 3 天为适应期，后 2 天为代谢期。收集最后一天 24 小时尿液，测尿钙含量。正常人进食低钙、正常磷膳食后，尿钙排出迅速减少为 100～150mg，而甲状旁腺功能亢进者，尿钙排出量大于 200mg。

膳食宜选择低钙高磷的食物，如米、面、鸡蛋、番茄、莴笋、粉皮、粉丝、绿豆芽等。牛奶含钙高不宜选择，盐要称重，酱油中钙、磷含量不恒定，故不宜选择。

（2）低蛋白、正常钙磷饮食：试验期为 5 天，前 3 天为适应期，后 2 天为代谢期，试验期最后一天测空腹血肌酐和血磷，并留 24 小时尿，测尿肌酐和尿磷，从而计算出肾小管磷重吸收率，肾小管磷重吸收率正常值平均为 80%，甲状旁腺功能亢进者低于此值。

每日膳食中蛋白质总量不超过 40g，全日主食均为细粮，不超过 300g，钙为 500～800mg，磷为 600~800mg。饥饿时可食粉条、粉块、瓜果等，可适当增加植物油用量，因瘦肉、内脏含大量肌酐和磷酸肌酐（fosfocreatinine），易影响 Ccr，所以应禁用。

## 二、钾、钠定量试验膳食

**1. 目的**　配合诊断原发性醛固酮（aldosterone）增多症的一种膳食。

**2. 原理**　醛固酮是由肾上腺皮质的球状带细胞所分泌，在肝内降解，受肾上腺素-血管紧张素系统调节。醛固酮的主要生理功能是促进肾远曲小管潴钠排钾，维持体液容量和渗透压平衡。当肾上腺有病变（如腺瘤或增生），血醛固酮分泌增多，使水、钠潴留，血压升高，大量排钾，产生低钾血症，用醛固酮拮抗剂——螺内酯进行治疗，可使代谢紊乱得到纠正，有协助诊断的意义。

**3. 方法和膳食要求（常用有四种）**

（1）钾、钠恒定膳食：试验期为 6 天，前 3 天为适应期，后 3 天为代谢期。试验期最后一天测血钾、钠和二氧化碳结合力，测尿钾、钠及 pH。对于原发性醛固酮增多症病人，尿钾排出量增高，血钾小于 3mmol/L，呈负平衡；尿钠排出少，血钠增高，血二氧化碳结合力偏碱性，尿 pH 呈碱性反应。而正常人食用该膳食后钾、钠代谢均呈正平衡或接近平衡。

每日膳食中钾为 1950~2340mg，钠为 3450~3680mg，饮食中钠不足部分用食盐补充，多选用含钾丰实的食物，如土豆、圆白菜、瘦肉等，总能量、蛋白质按正常供量，烹调油不限。

（2）低钠饮食：试验期共 6 天，前 3 天为适应期，后 3 天为代谢期，在低钠饮食条件下，到达肾远曲小管的钠量甚少，原发性醛固酮增多症病人虽有大量醛固酮，但钠、钾交换减少，因而从尿中排出的钾减少，导致血钾升高。使用该膳食后，病人尿钾排出量减少，血钾有所升高，尿钠在数日内迅速减少，即可诊断。

每日膳食中钠为 230~460mg，宜选择含钠低的食物，如面粉、土豆、鲜蘑菇、花菜、瘦肉等。品种应多样化，以增进食欲，满足病人其他营养素的需要。

（3）高钠饮食：适用于血钾正常或稍低的临床可疑者。试验期为 6 天，前 3 天为适应期，后 3 天为代谢期，正常人及原发性高血压者血钾无变化，而原发性醛固酮增多症病人由于钠大量进入肾远曲小管进行离子交换，使尿钾排出增加，而血钾降至 3.5mmol 以下。

每日膳食中钠为 5520mg，饮食不足的钠可用食盐补充。要取得病人的理解和配合。

（4）螺内酯（spironolactone）试验饮食：试验期为 10 天，前 3~5 天为适应期，后 5~7 天为试验期，于适应期最后一天测血钾、血钠、尿钾、尿钠、二氧化碳结合力及尿 pH。试验期每天口服螺内酯 300mg，分 3~4 次口服，连续 5~7 天。于试验期最后一天再重复上述化验一次。醛固酮增多症病人血钾显著上升、血钠降低、尿钾减少、尿钠增多、二氧化碳结合力及尿 pH 降至正常，症状有所纠正。

每日膳食中钠为 3450~3680mg，钾为 1950~2340mg，饮食中主食可选择米、面等，但不可选用碱和发酵粉制备的面食。副食中宜选含钾高、钠稍低的食物，调味品中的钾、钠含量也算在内，不足的钠量由食盐补充。

下篇　营养与疾病

# 第九章　营养与肾病

肾病除常见的肾小球肾炎、肾病综合征、肾衰竭外，还包括糖尿病肾病、肾肿瘤、肾结石、肾移植术后、尿酸肾病等其他肾病，发病率占世界总人口的1%以上，是危害人类健康、造成死亡的主要原因之一。在发达国家，糖尿病、高血压及各种代谢疾病（如痛风）的发生率升高，在其后期都会影响肾脏，如美国糖尿病肾病已成为慢性肾衰竭——尿毒症的主要原因，发病率高达35%～37%；此外，肾脏代替疗法的广泛应用也带来常见的医疗问题。无论何种类型的肾病，都与营养素代谢关系密切，结合临床营养和饮食特点，对肾病病人提出饮食治疗原则及营养与配膳方案十分重要，配合药物治疗可达到维持病人的营养需要、增加抗病能力、适当发挥健全肾单位的生理功能、减轻肾脏负担、改善生活质量、延缓病情的发展或恶化的目的。

## 第一节　肾病的病理特点及营养治疗原则

肾脏是泌尿系统中的重要器官。形似蚕豆，外观表面光滑，呈红褐色，外有被膜，位于脊柱两侧，左右各一，紧贴腹后壁；其内侧中部凹陷、开放，称为肾门，内有肾盂、血管、淋巴管和神经丛，它们由此进入肾脏里面。如果把肾脏沿纵轴切开，可看到两层，外层为肾皮质，内有许多细小红色点状颗粒，即起滤过作用的肾小球；内层呈暗红色，为肾髓质，内有许多细小条纹，即发挥重吸收功能的肾小管，肾小球与肾小管相连，称作肾单位（图9-1）。人体每个肾重量为120～150g，约有130万个肾小球，它每天滤出原尿约180L，里面含有葡萄糖、氨基酸、维生素、多肽类物质、水分、钠、氯及肌酐、尿素、尿酸及其他代谢产物等许多成分，当它流经肾小管时，99%的水分和营养成分被重新吸收入体内，剩余的机体代谢废物和很少的水分，形成1.5～1.8L的尿液排出体外。当罹患肾病时人体会产生一系列营养代谢障碍。

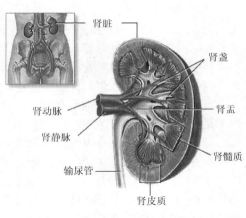

图 9-1　肾脏切面图

## 一、肾病的病理特点

### （一）肾脏的生理功能

肾脏对体内的各种代谢产物、大部分有害物质的排出及维持人体水、电解质、酸碱平衡和调节内分泌等内环境的稳定起着重要作用。其基本生理功能表现在以下五个方面。

**1. 形成尿液，排出代谢产物、毒物和药物**　肾血流量占全身血流量的1/5～1/4，肾小球滤过率（glomerular filtration rate，GFR）为120ml/min，滤液流经肾小管时，99%被重吸收，代谢产物、毒物和药物可排出。

**2. 调节体内水和渗透压**　在近曲小管中，葡萄糖及氨基酸被完全回收，碳酸氢盐回收70%～80%，水及钠的回收为65%～70%；滤液进入髓袢后进一步被浓缩，约25%的氯化钠和15%的水被重吸收；远曲小管及集合小管不吸收水，但能吸收部分钠盐，使液体维持在低渗状态。

**3. 调节电解质浓度**　肾小球滤液中含有多种电解质，当进入肾小管后，钠离子、钾离子、钙离子、镁离子、碳酸氢根离子、氯离子及磷离子等大部分被重吸收，按人体的需要，由神经-内分泌及体液因素调节其吸收量。

**4. 调节酸碱平衡** 肾对酸碱平衡的调节包括：①排泄氢离子，重新合成碳酸氢根离子，主要在远端肾单位完成；②排出酸性阴离子，如硫酸根离子、磷酸根离子等；③重吸收滤过的碳酸氢根离子。

**5. 内分泌功能** 肾脏分泌的激素主要有血管活性素、肾素、前列腺素和激肽类物质，参与调节肾内外血管收缩或扩张；生成 $1,25-(OH)_2D_3$ 调节钙、磷代谢及红细胞生成素促进红细胞生成等；而对一些激素具有灭活作用，影响其代谢。

### （二）肾病的病理特点

肾病病人体内蛋白质、糖、脂肪、维生素和某些微量元素等各种营养素及水、电解质体液物质的代谢紊乱是其病理生理变化的突出特点，主要表现为单个肾单位滤过率下降和（或）有功能的肾单位的数目减少，使肾小球滤过率下降。

经肾脏过滤排泄的尿素、肌酐、磷酸盐、硫酸盐、尿酸、镁和氢离子等溶质在体液内逐渐积累，导致代谢性酸中毒。当肾病进入晚期时，酚类、胍类、有机酸、吲哚类、多种代谢产物和某些肽类等其他化合物也会在体液中堆积，到达一定浓度时可能具有毒性，是造成晚期肾病的原因之一。

**1. 蛋白质、糖、脂肪和其他营养素代谢失调** 多种肾病的病变均可出现蛋白质代谢紊乱，尤以肾病综合征或急、慢性肾衰竭时的表现突出。蛋白质代谢紊乱一般表现为蛋白质代谢产物蓄积，体内必需氨基酸水平下降，最终可导致氮质血症。各种病因引起肾小球基膜漏出蛋白质形成蛋白尿、血浆白蛋白水平及有效循环血容量降低，使肾小球有效滤过率降低，原尿生成减少；几种肽（$\beta_2$ 微球蛋白，轻链）、蛋白质、肽类激素（包括胰岛素、胰高血糖素、生长激素和 PTH）等主要在肾脏降解，一些物质在肾脏合成［如红细胞生成素、$1,25-(OH)_2D_3$ 等］，合成和降解功能减弱也是造成肾功能不全时出现一些异常的原因之一。

肾脏也参与糖异生和脂肪代谢。因此，肾病可导致多种代谢异常及对中间代谢、血液循环中的激素浓度和某些营养素的吸收造成显著影响。此外，随着肾衰竭的进展，可能发生食欲缺乏、恶心、呕吐等症状，这会进一步减少能量的摄入。

**2. 水、电解质代谢失调** 人体内的酸碱平衡是维持人体生命活动的重要基础。在正常膳食情况下，糖、脂类、蛋白质氧化分解产生的硫酸、磷酸、乳酸、丙酮酸等酸性物质，称为固定酸，通过肾脏排出体外。代谢产生的酸性物质或碱性物质进入血液不会引起血液 pH 的显著变化，主要是由于体液中的缓冲系统——呼吸系统及肾脏发挥重要的调节作用。肾脏通过肾小球滤过的碳酸氢盐的重吸收和生成新的碳酸氢盐，从而使细胞外液中的碳酸氢盐的浓度保持稳定，以维持体液的酸碱平衡。

轻度肾脏病变时，肾脏对各种电解质和酸碱平衡的调节能力基本正常或出现某种程度的下降，但尚能代谢；随着肾功能的减弱，当肌酐清除率（creatinine clearance rate）明显下降（低于 25ml/min），以及人体对钠、钾和水的摄入改变时，迅速反应的能力逐渐降低，会出现各种水、电解质和酸碱平衡失调；随着肾病的进展，身体对钠、其他溶质和水摄入量变化的应变能力显著降低，当肾功能不全时，有功能的肾单位减少得越多，肾脏能够排泄溶质或水的总幅度越窄，细胞外液的容量和成分也会发生变化。原发性代谢性酸中毒或碱中毒的形成，主要与呼吸运动和肾脏活动有关，其中肾脏起着更大的作用。

## 二、肾病的营养治疗原则

肾病营养治疗的原则为根据病情，配合药物治疗来调整膳食中某些营养素的摄入量。例如，急、慢性肾衰竭时，需限制蛋白质的摄入量；水、钠潴留时，需限制食盐的摄入量；高钾血症时需限制钾的摄入量；低钾血症时则需增加钾的摄入量。通过补充一种或数种特殊营养素或其前体，达到改善营养状况、提高机体抵抗力的目的。

**（一）保证膳食总能量和控制蛋白质的摄入量**

**1. 供给充足的碳水化合物** 调整碳水化合物、脂肪和蛋白质的摄入比例，既要保证机体获得足够的能量，又要使有限数量的蛋白质能充分用于组织的修复。若能量供给不足，机体可通过糖异生途径将蛋白质转变为能量，消耗体内的氨基酸，造成非蛋白氮代谢废物量增加，加重氮质血症。

**2. 限制蛋白质的摄入量** 低蛋白饮食对肾病病人十分重要。蛋白质的代谢产物（如尿素、尿酸、肌酐等含氮物质）均从尿液中排出，肾脏滤过率明显下降时排泄功能产生障碍，使这些含氮毒物蓄积体内造成中毒；有时因蛋白质代谢不完全，则可能发生蛋白尿。较轻的氮质血症病人，每日摄入的蛋白质以 40g 左右为宜，随着氮质血症的加重，摄入蛋白质的量也要相应减少。但是，如长期每日摄入低于 20g 的蛋白质，难以保证病人基本的营养素需要量，这时，要想不限制蛋白质的摄入量，只有通过透析疗法。

**3. 选择优质蛋白质** 某些肾病病人体内必需氨基酸水平下降，非必需氨基酸水平升高，出现氨基酸代谢失调。肾功能不全时，蛋白质的供给原则是既要适当减少，又必须保证获得充足的必需氨基酸。动物性食物（如鱼、蛋、瘦肉、乳类等）优质蛋白质含量高，必需氨基酸种类齐全、比例适当，对维持氮平衡、改善营养状况有益。

**（二）调节膳食中电解质和无机盐的含量**

**1. 适当量的钠盐摄入** 当病人出现水肿、高血压或心力衰竭时，膳食中应限制钠盐的摄入量，防止水潴留和血容量增加而加重心脏负担；但当肾小管钠重吸收功能降低或合并严重腹泻、呕吐时，应及时补充钠盐，避免出现低钠血症。

**2. 适时调整膳食中钾的含量** 若病人肾脏储钾能力差或排尿量较多或应用利尿药使血钾降低时，应选食含钾丰富的食物，以防止出现低钾血症。当病人体内出现组织高分解状况，出现少尿或无尿使血钾升高时，要限制钾盐的摄入，高钾血症往往是肾衰竭病人致死的原因。

**3. 限制饮食中磷、镁的摄入** 对于高磷血症病人，应限制食物中磷的摄入。应用低蛋白饮食，即可使磷得到限制。肾病病人有时会出现高镁血症，导致肌无力或神志障碍，甚至轻度昏迷，此时应设法限制膳食中镁的摄入。

**4. 提供含铁丰富的食物** 某些肾病（如肾衰竭晚期）病人可有出血倾向和贫血，配合药物治疗，膳食中应提供含铁丰富的食物。

**（三）低脂和富含维生素的膳食**

肾病病人都应尽量用清淡膳食，高脂肪饮食会加重已有的肾损害。临床实践中，一些肾病病人，如肾病综合征、慢性肾衰竭、尿毒症及相当部分慢性肾小球肾炎病人都有脂质异常表现，这与高脂肪饮食有一定关系。出现高脂血症时除了要接受降脂治疗，更要控制饮食，根据肾损害的原因进行饮食调节。同时在膳食中应注意供给富含 B 族维生素和维生素 C 的食物。

**（四）合理控制进入体内的水分**

根据病情变化，要合理控制水分的入体量。当出现水肿、少尿或无尿时，应限制液体入量。若肾脏浓缩能力减退，尿量成倍增加，此时应增加液体入量以防止脱水。液体控制计算公式参考如下：

$$总入量 = 不显性失水 - 内生水 + 前一日尿量$$

式中，不显性失水为经肺和皮肤丢失的水分（700～1000ml/d）；内生水为体内代谢过程中产生的水分（300～400ml/d）。相对应地，显性失水为呕吐、腹泻或引流所失水量。若病人出现发热，体温每升高 1℃时，不显性失水应增加 10%～15%。

**（五）选择成酸性食品或成碱性食品**

食物酸碱性平衡往往不被人们所重视，适宜的尿液酸碱度有助于肾结石的治疗，多食成酸性食品尿液可偏向酸性，多食成碱性食品尿液可偏向碱性。有些食物中含有钠、钾、镁等金属元素，它们在人体内氧化后生成带有阳离子的碱性氧化物，称为成碱性食品。绝大多数的蔬菜、水果都属于成碱性食品，豆类、牛奶，坚果中的杏仁、栗子等也属于成碱性食品。有些食物中含有硫、磷、氯等非金属元素，它们在体内氧化后，生成带阴离子的酸根，称为成酸性食品。绝大多数的肉、禽、鱼、蛋等动物性食物中含有硫蛋白，属于成酸性食品，米面中含有较多的磷也属于成酸性食品，坚果中的花生、核桃等也是成酸性食品。水果虽含各种有机酸，在味觉上也呈酸性，但它们不是成酸性食品，因为水果中的有机酸在体内经过代谢，被分解为二氧化碳和水。

# 第二节　营养与肾小球肾炎

肾小球肾炎是指具有少尿、血尿、蛋白尿、水肿，常伴有高血压、肾功能损害等临床表现的肾小球疾病。临床上可分为急性肾小球肾炎、新月体性肾小球肾炎（急进性肾小球肾炎）、硬化性肾小球肾炎（慢性肾小球肾炎）及隐匿性肾小球肾炎。

## 一、急性肾小球肾炎的营养治疗

急性肾小球肾炎（acute glomerulonephritis，AGN），简称急性肾炎，是机体对某些致病因素（常见为溶血性链球菌）产生变态反应后，形成抗原抗体复合物，沉积在肾小球引起的以两侧肾脏弥漫性肾小球损害为主的疾病。任何年龄均可发病，但以学龄儿童为多见，青年次之，中年及老年少见，一般以男性发病率较高，男女之比约为 2∶1。

### （一）病理特点及临床表现

急性肾炎的肾脏肿大，色灰白而光滑，故又称"大白肾"。其病理改变主要为弥漫性毛细血管内皮增生及系膜增殖性改变，肾小球系膜、毛细血管及囊腔均有明显的中性粒细胞及单核细胞浸润，增殖的细胞及渗出物可引起肾小球毛细血管腔狭窄，滤过膜的通透性和面积都受到损害，致使肾小球滤过率急剧下降，而远端肾小管对钠及水的重吸收相对正常，引起水、钠潴留。

临床表现为少尿、血尿、蛋白尿、高血压及循环淤血。长时间蛋白尿、血尿会造成病人营养不良、低蛋白血症、贫血，血浆渗透压下降而导致水肿。①潜伏期：病前 2～3 周常有上呼吸道炎等链球菌感染史，平均为 10 天，少数病人可短于 1 周。②全身症状：起病时症状轻重不一，80%～90% 的病人有水肿，食欲减退、疲乏无力、恶心呕吐、头痛、精神差、心悸气促，甚至发生抽搐；部分病人先驱感染没有控制，则可发热，体温在 38℃ 左右。③尿异常：尿频、尿急；绝大多数病人有血尿，可出现短期肌酐、尿素氮增高；约 95% 的病例有蛋白尿，持续性蛋白尿是转变为慢性趋向的表现。④高血压：见于 70%～90% 的病人，出现中等程度高血压，高血压与水肿持续时间不完全一致，多在 2 周左右恢复正常。

个别病人病变严重，有毛细血管袢坏死及新月体出现，称急进性肾小球肾炎，又称快速进行性肾小球肾炎。因为病情发展迅速，如果不及时采取措施，常于短期内死于尿毒症，又称为恶性肾小球肾炎。

### （二）营养治疗原则

营养治疗的目的在于减轻肾脏负担，降低因内源性蛋白质分解而引起的血清氮水平，消除水、钠潴留引起的水肿，使升高的血压下降，纠正电解质紊乱，维持机体的营养需要。

**1. 低蛋白饮食**　原则上应根据病人蛋白尿的程度及肾功能状况来确定，此外也要兼顾病人的水肿、高血压等情况综合考虑。应选用鸡蛋、牛奶、鱼及瘦肉等含必需氨基酸丰富、生物利用率高的优质蛋白质食物。轻症病人膳食中蛋白质供给只需要适当限制，按每千克体重 0.8g/d 计，一般为 40～50g/d；中、重症病例，出现明显水肿，血压升高，尿素氮超过 0.6g/L 时，蛋白质供给按每千克体重 0.5g/d 计，控制在 20～40g/d，以减轻肾脏负担。当氮质血症好转，尿量增多时，无论有无蛋白尿，蛋白质的供给量应逐步增加至每千克体重 0.8g/d，以利于肾功能的恢复。病情稳定 2～3 个月后，可恢复蛋白质的正常摄入量。

**2. 三大产能营养素供能的比例合理** 按每日 25～35kcal/kg（0.10～0.15MJ）计，全天总能量摄入应在 1500～2000kcal（6.17～8.37MJ）。碳水化合物的摄入量要充足，可供给 300～400g/d，供能占总能量的 65%左右，以保证蛋白质在有限数量内充分用于组织的修复，可选择甜点心及富含淀粉的粉皮、凉粉及含碳水化合物高的蔬菜等；脂肪供能可占总能量的 25%左右，但要以植物油为主，少吃含动物油脂多及油炸的食品。

**3. 供给充足的维生素和微量元素** 维生素 A、B 族维生素、维生素 C、叶酸、铁等，均有利于肾功能的恢复及预防贫血的发生，选择适合病人的新鲜蔬菜与水果，保证维生素 C 摄入量在 300mg/d 以上；恢复期可多供给大枣、桂圆、山药、银耳、莲子等含维生素和微量元素丰富的食物。

**4. 低盐、无盐或低钠饮食** 根据病情特别是水肿症状的轻重，适当限制钠盐和水分的摄入，可采取低盐、无盐或低钠饮食。低盐饮食：避免食用含钠高的食品，烹调用食盐量 2～3g/d 或相当于酱油 10～15ml。无盐饮食：每日主副食中含钠量＜700mg，烹调时不添加食盐及酱油。少钠饮食：禁食含钠量高的蔬菜，如小白菜、菠菜、油菜、白萝卜等，每日主副食含钠量应＜500mg，烹调时不添加食盐及酱油。每日进液体量等于前一日尿量加 500ml。

**5. 限制钾离子的摄入量** 少尿或无尿时，水分限制在 500ml/d 以下，钾离子的摄入量应严格控制，避免食用含钾离子高的蔬菜及水果类食物，如贝类、海带、紫菜、香菇、鲜蘑菇、黑枣、豆类等。

**6. 注意食物的酸碱性及清淡饮食** 尿液偏酸性的急性肾炎，应提供成碱性食品使尿液接近中性，有利于治疗；但在少尿期，为预防高血钾的发生应限制含钾丰富的蔬菜和水果等成碱性食品；饮食应以清淡为好，限制刺激性食物及香料的摄入。

### （三）营养配膳食谱

**1. 膳食中营养成分建议** 膳食控制根据病情轻重而有所不同，膳食中营养成分建议见表 9-1、表 9-2。

表 9-1 急性肾炎的膳食营养成分

| | 轻型 | 中度和重度型 |
| --- | --- | --- |
| 蛋白质 | 稍限，0.8～1.0g/（kg·d），50～60g/d | 0.6～0.8g/（kg·d），40～50g/d |
| 食盐 | 4～5g/d | 无盐或低盐（2～3g/d，含钠 800～1200mg/d） |
| 水分 | 不限 | 500～1000ml + 前一日尿量 |
| 能量 | 30～35kcal/（kg·d）（轻体力劳动标准） | 25～30kcal/（kg·d）（卧床休息） |
| 维生素 | 均应丰富，其中维生素 C＞300mg/d | 同轻型 |

表 9-2 急性肾炎一日所进食物数量和营养价值

| 食物 | 数量（g） | 蛋白质（g） | 脂肪（g） | 碳水化合物（g） | 能量（kcal） |
| --- | --- | --- | --- | --- | --- |
| 大米 | 150 | 10.2 | 2.0 | 115.0 | 519 |
| 面粉 | 150 | 14.9 | 2.7 | 111.9 | 531 |
| 鸡蛋 | 50 | 7.4 | 5.8 | 0.8 | 85 |
| 菠菜 | 50 | 1.2 | 0.2 | 1.5 | 14 |
| 茄子 | 250 | 5.7 | 0.2 | 7.5 | 58 |
| 西红柿 | 200 | 1.6 | 0.6 | 4.4 | 30 |
| 苹果 | 100 | 0.4 | 0.5 | 13.0 | 58 |
| 糖 | 35 | — | — | 35.0 | 140 |
| 油 | 20 | — | 20 | | 180 |
| 总计 | — | 41.4 | 32 | 289.1 | 1615 |
| | | | | | (6.76MJ) |

**2. 食谱举例** 以低盐、低蛋白软食为例。

早餐：软米饭、糖包子。

午餐：馒头、菠菜蛋花汤面。

加餐：苹果。

晚餐：软米饭、烧茄子、番茄切片。

# 二、慢性肾小球肾炎的营养治疗

慢性肾小球肾炎（chronic glomerulonephritis，CGN），简称慢性肾炎，是由多种原因引起的一组肾小球疾病，而以免疫炎症为主，可原发或继发于其他疾病。本病可发生在不同年龄，以中青年为多，男女发病率比为 2：1。大部分慢性肾炎并非由急性肾炎迁延而致，其他细菌及病毒感染，特别是乙型肝炎病毒感染可引起慢性肾炎。慢性肾炎后期，病人多出现贫血，主要是由于肾实质受损，红细胞生成素生成减少及营养不良。贫血的严重程度与肾脏病变及肾功能减退成正比。

## （一）病理特点及临床表现

慢性肾炎的病理改变可因病因、病变活动程度等而有所不同，病变可以呈局灶性或弥漫性，随发病时免疫病理机制的不同可表现为不同程度的系膜和（及）内皮细胞增生、毛细血管基膜增厚、基膜增厚伴系膜增生（基膜增生性）及局灶性硬化，进而肾组织萎缩，出现固缩肾等。

由于肾脏不能排泄尿素和肌酐，而致血尿素氮、肌酐水平升高，体液、钾、钠和磷潴留；肾脏正常活化红细胞生成素和维生素 D 的能力受损，由于肾缺血引起红细胞生成素减少加上厌食，食欲缺乏造成铁、叶酸和蛋白质摄入不足，均会导致肾性贫血。故贫血、低钙、骨质疏松和高磷血症常发生。钠和水代谢异常，造成高血压和钾潴留，可引起心脏节律障碍；有机酸的潴留引起代谢性酸中毒。临床表现主要为蛋白尿、血尿、水肿、高血压和肾功能损害，大致可分为以下几个临床类型。

**1. 普通型** 一般每 24 小时的尿蛋白为 1.5～3.5g，可有血尿、管型尿、高血压、肾功能损害等症状。

**2. 肾病型** 除普通型临床表现以外，每 24 小时尿蛋白大于 3.5g，血浆蛋白低下，白蛋白可小于 3g，病人多有程度不等的水肿。

**3. 高血压型** 除普通型临床表现以外，尚有持续性中度以上的高血压症状。

**4. 隐匿型** 仅有轻度肾功能损害，预后较好。

## （二）营养治疗原则

营养治疗的目的是根据不同疾病状态提供合理的营养方案，增强机体抵抗力，预防感染，减少发作诱因，防止病情恶化。

**1. 根据肾功能损害情况决定蛋白质的摄入量** ①不能过度限制蛋白质的摄入，以防造成营养不良；②在有限制的蛋白质摄入量范围内，要优先选择牛奶、鸡蛋、新鲜瘦肉、鱼等优质蛋白质；③肾功能正常的慢性肾炎病人应该摄入正常量蛋白质，以不超过每千克体重 1g/d 为宜；④当肾功能不全出现少尿、水肿、高血压等症状时，应适当限制蛋白质的摄入量，每千克体重 0.6g/d 左右，不超过 50g/d，同时配合麦淀粉饮食治疗；⑤有氮质血症的病人，其肾组织 2/3 以上已损坏，高蛋白饮食可造成肾小球高灌注及高滤过，这可能是高蛋白饮食促进肾小球硬化、加速肾功能损害的主要机制，控制蛋白质的摄入，是治疗上颇为重要的一环。

**2. 碳水化合物和脂肪作为能量的主要来源** ①在低蛋白饮食加必需氨基酸治疗的同时，必须保证每日摄入足够的能量；②适当增加饮食中的碳水化合物（如麦淀粉、藕粉及食糖等）及植物油的比例，以保证摄入的蛋白质能被机体充分利用以合成自身蛋白质，纠正机体负氮平衡；③能量以每千克体重 30～35kcal/d 计算，在 2000～2200kcal/d 为宜。

**3. 适时调整入水量，供给足量维生素** ①排尿量正常情况下，可不限制水分，采用日常饮食即可；②当出现水肿和高血压时，入水量要严格限制，简单的计算方法是以前一天的尿量（ml）加 500ml，入水量不超过 1000ml/d；③每日应供给足量的新鲜蔬菜和水果，如冬瓜、胡萝卜、鲜藕、西红柿、蜜桃、梨、西瓜、橘子等，满足机体对各种维生素的需要。

**4. 采用低钠饮食，利尿消肿**　①低钠饮食指摄入食盐 2～3g/d，以减轻机体水、钠潴留，有利于降压及利尿；②病人有水肿、少尿（其尿量少于 500ml/d）、高血压合并心力衰竭、肺水肿时，应严格忌盐；③对于食欲缺乏病人可考虑用无钠盐或无盐酱油等作食盐代用品来烹调饮食。

**5. 以尿量和血钾水平调节钾盐的摄入**　①病人尿量在 1000ml/d 以上时，不必限制钾盐的摄入；②尿量在 1000ml/d 以下或有高血钾，应选用低钾饮食，将蔬菜切成小块，浸泡后用大量水煮，弃水食用可降低新鲜蔬菜中钾的含量；③常用食物中含钾在 100mg/100g 以下的有猪血、猪肠、海参、蛋类、面筋、南瓜、藕粉、花菜、粉皮等。

**6. 适量补充微量元素**　①慢性肾炎因促红细胞生成素减少，低白蛋白血症常伴难治性贫血，应食用含铁丰富的食物（如油菜、木耳、大枣、桂圆、赤小豆等）以纠正贫血，同时及时补充铁剂、维生素 $B_{12}$、叶酸等；②慢性肾炎缺铁的同时兼有缺锌状态，除口服锌制剂外，提倡营养补锌，从食物中摄入含锌高的食物（如牛肉、羊肉、蛋黄、动物胎盘、鱼类、大豆、黄豆、枸杞等），可纠正病人的缺铁、锌状况。

**7. 少吃或不吃辛辣刺激性食物**　辛辣刺激性食物及海鲜应少吃或不吃，忌食公鸡、鹅、猪头肉、黄鱼、带鱼、乙醇等。

**（三）营养配膳食谱**

**1. 慢性肾炎不同临床期饮食处理**　①无症状蛋白尿或血尿，尿蛋白丧失 1～2g/d，一般饮食，略限盐；②无氮质血症，但尿蛋白丧失较多或有血浆蛋白低下，蛋白质按每千克体重 0.8～1.2g/d 正常需要量供给，其中优质蛋白质占 50%以上；③高血压型病人以少盐或短期无盐饮食为宜，避免肾功能的恶化，同时应定期检查血钾、钠水平，以防止体内钠含量不足；④当肾功能明显减退时，适当控制蛋白质量，选择动物性食物等优质蛋白质；不要过分限制钠盐的摄入，否则会出现血容量不足，甚至出现氮质血症。

**2. 膳食中营养成分建议**　膳食控制根据病情轻重而有所不同，膳食中营养成分建议见表 9-3。

表 9-3　慢性肾炎的营养治疗食谱

| 食物 | 数量（g） | 蛋白质（g） | 脂肪（g） | 碳水化合物（g） | 能量（kcal） |
| --- | --- | --- | --- | --- | --- |
| 面粉 | 200 | 18.8 | 2.8 | 150 | 700 |
| 大米 | 150 | 10.2 | 1.9 | 115 | 519 |
| 牛奶 | 200 | 6.6 | 8 | 10 | 138 |
| 猪肉 | 75 | 12.5 | 21.6 | 0.8 | 248 |
| 鸡蛋 | 50 | 7.4 | 5.8 | 0.8 | 85 |
| 扁豆 | 100 | 1.5 | 0.2 | 4.7 | 27 |
| 茄子 | 200 | 4.6 | 0.2 | 6.2 | 46 |
| 西红柿 | 100 | 0.8 | 0.3 | 2.2 | 17 |
| 苹果 | 100 | 0.4 | 0.5 | 13 | 58 |
| 糖 | 15 | — | — | 15 | 60 |
| 油 | 25 | — | 25 | — | 225 |
| 总计 | — | 62.8 | 66.3 | 317.7 | 2123 |
|  |  |  |  |  | （9MJ） |

**3. 食谱举例** 以慢性肾炎普食为例。

早餐：馒头、加糖牛奶。

午餐：猪肉扁豆馅水饺。

加餐：苹果。

晚餐：米饭、茄子肉片、番茄鸡蛋汤。

# 第三节 营养与肾病综合征

肾病综合征（nephrotic syndrome）是指因肾脏病理损害所致的一组具有一定内在联系的临床综合征，常见症状为大量蛋白尿、低蛋白血症、高脂血症，以及水、钠潴留造成的水肿。随着病情的发展，病人抵抗力减弱会出现蛋白质营养不良症。

## 一、病理特点及临床表现

肾病综合征的真正病因目前尚不清楚，凡能引起肾小球疾病者几乎均可导致肾病综合征。因原发病变不同，肾病综合征可合并有肾功能不全。

### （一）病理特点

在病理学上，微小病变肾病、系膜增生性肾炎、膜性肾病、肾小球局灶节段性硬化、系膜毛细血管性肾炎等都可导致肾病综合征，有学者将其分为肾病综合征Ⅰ型和肾病综合征Ⅱ型。

Ⅰ型主要表现为电荷屏障破坏，以大量蛋白排出为主，称为选择性蛋白尿；Ⅱ型常有严重结构改变，导致分子屏障破坏，蛋白质滤出增加，因而出现蛋白尿。正常情况下，肾小球滤过膜由毛细血管内皮细胞层、基膜和肾球囊脏层上皮细胞层组成，滤过膜对蛋白质过滤起屏障作用；肾病综合征时，此屏障作用受损，尿中存在大量蛋白质。持久大量的蛋白尿，使血浆蛋白特别是白蛋白浓度降低，可出现白、球蛋白比例倒置，血液胶体渗透压下降，改变了毛细血管内与组织间液体交换的平衡，水滞留在组织间隙内形成水肿；由于有效血容量减少，肾素-血管紧张素-醛固酮系统分泌增加，引起水、钠潴留；另外，因肾血流量减少使肾小球滤过率下降，也促使水肿发生。

### （二）临床表现

临床上将肾病综合征分为原发性和继发性两大类。原发性肾病综合征，是由原始病变发生在肾小球的疾病所引起，急性肾炎、急进性肾小球肾炎、慢性肾炎等都可在疾病过程中出现肾病综合征；继发性肾病综合征，即继发于全身性疾病者，如糖尿病肾病、系统性红斑狼疮肾炎、肾淀粉样变、感染、药物性疾病、某些结缔组织病及遗传性疾病等均可引起肾病综合征。肾病综合征的定义是由临床表现所界定的，包括以下内容。

**1. 大量蛋白尿** 为肾病综合征必备的第一个特征。由于肾小球滤过膜对血浆蛋白的通透性增加，致使原尿中蛋白含量增多超过近曲小管上皮细胞的重吸收能力而形成大量蛋白尿，其成分中主要是白蛋白。一般尿蛋白总量大于 3.5g/d，有高达 30g/d 者。

**2. 低白蛋白血症** 为肾病综合征必备的第二个特征。主要是由于大量蛋白尿造成低白蛋白血症，血清白蛋白<30g/L，儿童血清白蛋白<25g/L；病人常伴有营养不良，一般呈负氮平衡；常有贫血、乏力、毛发稀疏、枯黄、肤色苍白失去润泽、指甲可见白色横行的宽带（Muchreke 线）等表现；可影响儿童病人生长发育。

**3. 高脂血症** 血清胆固醇>6.5mmol/L。血浆白蛋白降低时，蛋白质合成增加的同时亦刺激脂蛋白的合成及脂蛋白分解酶活力下降，机体总胆固醇、甘油三酯、LDL 和 VLDL 等均可明显升高。

**4. 水肿** 尿中大量蛋白质使血浆胶体渗透压下降及肾小球滤过率下降，使水滞留在组织间隙形成水肿。水肿常受摄入的钠量、病人的体位、组织的弹性、输入液量及有无心肝疾病的影响，其严重程度与蛋白尿及低蛋白血症的程度不完全呈线性比例。肾病综合征的水肿程度轻重不一，以组织疏松处最为明显。常出现于眼睑及下肢，严重者可全身水肿或见胸腔积液、腹水，甚至心包积液。

**5. 高血压** 成人肾病综合征者20%～40%有中度高血压，通常在18.7～22.7/12.7～14.7kPa。

## 二、营养治疗原则

肾病综合征的营养治疗必须针对病人具有大量蛋白尿、低蛋白血症、水肿和高脂血症的四大特点，以保护肾功能、减缓肾功能恶化程度、配合药物治疗、积极预防和治疗合并症为目的。

### （一）按病程变化调节蛋白质的摄入量

**1. 血浆蛋白低于正常者，给予高蛋白饮食** 供给量以每千克体重1.5～2.0g/d计算，总量控制在100～120g/d，以纠正和防止血浆蛋白降低、贫血及营养不良性水肿。

**2. 以高生物价蛋白质为主体** 优质蛋白质占蛋白质总量的60%～70%。

**3. 氮质血症者限制蛋白质的摄入** 一旦出现肾衰竭或氮质血症，应限制蛋白质的摄入，摄入量控制在50g/d左右。

### （二）供给充足的能量、无机盐和微量元素及维生素

**1. 供给充足的能量** 能量供给为30～35kcal/（kg·d），使蛋白质能为机体充分利用。

**2. 补充无机盐和微量元素** 由于长期大量蛋白尿，同时丢失与蛋白结合的某些无机盐和微量元素，使人体钙、镁、锌、铁等元素缺乏。应给予补充微量元素含量丰富的蔬菜、水果、杂粮、海产品等。

**3. 及时增加维生素的摄入** 饮食中要补充增加维生素A、维生素D和维生素$B_2$、维生素C等，多食用含维生素丰富的食物。

### （三）少盐、无盐或少钠饮食

**1. 少盐饮食** 摄入盐量不超过2～3g/d（1g食盐的含钠量为400mg），不再加食其他含盐食物，给予无水肿者。

**2. 无盐饮食** 在烹调时不再加盐或用其他含盐食物，一般加糖醋以增进口味，饮食中食物内的含钠量应不超过1000mg/d，给予有水肿现象者。

**3. 少钠饮食** 除在烹调时不再加食盐或其他含盐食物外，还要计算一天饮食中食物内的含钠量，不超过250～500mg/d；注意禁食含碱主食及含钠高的食物，如咸鸭蛋、咸菜、萝卜、菠菜、小白菜、油菜等，给予水肿严重者。

病人长期食用少盐饮食后，可按当地酱油含盐浓度，用酱油代盐调节口味，一般酱油4～5ml中约有1g的盐量。食物含钠量可参阅表9-4。

**表9-4 每100g食物含钠量**

| 食物名称 | 钠（mg） | 食物名称 | 钠（mg） | 食物名称 | 钠（mg） | 食物名称 | 钠（mg） |
|---|---|---|---|---|---|---|---|
| 西瓜 | 2.6 | 柠檬 | 10 | 鲜香菇 | 13 | 绿豆芽 | 19 |
| 花生 | 5.0 | 李子 | 10 | 苹果 | 14 | 丝瓜 | 19 |
| 白葡萄 | 8.1 | 番茄 | 10 | 珍珠笋 | 14 | 芋头 | 19 |
| 倭瓜 | 8.2 | 牛肉 | 11 | 冬瓜 | 14 | 猪肝 | 20 |
| 龙须菜 | 8.4 | 猪肉 | 11 | 莴笋 | 14 | 对虾 | 20 |
| 甜柿椒 | 9.4 | 南瓜 | 11 | 菠萝 | 14 | 菜瓜 | 20 |
| 西葫芦 | 9.5 | 鸡 | 12 | 山药 | 15 | 藕粉 | 21 |
| 桃 | 9.8 | 紫葡萄 | 12 | 西葫芦 | 16 | 牛肝 | 22 |
| 鸭梨 | 10 | 柿子 | 13 | 豌豆 | 18 | 菜花 | 22 |

| 食物名称 | 钠（mg） | 食物名称 | 钠（mg） | 食物名称 | 钠（mg） | 食物名称 | 钠（mg） |
|---|---|---|---|---|---|---|---|
| 荸荠 | 22 | 黄花菜 | 43 | 稻米（高） | 78 | 洋白菜 | 170 |
| 橘子 | 23 | 潇儿菜 | 44 | 小白菜 | 80 | 胡萝卜 | 170 |
| 核桃 | 23 | 大枣 | 44 | 嘎嘎菜 | 81 | 菠菜 | 200 |
| 杏 | 24 | 黄豆芽 | 47 | 鸭蛋 | 82 | 甘蓝菜 | 200 |
| 大葱 | 25 | 牛奶 | 51 | 盖菜 | 83 | 红苋菜 | 220 |
| 黄瓜 | 26 | 香椿 | 53 | 扁豆 | 84 | 空心菜 | 240 |
| 茄子 | 20 | 大白菜 | 55 | 塌棵菜 | 100 | 香菜 | 260 |
| 苤菜 | 27 | 生菜 | 57 | 黄玉米 | 110 | 萝卜缨 | 260 |
| 黄金瓜 | 28 | 稻米（次） | 58 | 小米（细） | 120 | 干酸枣 | 260 |
| 杏仁 | 29 | 北豆腐 | 59 | 南豆腐 | 120 | 茼子杆 | 270 |
| 冬菇 | 31 | 可可 | 59 | 芹菜 | 120 | 黄豆 | 310 |
| 白薯 | 31 | 心里美萝卜 | 59 | 紫菜头 | 130 | 咸雪里蕻 | 360 |
| 藕 | 32 | 精白面 | 60 | 干香菇 | 130 | 紫菜 | 670 |
| 紫菜薹 | 33 | 青甜瓜 | 61 | 葡萄干 | 133 | 松花蛋 | 740 |
| 土豆 | 34 | 杏干 | 62 | 高粱 | 140 | 五香芥菜头 | 3340 |
| 慈姑 | 34 | 萝卜 | 68 | 生菜 | 140 | 稀酱菜 | 3880 |
| 豇豆 | 36 | 梅 | 69 | 白萝卜 | 140 | | |
| 韭菜 | 36 | 鸡蛋 | 73 | 绿苋菜 | 160 | | |
| 鲜蚕豆 | 36 | 金花菜 | 73 | 油菜 | 170 | | |

## （四）控制脂肪摄取种类及摄取量

**1. 选择脂肪种类** 烹调油以植物油为主；食物含胆固醇量可参阅表 9-5。

### 表 9-5　每 100g 食物含胆固醇量

| 食物名称 | 胆固醇（mg） | 食物名称 | 胆固醇（mg） | 食物名称 | 胆固醇（mg） | 食物名称 | 胆固醇（mg） |
|---|---|---|---|---|---|---|---|
| 蛋白 | 0 | 土鸡 | 60~90 | 比目鱼 | 87 | 羊肉（炼） | 110 |
| 海参 | 0 | 蒜肠 | 61 | 牛油（炼） | 89 | 猪舌 | 116 |
| 奶酪 | 11 | 牛肉（瘦） | 62~106 | 青鱼 | 90 | 黄鳝 | 117 |
| 酸牛奶 | 12 | 羊肉（瘦） | 65~100 | 鲫鱼 | 93 | 肉鸡 | 60~117 |
| 牛奶 | 13~24 | 大腊肠 | 72 | 鲢鱼 | 97 | 鲳鱼 | 120 |
| 海蜇皮 | 16~24 | 猪肉（瘦） | 77 | 带鱼 | 97 | 广东香肠 | 123~150 |
| 脱脂奶粉 | 28 | 甲鱼 | 77 | 火腿 | 100 | 羊肚 | 124 |
| 羊奶 | 34 | 大黄鱼 | 79~98 | 牛舌 | 102 | 牛心 | 125~145 |
| 炼乳 | 39 | 鸭 | 80~101 | 干酪 | 104~140 | 梭鱼 | 128 |
| 冰淇淋（1 杯） | 51 | 草鱼 | 81 | 全脂奶粉 | 104 | 沙丁鱼 | 130 |
| 牛奶冰棍（1 支） | 53 | 鲤鱼 | 83 | 排骨 | 105 | 羊心 | 140 |
| 麻蛤 | 55 | 兔肉 | 65~83 | 鸡油（炼） | 107 | 羊舌 | 143 |
| 鸭油（炼） | 55 | 猪油（炼） | 85~110 | 猪肉（肥） | 107~126 | 鸡血 | 149 |
| 小肚 | 58 | 鲑鱼 | 86 | 鸽 | 110 | 对虾 | 150 |

| 食物名称 | 胆固醇（mg） | 食物名称 | 胆固醇（mg） | 食物名称 | 胆固醇（mg） | 食物名称 | 胆固醇（mg） |
|---|---|---|---|---|---|---|---|
| 青虾 | 158 | 牛肚 | 150 | 猪肝 | 368～420 | 小虾米 | 738 |
| 猪心 | 158 | 牛肉（肥） | 194 | 牛肾 | 400 | 咸鸭蛋 | 742 |
| 猪肚 | 150～159 | 鸡肫 | 229 | 猪肾 | 380～405 | 虾子 | 896 |
| 螺肉 | 161 | 牛肺 | 234 | 鸡肝 | 429 | 蟹子 | 985 |
| 猪肉松 | 163 | 河蟹 | 235 | 蚬 | 454 | 鸭蛋黄 | 1522 |
| 奶油 | 168 | 鱼松 | 240 | 鲫鱼子 | 460 | 鸡蛋黄 | 1705～2000 |
| 蛋糕 | 172 | 牛肝 | 257 | 蟹黄 | 466 | 羊脑 | 2099 |
| 羊肉 | 173 | 鱿鱼 | 265 | 鱼肝油 | 500 | 牛脑 | 2300～2670 |
| 牛肉松 | 178 | 墨鱼 | 275 | 鸭肝 | 515 | 猪脑 | 3100 |
| 青蛤 | 180 | 黄油 | 227～295 | 虾米 | 608 | 鹌鹑蛋 | 3640 |
| 鸭肫 | 180 | 猪肺 | 314 | 鸭蛋 | 634 | | |
| 鳗鱼 | 186 | 羊肝 | 323 | 松花蛋 | 649 | | |
| 猪肠 | 150 | 羊肾 | 354 | 鸡蛋 | 450～680 | | |

**2. 低胆固醇饮食**　高胆固醇血症者，适当限制含胆固醇高的食物，如蛋黄、动物内脏、海鲜等，胆固醇摄入量应＜300mg/d；高脂血症者，可引起动脉硬化及肾小球损伤、硬化，应限制动物内脏、肥肉及某些海产品等富含胆固醇及脂肪的食物摄入。

**3. 控制脂肪摄取量**　供给脂肪总量为50～70g/d，供能占总能量的20%以下；严重高脂血症者应该限制脂肪和糖的摄入。

## 三、营养配膳食谱

**1. 膳食中营养成分建议**　膳食控制根据病情轻重而有所不同，膳食中营养成分建议见表9-6。

**表9-6　肾病综合征一日食物数量和营养价值（g）**

| 食物 | 数量（g） | 蛋白质（g） | 脂肪（g） | 碳水化合物（g） | 能量（kcal） |
|---|---|---|---|---|---|
| 面粉 | 150 | 14.1 | 2.1 | 112.5 | 525 |
| 大米 | 150 | 10.1 | 1.9 | 115.2 | 519 |
| 红豆 | 25 | 5.4 | 0.2 | 15.2 | 84 |
| 牛奶 | 400 | 10.0 | 16.0 | 20.0 | 276 |
| 鸡蛋 | 100 | 14.7 | 11.6 | 1.6 | 170 |
| 猪瘦肉 | 50 | 10.7 | 5.3 | 1.3 | 85 |
| 黄鱼 | 150 | 25.0 | 5.4 | — | 149 |
| 冬瓜 | 200 | 0.8 | — | 4.8 | 22 |
| 黄瓜 | 200 | 1.6 | 0.4 | 4.0 | 26 |
| 番茄 | 100 | 0.8 | 0.3 | 2.2 | 15 |
| 圆白菜 | 100 | 1.1 | 0.2 | 3.4 | 20 |

续表

| 食物 | 数量（g） | 蛋白质（g） | 脂肪（g） | 碳水化合物（g） | 能量（kcal） |
|---|---|---|---|---|---|
| 梨 | 250 | 0.3 | 0.3 | 22.5 | 92 |
| 糖 | 30 | — | — | 30.0 | 120 |
| 油 | 30 | — | 30.0 | — | 270 |
| 总计 | — | 94.6 | 73.7 | 332.7 | 2373（9.83MJ） |
| 高生物价蛋白质含量为 | | 63.60% | | | |

**2. 食谱举例（低糖、高蛋白普食）**

早餐：豆沙包，加糖牛奶 200ml，煮鸡蛋 1～2 个。

午餐：白米粥，包子（猪肉冬瓜），拌黄瓜。

加餐：鸭梨。

晚餐：米饭，糖醋黄鱼，西红柿炒圆白菜。

晚加餐：加糖牛奶 200ml。

# 第四节 营养与肾衰竭

## 一、急性肾衰竭的营养治疗

急性肾衰竭（acute renal failure，ARF）是指急骤发生的由各种病因引起的急性肾损害，使肾单位丧失调节功能，肾小球滤过率突然下降，大量的含氮物质堆积在血液内，不能维持体液电解质平衡和排泄代谢废物，导致少尿、高血压、代谢性酸中毒及急性尿毒症等综合征者，统称为急性肾衰竭。临床有广义和狭义之分，狭义的急性肾衰竭是指急性肾小管坏死；广义的急性肾衰竭是由多种病因引起的一个临床综合征。

### （一）病理特点及临床表现

急性肾衰竭的病因有很多，一般将其分为肾前性、肾性及肾后性三大类。肾前性的常见病因包括血容量不足、心排血量减少；肾后性的病因是各种原因所致的急性尿路梗阻，如输尿管结石、乳头坏死组织堵塞、尿道狭窄、膀胱颈梗阻、前列腺肿大等；肾实质性的病因是许多肾实质性疾病。

**1. 病理特点** 上述各种原因引起的急性肾损害，其病理特点表现：肾中毒所致者，病变多为近端小管上皮细胞融合样坏死，而基膜完整。肾缺血所致者，肾小管细胞多呈灶性坏死，分散于肾小管各节段中，基膜常遭破坏。轻者仅有肾小管的轻微改变，重者可有肾小管的广泛变性和坏死。肉眼观察可见肾增大而质软，剖面髓质呈暗红色；皮质肿胀而苍白。显微镜检查有肾小管变薄、肿胀和坏死，管腔内有脱落的上皮、管型和炎症渗出物；肾间质可有不同程度的炎症细胞浸润和水肿；肾小球和肾小动脉一般无显著改变。

急性肾衰竭的发生过程与下列几种因素有关。①肾血管血流动力学变化：主要表现为入球小动脉收缩和毛细血管内皮细胞肿胀及出球小动脉舒张，导致肾小球滤过缺失。②肾小球通透性改变：肾小球血管痉挛及肾小球滤过膜表面积减少或滤过系数下降，致使肾小球滤过率下降。③肾小管阻塞：肾小管上皮细胞有坏死、脱落和肿胀，在管内沉积并可形成管型使原尿下流受阻，肾内压力增加，使肾小球滤过率降低。④肾小管液回漏：肾小管细胞坏死或渗透性增加，屏障作用消失和管周胶体渗透压的回吸收动力作用，肾小管腔内原尿向管周血管系统回流而致少尿。

**2. 临床表现** 以急性循环衰竭为主，急剧发生肾小球滤过率减少和肾小管功能降低，临床表现分为少尿期、多尿期及恢复期。

（1）少尿期：属病情危急阶段，持续时间 3 天到数周不等，此期间由于水、电解质、酸碱平衡紊乱，氮质代谢产物潴留可有以下症状：少尿或无尿，24 小时尿量少于 400ml 者为少尿，少于 100ml 者称为无尿；低渗尿或等渗尿；氮质血症；高钾血症；低钠血症；电解质紊乱，低钙血症或高镁血症；代谢性酸中毒及尿毒症；少数病例尿量并不减少，称为非少尿型急性肾衰竭。

（2）多尿期：随着病情好转，进入多尿期，尿量超过 1500ml/d；血尿素氮及肌酐开始下降，水肿好转；其他代谢紊乱也逐渐恢复，多尿期尿量可增至 2500ml/d 或更多；因水、钠、钾从尿中大量排出，则可发生脱水、低钾血症及低钠血症。多尿期持续数天至 2 周，尿量逐渐恢复正常。

（3）恢复期：尿量逐渐恢复正常，且肾衰竭临床表现逐渐好转；但肾小管浓缩功能恢复较慢，常需数月才完全复原；少数病人可留下永久性肾功能损害；少数病人可转变为慢性肾功能不全。

### （二）营养治疗原则

大多数急性肾衰竭病人，特别是因休克、败血症、严重挤压伤引起的肾衰竭，都存在不同程度的蛋白质分解、体液和电解质紊乱，及酸碱平衡失调。病人每天可丢失蛋白质 150～200g，甚至更多；因不能正常地排泄代谢产物，以致发生高钾血症、代谢性酸中毒和尿毒症；处于分解代谢状态的肾衰竭病人，可因负氮平衡、体重减轻、免疫能力损害、低蛋白血症与水肿，或发生其他并发症，致死亡率增高。营养治疗原则是防止体内蛋白质分解，提供适宜能量和必需氨基酸，使内源性尿素氮由非必需氨基酸合成，这样既可以保证体内的蛋白质合成，也可使氮质血症有所减轻，提高病人存活率。

**1. 少尿期饮食治疗原则**　配合治疗原发病，促进肾功能恢复；维持体内酸碱平衡，水、电解质平衡和矿物质平衡，纠正或防止尿毒症；减少代谢废物（如尿素、肌酐、肌酸等）的产生，以减轻肾脏负担。

（1）供给足够的能量：日常饮食中以碳水化合物为能量供给的主要来源，可以选择含蛋白质低的麦淀粉制作的食物，加少量米汤或稀粥，再配加水果、甜果汁、葡萄糖、蜂蜜等含糖食物，以提高蛋白质的利用率，减轻肾脏负担和防止氮滞留加重，改善负氮平衡。

（2）低蛋白饮食、适量的维生素与无机盐：蛋白质供给量为 15～20g/d，必须挑选含必需氨基酸丰富的牛奶、鸡蛋、肉类、鸡、虾等优质蛋白质；在计算好液体摄入量与了解血钾高低后，可适当进食各种新鲜水果或菜汁，以补充 B 族维生素和维生素 C 与无机盐。

（3）严格控制水盐平衡：在少尿期应计算和记录一天的摄入水量，严格限制各种水分的摄入。根据尿量而定，一般限制在 500ml/d，防止体液过多而引起急性肺水肿和稀释性低钠血症，每天补充液体量为基础需水量（即不显性失水–内生水）加上显性失水；根据不同的水肿程度、排尿情况及血钠测定，分别采用少盐、无盐或少钠饮食、低钠饮食，钠摄入量约为 500mg/d；酌量减少饮食中钾的供给量，除避免食用含钾量高的食物外，可以采用冷冻、加水浸泡或弃去汤汁等方式以减少钾的含量。食物含钾量可参阅表 9-7。

**表 9-7　每 100 克食物含钾量**

| 食物 | 钾（mg） | 食物 | 钾（mg） | 食物 | 钾（mg） |
|---|---|---|---|---|---|
| 含钾量低的食物 | | 鸭蛋 | 60 | 空心菜 | 150 |
| 菜瓜 | 88 | 皮蛋 | 70 | 冬瓜 | 170 |
| 南瓜 | 69 | 团粉（干） | 15 | 瓠瓜 | 180 |
| 藕粉 | 0 | 白薯 | 110 | 白萝卜 | 170 |
| 鸡蛋 | 60 | 芝麻酱 | 140 | 嫩豆腐 | 84 |

续表

| 食物 | 钾（mg） | 食物 | 钾（mg） | 食物 | 钾（mg） |
|---|---|---|---|---|---|
| 蒜头 | 130 | 黄豆芽 | 330 | 紫萝卜头 | 440 |
| 蒜苗 | 150 | 韭菜 | 380 | 干红枣 | 430 |
| 绿豆芽 | 160 | 青蒜 | 300 | 鲜蘑菇 | 280 |
| 青菜 | 130 | 红苋菜 | 320 | 紫菜 | 1640 |
| 米 | 90 | 绿苋菜 | 410 | 榨菜 | 1260 |
| 面条 | 11 | 芹菜 | 370 | 川冬菜 | 1240 |
| 面粉 | 120 | 油菜 | 430 | 干玉兰片 | 2260 |
| 挂面 | 46 | 塌菜 | 450 | 干蘑菇 | 4660 |
| 干菜 | 100 | 采花 | 390 | 冬菇 | 130 |
| 梨 | 110 | 荠菜 | 470 | 杏子 | 370 |
| 白葡萄 | 71 | 香椿 | 400 | 藕 | 350 |
| 紫葡萄 | 42 | 香菜 | 570 | 红高粱 | 440 |
| 西瓜 | 22 | 黄花菜 | 380 | 玉米（黄） | 270 |
| 橙子 | 160 | 菠菜 | 350 | 豇豆 | 210 |
| 柿子 | 170 | 洋芋 | 590 | 扁豆 | 200 |
| 含钾量高的食物 | | 荸荠 | 370 | 番茄 | 250 |
| 牛肉 | 330 | 冬笋 | 490 | 丝瓜 | 220 |
| 猪肉 | 330 | 春笋 | 480 | 苦瓜 | 200 |
| 鸡肉 | 340 | 百合 | 490 | | |

**2. 多尿期饮食治疗原则** 病人多尿常可因补液不足而失水；补盐不足而致低钾、低钠；或因补液过多而使多尿期延长，因此饮食治疗应以纠正水、电解质平衡失调为主。

（1）高能量：早期的饮食治疗基本原则与少尿期相同，能量要充足，总能量在 1200～1800kcal/d，产能营养素比例为碳水化合物 80%，蛋白质 10%，脂肪 10%；主食最好以麦淀粉为主。

（2）低蛋白饮食：多尿初期肾小管选择性重吸收功能尚未恢复，尿排钾多、尿素少，蛋白质仍按 20g/d 供给；氮质血症好转后，蛋白质可提高至 45g/d，动物性优质蛋白质应＞50%。

（3）适宜补充水盐及电解质：多尿初期水的摄入量可增加至 1200ml/d，最好按前一天尿量计算输液量；当尿量恢复正常后，补液量可达 1500～2000ml/d，但补液总量应少于尿量；多尿期钾丢失增多，除多吃含钾丰富的水果、果汁、蔬菜外，还应根据血钾水平而调整，一般当尿量在 1500～3000ml/d 时，氯化钾一日三次每次 1g，当尿量＞3000ml/d 时，钾的补充还可适当增加；多尿期应增加食盐补充，按每排 1000ml 尿，补氯化钠 2g 或碳酸氢钠 2g。

**3. 恢复期饮食治疗原则** 恢复期排尿渐趋于正常，临床症状有所缓解，病情稳定后，可恢复正常饮食。

（1）总能量可按 2200～2800kcal/d 供给。

（2）蛋白质的供给量可随血液非蛋白氮下降而逐渐提高，开始按 0.5～1.0g/kg 计算；逐步恢复时则可按 1.0g/kg 或更多计算。

（3）同时注意给予含维生素 A、B 族维生素和维生素 C 丰富的食物。

### （三）营养配膳食谱

**1. 膳食中营养成分建议**　膳食控制根据病情轻重而有所不同，膳食中营养成分建议见表 9-8。

表 9-8　一日食物数量和营养价值

| 食物 | 数量（g） | 蛋白质（g） | 脂肪（g） | 碳水化合物（g） | 能量（kcal） |
|---|---|---|---|---|---|
| 大米 | 50 | 3.4 | 0.7 | 28.4 | 173 |
| 面粉 | 100 | 9.4 | 1.4 | 75.0 | 350 |
| 挂面 | 100 | 9.6 | 1.7 | 70.0 | 334 |
| 牛奶 | 200 | 6.6 | 8.0 | 10.0 | 138 |
| 鸡蛋 | 50 | 7.4 | 5.8 | 0.8 | 85 |
| 猪瘦肉 | 25 | 4.2 | 7.2 | 0.3 | 83 |
| 番茄 | 150 | 1.2 | 0.5 | 3.3 | 23 |
| 橘子汁 | 200 | — | — | 20.0 | 80 |
| 紫菜 | 2 | 0.5 | — | 1.0 | 6 |
| 苹果 | 100 | 0.4 | 0.5 | 13.0 | 58 |
| 糖 | 10 | — | — | 10.0 | 40 |
| 油 | 10 | — | 10.0 | — | 90 |
| 总计 | — | 42.7 | 35.8 | 231.8 | 1460（6.12MJ） |

**2. 食谱举例**

（1）少尿期（适用短期）：蔗糖 50g，葡萄糖 50g，溶于 800ml 开水中，加少量酸梅精或鲜柠檬汁调味；全日 8 次进食，自早 8:00 至晚 10:00，每 2 小时进食 100ml；可供能量 400kcal/d（1.67MJ/d），入液量 800ml/d。

（2）少尿缓解期（低蛋白、低钠、低钾饮食）：如病人已排尿 400～500ml/d，除继续服上述配方外，再加三次主餐，举例如下。

早餐：牛奶 150ml，甜面包 25g。

午餐：面片 50g，西红柿 50g，鸡蛋 1 个。

晚餐：麦片粥 25g，牛奶 150ml。

能量 800kcal/d（3.35MJ/d），蛋白质 28g/d 左右，入液量 1200ml/d；应再口服或静脉输入必需氨基酸 10～13g，使蛋白质摄入量达 40g/d。

（3）急性肾衰竭并发尿毒症（低钠、低蛋白饮食）：表 9-9 所列食谱为高碳水化合物、低蛋白、低脂肪、高维生素 C、高钾低钠，饮食组成以蔬菜水果为主，故不能长期使用。

表 9-9　低钠、低蛋白饮食食谱举例

| 食物 | 数量（g） | 食物 | 数量（g） |
|---|---|---|---|
| 牛奶 | 200 | 苹果 | 100 |
| 麦淀粉 | 250 | 鸭梨 | 100 |
| 大米 | 25 | 糖 | 25 |
| 猪瘦肉 | 25 | 番茄 | 200 |
| 鸡蛋 | 35 | 干粉丝 | 20 |
| 冬瓜 | 200 | 豆油 | 50 |
| 西葫芦 | 200 | 酱油 | 4 |

上述食谱可获得：总能量 1951.2kcal（8.16MJ）；能氮比为 482.8：1；不饱和脂肪酸与饱和脂肪酸的比值为 2.28；碳水化合物 319.4g（65.4%）；蛋白质 25.2g（5.1%）；脂肪 63.6g（29.3%）；动物蛋白 15.6g（61.6%）；维生素 C 0.59mg；胆固醇 254.9mg；钠 401.7mg；钾 1252.4mg；磷 450.5mg；钙 390.9mg；铁 18.7mg；锰 1.3mg；锌 4.15mg；铜 1.0mg。

（4）美国 Amin-Aid 急、慢性肾衰竭的要素膳：见表 9-10。

表 9-10　急慢性肾衰竭的要素膳

| 成分 | 含量（g） | 比例（%） | 供能比例（%） |
| --- | --- | --- | --- |
| 碳水化合物（蔗糖、麦芽糊精、柠檬酸） | 124.3 | 84.0 | 74.8 |
| 脂肪（乳化豆油、磷脂、甘油单酯与甘油二酯） | 15.7 | 10.7 | 21.2 |
| 氨基酸（8 种必需氨基酸＋组氨酸） | 6.6 | 4.5 | 4.0 |
| 总氮 | 0.8 | 0.54 | |

注：使用时每袋加水至 340ml，浓度为 43%，总能量为 664.9kcal（2781kJ）

## 二、慢性肾衰竭的营养治疗

慢性肾衰竭（chronic renal failure，CRF），简称慢性肾衰，是指各种慢性肾病晚期，肾实质已严重毁损，肾功能恶化，引起肾脏排泄、分泌及调节功能的减退，水与电解质的紊乱和在普通饮食下出现氮质血症等所表现的一种临床综合征，发病率为 5‰左右。

### （一）病理特点及临床表现

各型原发性肾小球肾炎、慢性肾脏感染性疾患、慢性尿路梗阻、先天性肾病及继发于全身性疾病等病因所致的严重肾功能不全时，由于肾单位的严重破坏，当肾小球滤过率下降到正常值的 15% 以下时，体内出现严重的内环境紊乱和代谢废物的滞留，引起代谢紊乱；肾功能急剧恶化，出现尿毒症，累及全身各个脏器和组织。

**1. 病理特点**

（1）肾单位毁损：当肾脏病变时，大部分肾单位毁损，健存的肾单位则需加倍工作，以补偿被毁坏了的肾单位功能，不得不增高肾小球血液灌注及滤过率，如长期过度负荷可导致肾小球硬化，使健存的肾单位越来越少，即使加倍工作亦无法代偿时，就出现肾衰竭的症状。

（2）水、电解质代谢紊乱：当肾衰竭时，机体水、电解质代谢异常，并呈恶性循环。由于肾脏浓缩和稀释功能的严重障碍而又摄入过多的钠和水可造成水、钠潴留，引起水肿、高血压，甚至充血性心力衰竭，又由于过分限制食盐的摄入、肾小管回收钠的功能减退、容易腹泻而丢失含钠的碱性肠液，以及应用利尿药而致钠丢失，可加重尿毒症，导致低钠血症或钠潴留；因肾小管不能充分排钾及摄入过多含钾药物或食物（摄入量＞70～90mmol）时，或代谢性酸中毒、溶血、感染、脱水等都可引起钾代谢的紊乱；肾小球滤过率降低到 40～50ml/min 时，钙、磷、镁代谢紊乱。

（3）蛋白质、脂肪及碳水化合物代谢异常：尿素是蛋白质分解代谢的主要产物，当肾小球滤过率下降到正常值的 25% 以下时，血中尿素氮即开始升高，如摄食高蛋白饮食，血浆尿素氮浓度明显上升，经肾小球排出尿素减少，而小部分需经肾外途径排出；慢性肾衰竭时，特有的蛋白质代谢改变表现为尿毒症病人血中必需氨基酸（如缬氨酸、色氨酸、异亮氨酸、组氨酸等）降低而苯丙氨酸升高，且非必需氨基酸中的酪氨酸降低；当病人食欲低下，蛋白质及能量摄入不足，就会出现负氮平衡及低蛋白血症；尿毒症病人可能由于高胰岛素血症而促进肝脏对甘油三酯的合成增加，同时组织清除脂蛋白脂酶的活力降低，而易发生高脂蛋白血症；有 70%～75% 的尿毒症病人有葡萄糖耐量降低，其血糖耐量曲线与轻型糖尿病病人相似，但空腹血糖正常。

（4）代谢性酸中毒：由于肾小球滤过率的下降，代谢产物包括硫酸盐、磷酸盐等酸性物质在体内滞留，而肾小管合成氨与分泌氢离子的功能显著减退，肾小管回收重碳酸盐的能力降低，因此常有轻重不等的代谢性酸中毒；若有腹泻使碱性肠液丢失，则可使酸中毒症状更为严重。

**2. 临床表现**　按肾功能异常的程度划分。肾功能不全的程度可根据肾小球滤过率（GFR）、血尿素氮（blood urea nitrogen，BUN）及血肌酐清除率（Ccr）水平分为以下三期。

（1）肾功能不全代偿期：肾小球滤过率在 50～70ml/min，血尿素氮＞7.14～8.93mmol/L，血肌酐清除率＞132～177μmol/L；仅有原有肾病的临床表现；但在进食高蛋白饮食时，由于蛋白质分解代谢亢进，血尿素氮可有一过性升高。

（2）肾功能不全失代偿或氮质血症期：肾小球滤过率＜50ml/min，血尿素氮＞8.93mmol/L，血肌酐清除率＞177μmol/L；伴有食欲减退、轻度乏力、不同程度贫血、夜尿增多，尿比重降低。

（3）尿毒症期：肾小球滤过率＜25ml/min，血尿素氮＞21.42mmol/L，血肌酐清除率＞442μmol/L；已有明显尿毒症临床症状，如肾小球滤过率＜10ml/min，为尿毒症晚期；肾小球滤过率＜5ml/min，则为尿毒症终末期。

尿毒症的症状相当复杂，累及全身各个脏器和组织，可出现：厌食、恶心、呕吐、腹泻、溃疡出血和顽固性呃逆等胃肠道症状；神经肌肉失调、肌肉颤动或抽搐、嗜睡，最后发展到昏迷甚至死亡等精神神经系统表现；常有肾性高血压、全身小动脉硬化、心功能不全、心力衰竭，并可有纤维素性心包炎或心包积液等心血管系统损害；造血系统可表现为严重贫血；呼吸系统可表现为易患支气管炎、肺炎、胸膜炎，严重代谢性酸中毒时可出现酸中毒大呼吸；还可引起尿毒症性皮炎和皮肤瘙痒；水、电解质、酸碱平衡失调导致低钠血症和钠潴留、低钙血症和高磷血症，尿毒症病人都有轻重不等的代谢性酸中毒；骨骼系统可出现肾性骨病；免疫系统功能低下，易继发感染等。

## （二）营养治疗原则

慢性肾衰竭时，由于肾脏排出代谢产物的能力降低，体内主要的毒素，如尿素、肌酐、胍类、胺类、酚类、吲哚类、芳香酸、尿酸、脂肪酸、细胞代谢产物及某些中分子物质等的蓄积，可造成对身体的损害尤其是对健存肾单位的损害。而主要的含氮代谢废物基本上是由蛋白质分解产生的，因此肾衰竭病人的饮食控制至关重要，应遵循优质低蛋白、低盐、充足能量、适量维生素和微量元素的原则。

**1. 营养治疗目的**

（1）控制临床症状。

（2）维持水、电解质平衡，减轻氮质血症及酸中毒等并发症。

（3）降低机体分解代谢，减缓病情发展，延缓生命。

**2. 饮食治疗原则**

（1）调整蛋白质的摄入量：慢性肾衰竭病人采用低蛋白饮食后，肾功能下降显著变慢；但是过分限制，又可引起营养不良，导致机体抵抗力减弱和低蛋白血症。应根据肾衰竭的不同阶段加以调整：在肾功能不全代偿期容许每千克体重摄入蛋白质 1.0g/d；氮质血症期每千克体重摄入蛋白质 0.6～0.8g/d；尿毒症前期与尿毒症期，每千克体重摄入蛋白质 0.3～0.4g/d；宜选用优质蛋白质，如鸡蛋、牛奶、瘦肉、鲜鱼等。尿毒症病人，严格限制蛋白质的摄入，只能食用少量的豆腐和饮用少量奶。

（2）能量摄入应充足：在优质低蛋白饮食治疗的同时，应保证供给充足的能量，以减少体内蛋白质的消耗和组织蛋白分解代谢,提高蛋白质的利用率;一般成人需能量为 2000~3000kcal/d(8.4~12.6MJ/d),能氮比为(250~300):1[正常膳食为(100~150):1],能量来源主要是淀粉和脂肪,在脂肪供给上要注意不饱和脂肪酸与饱和脂肪酸的比值以 1:1.5 为佳,宜用植物油;碳水化合物与脂肪之比以 3:1 为宜。

(3)适量补充无机盐和维生素:病人常有电解质紊乱与某些维生素的不足,故应在营养治疗中适量补充维生素 D、维生素 C 和 B 族维生素;尿毒症病人常伴有微量元素铁、锌等的不足和低钙、高磷,要增加含铁、含锌、含钙量高的食物,如黑鲤鱼、黑木耳、海带、芝麻和维生素 C;含锌的食物如牡蛎、肝脏、胰脏、鱼类、牛奶等。

(4)适时调节钠、钾盐的摄入:在慢性肾衰竭病人,若摄入钠过少易出现低钠及脱水,故不宜过度限制钠的摄入量,以不出现水肿为主;若无水肿和严重高血压,不必严格限制食盐,一般病人钠盐摄入量为 2~3g/d;若有高血压、心力衰竭、肺水肿、严重全身性水肿,含钠量应限制;当血清钠低于 130mmol/L 时,应增加食盐摄入量。在尿量过少或无尿时,应注意避免食用含钾量高的食物(如橘子、香蕉、柠檬、土豆、蘑菇、干果等);亦可由于摄入量不足和利尿药的应用出现低钾血症,此时又应补充钾盐。

(5)注意给予高钙、低磷饮食:高磷血症可使肾功能恶化,并使血清钙降低,低蛋白饮食可降低磷的摄入量,少吃含磷高的食物(如各种奶制品、动物内脏、杏仁、牛肉等);若血钙水平过低引起症状时,可给予高钙饮食(如鸡蛋、牛奶、虾皮、海带等);当病人出现血钙过低而引起症状时,可口服葡萄糖酸钙、乳酸钙、碳酸钙以提高血钙水平。

(6)尿毒症饮食治疗:在营养治疗中,单采用高生物价低蛋白饮食已不能保持适当的尿素氮水平,必须再降低蛋白质的摄入量,但要保证必需氨基酸的量与比例;这时需加上必需氨基酸饮食疗法或 α-酮酸(α-keto acid,α-KA)疗法,与临床治疗相适应,才能取得显著疗效。α-酮酸主要是通过改善蛋白质代谢,减少氮代谢产物,减轻健存肾单位过度滤过,降低血磷、PTH 水平等,达到缓解症状、减缓病程进度、保护和改善肾功能的目的。

**(三)营养配膳食谱**

根据病人进食能力,可选用下述饮食,并同时加用必需氨基酸或 α-酮酸;对早、中期慢性肾衰竭病人,则一般不必选择麦淀粉食物。

**1. 不同阶段蛋白质摄入的推荐量** 按病人肾功能水平控制蛋白质的摄入,慢性肾衰竭不同阶段蛋白质摄入的推荐量,参考临床肾功能水平建议(表 9-11)。

表 9-11 慢性肾衰竭不同阶段蛋白质摄入的推荐量

| 临床分期 | 蛋白质 [g/(kg·d)] |
| --- | --- |
| 肾功能不全代偿期(Ccr 为 51~80ml/min,Scr 为 16~20mg/L) | 0.8~1.0 |
| 肾功能不全失代偿期(Ccr 为 21~50ml/min,Scr 为 21~50mg/L) | 0.7~0.9 |
| 尿毒症前期(Ccr 为 10~20ml/min,Scr 为 51~80mg/L) | 0.6~0.8 |
| 尿毒症期(Ccr<10ml/min,Scr>80mg/L) | 0.6~0.7 |

注:Ccr. 肌酐清除率;Scr. 血清肌酐

对靠透析治疗维持的病人,透析同时会丢失部分蛋白质,要增加蛋白质的补充量。血液透析病人每日蛋白质供应量为 1.0~1.2g/kg,腹膜透析病人每日蛋白质供应量应为 1.2~1.5g/kg。

**2. 低蛋白麦淀粉饮食** 根据不同病情阶段设计出低蛋白麦淀粉饮食 I、II、III 号,不同营养供给内容的膳食见表 9-12。

**表 9-12　慢性肾衰竭病人的低蛋白麦淀粉饮食Ⅰ、Ⅱ、Ⅲ号**

| 编号 | 蛋白质 | | | 副食 | | | | 主食 | | 能量 | |
|---|---|---|---|---|---|---|---|---|---|---|---|
| | 总量(g) | 优质蛋白质(g) | 优质蛋白质所占比例(%) | 牛奶(ml) | 鸡蛋(g) | 瘦肉(g) | 蔬菜菜糖 | 麦淀粉(g) | 大米(g) | (kcal) | (MJ) |
| Ⅰ | 20 | 15 | 70 | 100 | 40(1个) | 25 | 适量 | 250～350 | 0 | 1800～2350 | 7.54～9.85 |
| Ⅱ | 30 | 19 | 60 | 200 | 40(1个) | 25 | 适量 | 200～250 | 100～150 | 2000～2600 | 8.38～10.89 |
| Ⅲ | 40 | 29 | >70 | 200 | 80(2个) | 50 | 适量 | 200～250 | 100～150 | 2000～3000 | 8.38～12.57 |

注：能量摄入者小于 1800kcal/d 时，应静脉输入葡萄糖予以补足能量需要

**3. 食谱举例**　慢性肾衰竭病人一日食谱举例见表 9-13。

**表 9-13　慢性肾衰竭病人一日食谱举例**

| 编号 | 早餐 | 午餐 | 晚餐 | 蛋白质 | | 能量 | |
|---|---|---|---|---|---|---|---|
| | | | | 总量(g) | 优质(g) | (kcal) | (MJ) |
| Ⅰ | 牛奶 100ml<br>蒸糕(麦)100g | 焖面条(麦)100g<br>(鸡蛋 40g，黄瓜)<br>西红柿粉丝汤 | 烙馅饼(麦)100g<br>(瘦肉 25g，西葫芦)<br>黄瓜粉丝汤 | 19.73 | 14.46 | 1803 | 7.55 |
| Ⅱ | 牛奶 200ml<br>饼干(麦)100g | 蒸饺(麦)100g<br>(瘦肉 25g，白菜)<br>西红柿汤 | 大米饭 100g<br>鸡蛋 40g，炒黄瓜<br>圆白菜粉丝汤 | 21.10 | 19.10 | 2197 | 9.20 |
| Ⅲ | 牛奶 200ml<br>煎南瓜饼(麦)100g | 摊鸡蛋饼(麦)100g<br>(鸡蛋 80g)，炒柿椒丝<br>萝卜粉丝汤 | 大米饭 100g<br>汆丸子菠菜粉丝<br>(瘦肉 50g) | 40.37 | 28.37 | 2136 | 8.95 |

注：食用Ⅰ号麦淀粉膳食同时，静脉应用氨基酸制剂（EAA-TR2）方可达到治疗目的

# 三、透析疗法病人的营养治疗

透析疗法是根据半透膜的"膜平衡"原理，使用一定浓度的电解质和葡萄糖组成的透析液和血液中积累的代谢产物、水及电解质进行渗透交换，从而达到治疗的目的。透析治疗主要有两种方法，即血液透析和腹膜透析。

## （一）血液透析的膳食治疗原则

血液透析又称人工肾，是利用透析膜两侧血液和透析液内溶质的浓度差进行扩散交换，使病人血液中的代谢产物及其他尿毒物质通过透析膜进入透析液而被排出体外，同时利用膜两侧的压力差移除水分。急性肾衰竭、慢性肾衰竭、药物中毒等都可借助人工肾治疗。血液透析可增加营养物质的丢失，膳食治疗是血液透析病人的治疗基础，应按需要补充营养。

**1. 饮食调整原则**

（1）增加蛋白质需要量：血液透析 4 小时可丢失 6～7g 游离氨基酸；血液透析时每丢失 100ml 血液，即损失 16.5g 蛋白质；每次透析，每千克体重可以丧失 2～3.5g/d 蛋白质。必须及时增加机体蛋白质的需要量，否则将引起或加重低蛋白血症、营养不良及水肿等。蛋白质的摄取量应为每千克体重 1.0～1.2g/d，其中高生物价蛋白质应占 60%～70%，以维持氮平衡。这个营养标准对于维持稳定状态的血液透析病人是合理的，但对于缓解透析前营养不良及透析后出现的感染、心脏病、胃肠道疾病等情况时，就显得不够了，还需额外补充必需氨基酸等营养素。应根据病人的营养状况及血浆蛋白浓度做适当调整。

（2）摄入充足能量满足需要：血液透析4小时可丢失20g葡萄糖，稳定的血液透析病人需总能量为每千克体重 30～40kcal/d（125.4～167.2kJ/d），能量摄入充足，机体才能有效地利用摄入的蛋白质和保持充足的营养素储存。

（3）限制胆固醇的摄入：血液透析病人常伴有高脂血症，应适当控制饮食中脂肪及胆固醇的含量。但限制胆固醇应有选择，因为许多含胆固醇的食物也是含优质蛋白质的主要食物，如肉、蛋等，病人可选食蛋清，既保证优质蛋白质的摄入量，又能减少胆固醇的摄入量；也可选食鱼肉或禽类等白肉代替红肉。

（4）及时补充维生素：透析病人由于进食不足，代谢改变和维生素经透析液丢失，特别是水溶性维生素严重下降，必须及时补充B族维生素、维生素C、叶酸、维生素A等；如不及时补充，将会导致维生素的缺乏。

（5）调整水、无机盐的摄入：根据血压、心血管情况及水肿程度给予少盐、无盐或低钠饮食；高钙、低磷、低钾饮食；因慢性血液透析每年失血量在 2.5～4.6L，膳食中应补充含铁质丰富的食物，以防止贫血。控制进水量，包括严格记录进食食物的含水量；血液透析一次除水一般为2.5kg，每周透析 2～3 次，病人若每日进水过多（如以稀粥为主食时）易产生水肿，并加剧心血管负担。

（6）流食，少渣半流食：透析病人胃及十二指肠溃疡的发生率较高，在饮食中除增加优质蛋白质提高营养外，还需注意给予软食，以减少对胃肠道的机械性刺激。例如，溃疡合并出血时，必要时可短期禁食，以后可按出血好转的程度，分别给予牛奶饮食、流食、少渣半流食、少渣软食等，逐步过渡到正常饮食。

**2. 饮食治疗食谱** 通过透析后症状改善，病人食欲增加，血尿素氮下降，因此可进食正常饮食，此时给予的蛋白质及能量可较正常值略高，以补足尿毒症时蛋白质及能量供应的不足，可根据病人的营养情况及血浆蛋白浓度、肌肉萎缩程度决定进食量。

（1）膳食中营养成分建议：膳食控制根据病情的轻重而有所不同，膳食中营养成分建议见表 9-14。

表 9-14 血液透析病人的一日食物数量和营养价值

| 食物 | 数量（g） | 蛋白质 | | 能量（kcal） | 钠（mg） | 钾（mg） |
|---|---|---|---|---|---|---|
| | | 动物蛋白（g） | 植物蛋白（g） | | | |
| 面粉 | 150 | | 14.1 | 525 | 2.1 | 207 |
| 大米 | 120 | | 4.1 | 208 | 2.1 | 66 |
| 牛奶 | 200 | 6.6 | | 138 | 49.0 | 157 |
| 鸡蛋 | 50 | 7.4 | | 85 | 36.5 | 30 |
| 鸡肉 | 120 | 25.8 | | 133 | 2.4 | 408 |
| 猪瘦肉 | 50 | 8.4 | | 165 | 5.0 | 142 |
| 大白菜 | 150 | | 1.6 | 40 | 84.0 | 298 |
| 胡萝卜 | 100 | | 0.6 | 35 | 66.0 | 217 |
| 豆芽菜 | 150 | | 4.8 | 44 | 28.5 | 240 |
| 橘子 | 150 | | 0.9 | 56 | 1.4 | 199 |
| 糖 | 25 | | | 100 | | |
| 油 | 30 | | | 270 | | |
| 盐 | 4 | | | | 15 770 | |
| 总计 | | 48 | 36 | 1799（7.54MJ） | 1854 | 1964 |
| 占总能量比例 | — | 65% | 35% | | | |

（2）营养配膳食谱：每日可供给牛奶 500～1000ml，鸡蛋 2 个，并结合病人口味适当加食其他鱼、肉等动物蛋白。

治疗食谱举例见表 9-15～表 9-17。

病人身高 165cm，理想体重应为 60kg，一日膳食营养内容计算如下。

总能量：按每千克体重每日 30～35kcal（0.13～0.15MJ）。摄入量：1800～2100kcal/d（7.8～9.0MJ/d）。

蛋白质：按每千克体重 1.2g/d，摄入量 72g/d，其中优质蛋白质占 50% 以上。

钠：按 1500～2000mg/d。

钾：按 2000mg/d。

**表 9-15  血液透析饮食治疗食谱举例（1）**

| | | | | |
|---|---|---|---|---|
| 早餐 | 牛奶 200ml | 鸡蛋 50g | 开花馒头 50g | |
| 加餐 | 橘子 100g | | | |
| 午餐 | 米饭 100g | 红烧鸡块 120g | 扒白菜 150g | |
| 加餐 | 苹果 150g | | | |
| 晚餐 | 瘦肉丝 50g | 醋烹豆芽菜 150g | 炒胡萝卜丝 100g | 大米粥 20g | 花卷 100g |

**表 9-16  血液透析饮食治疗食谱举例（2）**

| | | | | |
|---|---|---|---|---|
| 早餐 | 米饭 50g | 鸡蛋 50g | 牛奶 250g | 白糖 25g |
| 加餐 | 面包 50g | 橘子汁 200g | | |
| 午餐 | 余鱼丸 100g | 蔬菜 200g | 米饭 100g | |
| 加餐 | 苹果 150g | | | |
| 晚餐 | 鸡肉 75g | 青菜 200g | 米饭 50g | 花卷 50g |

**表 9-17  血液透析饮食治疗食谱举例（3）**

| 食物名称 | 食谱一 | 食谱二 | 食谱三 |
|---|---|---|---|
| 大米（g） | 250 | 250 | 100 |
| 面包（g） | 70 | 85 | — |
| 麦淀粉（g） | — | — | 210 |
| 牛奶（ml） | 220 | 350 | 250 |
| 鸡蛋（个） | 1 | 2 | 1 |
| 猪肉（g） | 45 | 90 | 30 |
| 鱼（g） | 100 | 150 | |
| 黄瓜（g） | 150 | 150 | 150 |
| 青菜（g） | 150 | 150 | 100 |
| 水果（个） | 2 | 2 | 2 |
| 藕粉（g） | 30 | — | 30 |
| 白糖（g） | 25 | 10 | 30 |
| 蜂蜜（g） | 30 | 10 | 30 |
| 植物油（g） | 30 | 30 | 30 |
| 蛋白质总量（g） | 60 | 84 | 36 |

## （二）腹膜透析的膳食治疗原则

腹膜透析的营养治疗原则可参考血液透析饮食原则。成年肾病病人不同治疗膳食的营养需要见表 9-18。

**表 9-18　成年肾病病人不同治疗膳食的营养需要**

| 治疗种类 | 能量<br>（kcal/kg） | 蛋白质<br>（g/kg） | 液体入量<br>（ml/d） | 钠<br>（g/d） | 钾<br>（g/d） | 磷<br>（g/d） |
|---|---|---|---|---|---|---|
| 透析前 | 40～50* | 0.6 | 随意 | 2～3 或根据血钠水平改变 | 根据血钾水平或随意，利尿时加量 | 1～1.2 |
| 血液透析<br>（HD） | 35 | 1（最高达 1.5） | 750 加前一日尿量 | 2～3 | 2～3 | 1～1.2 |
| 间断腹膜透析<br>（IPD） | 30（最高达 50） | 1.2（最高达 1.5） | 750 加前一日尿量 | 2～3 | 2～3 | 1～1.2 |
| 连续不卧床腹透（CAPD） | 25（最高达 50） | 1.2（最高达 1.5） | 随意（约 2000 加前一日尿量） | 6～8 | 3～4 | 1.5～2 |
| 糖尿病肾病血液透析 | 35（最高达 50） | 1.5 | 与上述三种相似，观察血糖，体重改变 | | 与上述三种近似（当血糖增高时，血钾也可能增高） | 1～1.2 |
| 肾移植术后4～6周 | 30～35 | 1.5～2 | 随意 | 根据血钠水平改变 | 根据血钾水平改变 | 1.2～1.5 |
| 肾移植术后6周以上 | 维持标准体重 | 1 | 随意 | 根据血钠水平改变 | 根据血钾水平改变 | 1.2～1.5 |

注：＊ 以理想体重计；肾移植术后饮食中钙的 RNI 为 0.8～1.5g/d

除表 9-18 所述外，还需特别注意以下三点。

**1. 高蛋白饮食**　腹膜透析比血液透析丢失的蛋白质更多，24～32 小时间断腹膜透析可丢失蛋白质 22g，游离氨基酸 5g；如因腹膜透析引起腹膜炎则蛋白质丢失将显著增加，可达到 15g/d。经抗感染治疗后，蛋白质的丢失量下降，但数天至数周又恢复较高的丢失量，故必须增加摄入予以补充。在漏出的蛋白质中，主要是白蛋白和免疫球蛋白。病人宜摄取高蛋白饮食，推荐量为 1.2～1.59g/d，其中 50% 应为优质蛋白质，如鱼、瘦肉、牛奶、鸡蛋等。

**2. 适当的供能比例**　病人每天摄入的总能量（包括饮食和透析液）按每千克体重 35～45kcal/d，以 50% 来自碳水化合物，30% 来自脂肪，20% 来自蛋白质为宜。

**3. 水、钾和钠盐不需严格限制**　使用连续性腹膜透析的病人，在水分、钾和钠盐的摄取上不需要严格限制，水分摄取可为 2000～3000ml/d；如病人体重增加迅速，水肿或高血压，需略微限制水钠的摄入。对慢性透析病人，应给予较大量水溶性维生素，限制含磷高的食物。

# 第五节　营养与其他肾病

## 一、肾结石的营养治疗

肾结石（nephrolithiasis）是指肾及尿路结石，是泌尿系统常见病之一。

### （一）病理特点及临床表现

代谢障碍、甲状旁腺功能亢进、尿路感染，或梗阻、化学因素、环境因素、饮食及水质等多种因素均可引起结石。人体尿液的主要成分是晶体、基质和水，若各种成分的质和量发生变化，则尿中某些晶体即可沉淀而形成结石。根据结石所含主要晶体成分的不同，肾结石可分为草酸钙结石、磷酸钙结石、尿酸盐结石及胱氨酸结石等。结石成分因地区不同而有差异，一般以草酸钙与磷酸钙结石为多，其次是尿酸盐结石。

### （二）营养治疗原则

应根据结石种类调整饮食成分及尿液的酸碱度使尿中盐类得以溶解。

**1. 大量饮水多运动**　各类型结石均需要大量饮水（3000～4000ml/d），以便加快尿中的盐类代谢；特别对于结石较小的病人，可以增加尿量而促进结石排出；如果结石直径大于1cm，并且已经造成泌尿系统的机械性梗阻或者发生肾积水时，则不宜多饮水，避免加重梗阻而损害肾功能；多运动可减少骨钙流失，进而减少结石的产生。

**2. 草酸钙结石和磷酸钙结石的营养调整**　由于尿液多呈碱性，在饮食中宜食用成酸性食品，如各种肉类、蛋类、脂肪等，使尿液酸化以促进结石的溶解（表9-19）；采用低草酸、低钙的饮食以降低草酸钙的排泄。摄入钙量应小于500mg/d，减少食用草酸含量较高的菠菜、苋菜、青蒜、洋葱头、茭白、荸荠、笋类、笋干、茶叶等，以及含钙丰富的食品，供给予富含维生素A及B族的食物。镁能与钙竞争草酸而形成溶解度较大的草酸镁以阻止尿石的生成。

**3. 尿酸结石的营养调整**　尿液多呈酸性，膳食中应多吃蔬菜、水果、乳类等成碱性食品以利尿酸盐溶解；采用低嘌呤饮食可减少尿酸的生成；限制钠盐，因其与钙具有协同作用。

**4. 胱氨酸结石的营养调整**　多食用成碱性食品，包括蔬菜、水果、奶类等；采用低蛋氨酸食物，限制肉类、蛋类等。

另外，少服维生素C，因其代谢后产生草酸；少食精糖类，因其促进结石形成。

**表 9-19　几种肾结石的饮食治疗原则**

| 结石种类 | 饮食治疗原则 | 饮食的酸碱性 |
|---|---|---|
| 草酸钙、磷酸钙 | 低钙饮食 400mg | 成酸性食品 |
| 钙 | 低钙试验饮食 200mg | |
| 磷 | 低磷饮食 1000～1200mg | |
| 草酸 | 低草酸饮食＜50mg | |
| 尿酸结石 | 低嘌呤饮食 400mg | 成碱性食品 |
| 胱氨酸结石 | 低蛋氨酸饮食（限制牛奶、鸡蛋） | |
| | 控制肉类 | |

## 二、肾移植术后的营养治疗

肾移植前的尿毒症病人均出现蛋白质、脂肪、碳水化合物、无机盐代谢异常及电解质紊乱等一系列代谢障碍，使免疫功能下降。肾移植术后为了防止排异反应，临床常使用大剂量皮质类固醇制剂，增加了病人的营养需要。

### （一）病理特点及临床表现

肾移植是尿毒症的主要替代治疗方法之一，目前世界上已有40多万病人接受肾移植术。肾移植术后的主要并发症之一是排异反应。排异反应临床症状多为高血压、蛋白尿，并产生移植肾的进行性肾功能减退。排异反应大致分为超急性、急性和慢性等几类。急性排异反应和感染是肾移植术后的主要威胁，急性排异反应的主要病理变化是坏死性血管炎。除急、慢性排异反应外，移植肾也可能产生复发性肾炎，临床症状与慢性肾炎相似，病理变化常与原发病相似。急性排异反应多数出现于术后1～3周或20个月以内，少数在术后半年之内发生，慢性排异反应多在术后数月或数年内发生，往往为隐匿性的，也可由急性排异反应反复发作而形成。

### （二）营养治疗原则

营养治疗的目标是提供充足的能量与蛋白质，纠正营养不良并维持适宜的营养状况。

**1. 保证能量需求**　由于分解代谢增加及手术应激反应等原因，能量的需求增加，除基础能量消耗之外，应乘上 1.3 的应激系数；肾移植 2 个月后，能量应达到或维持理想体重的要求，避免肥胖。

**2. 提供充足的蛋白质**　由于术前已出现蛋白质营养不良，加之手术产生的应激反应和临床防止排异反应使用大量皮质类固醇制剂等影响，病人体内蛋白质分解代谢增强。术后应观察血尿素氮、血清肌酐等肾功能指标，循序渐进地补充蛋白质，1.3～1.5g/kg；当移植肾已完全恢复功能时，蛋白质可增加到 2.0g/kg（80～120g）；肾移植手术 2 个月后，随着皮质类固醇剂量的减少，营养需求也较前降低，调整蛋白质摄入量，可长期维持在 1.0g/kg 水平上。

**3. 适当控制碳水化合物及脂类**　由于周围组织对碳水化合物利用率降低，手术的应激、脓血症及大剂量皮质类固醇治疗，可观察到有些病人的血糖有升高趋势，适当控制碳水化合物的摄入量，避免移植术后出现继发性糖尿病；肾移植术后 4～6 周所需能量为 30～35kcal/kg，建议碳水化合物供能占总能量的 50%～60%为宜，限制单糖的摄入；对已发现糖尿病者，则按糖尿病病人的饮食治疗原则处理。肾移植后的病人，脂肪提供的能量应占总能量的 30%以下，膳食中胆固醇小于 300mg/d，饱和、单不饱和及多不饱和脂肪酸的比例接近 1：1：1。

**4. 调整水、无机盐及电解质平衡**　部分肾移植术后可能经过无尿或少尿阶段，病人如并发高血压，或出现少尿的情况下，应给予无盐饮食；尿量增加后，可改为低盐饮食，2～3g/d 食盐；当病人排尿量达到 600～900ml/d 时，说明移植肾已恢复生尿功能，发生急性肾小管坏死的可能已推迟，则可增加入液量；据血钾水平来调整钾的摄入量，建议摄入钙 1200mg/d。

# 第十章　营养与肝胆疾病

肝脏（liver）是人体功能最多、最复杂的器官，它与胆囊（gallbladder）一道，在各种营养物质的消化（digestion）、吸收（absorption）、排泄（excretion）、生物转化（bioconversion）及代谢（metabolism）中发挥重要的作用。许多肝胆疾病与饮食有关。

## 第一节　肝胆与营养素的代谢

肝脏是宏量营养素的主要代谢场所，是微量营养素的重要储存器官。各种原因引起的肝脏急性和慢性病变均对营养素的代谢产生不同程度的影响，进而对机体的营养状况（nutritional status）产生影响，而机体的营养状况反过来也影响肝脏的结构和功能。因而，在肝脏疾病的治疗过程中，营养治疗不可忽视。

### 一、糖 的 代 谢

肝脏内的糖代谢很活跃，包括葡萄糖的利用、储存和生成。葡萄糖的利用包括糖酵解（glycolysis）、有氧氧化（aerobic oxidation）、磷酸戊糖途径（pentose phosphate pathway）等。葡萄糖的储存就是肝糖原（hepatic glycogen）的合成。在肝脏内不仅可由葡萄糖合成肝糖原，而且还可利用其他单糖［如果糖、半乳糖等］合成肝糖原。肝脏内生成葡萄糖的途径有两条：糖原分解（glycogenolysis）和糖异生（glyconeogenesis）。

正常成人肝脏仅储存 100～150g 的肝糖原（约占人体总储糖量的1/3）。空腹 10～12 小时就可将绝大部分肝糖原消耗掉。因此，长期禁食或厌食（anorexia）时，血糖浓度的维持主要靠肝脏内糖异生。乙醇（ethanol）有较强的抑制糖异生的作用，在体力极端消耗，肝糖原消耗殆尽，特别是在寒冷的情况下，以饮酒取暖不仅无利，反而有害。当肝脏有病影响到糖异生时，肝细胞处理乳酸（lactic acid）的能力降低，血中乳酸含量升高。因此，在治疗时应避免使用乳酸类制剂［如乳酸钠（sodium lactate）等］。

**1. 调节血糖**　当血糖浓度有降低的倾向时，肝脏内糖原分解及糖异生作用加强，并将生成的葡萄糖释放入血，使血糖浓度不致过低；餐后血糖浓度升高时，肝脏从血中摄取葡萄糖增多，并将其转化为糖原储存，使血糖浓度不致过高，从而维持血糖的相对稳定（blood sugar homeostasis）。

严重的肝病病人空腹血糖浓度往往偏低，主要是由于肝糖原储存和合成减少及糖异生发生障碍。慢性肝病（chronic liver diseases）病人多有糖耐量异常（abnormal glucose tolerance），主要是肝细胞数目减少，或在实施门腔分流术后，进入肝脏的胰岛素减少，胰岛素（insulin）在肝脏的作用减弱，加之胰高血糖素（glucagon）、糖皮质激素（glucocorticoid）和生长激素等升糖激素在肝功能异常时作用降低及低血钾等的综合作用，使病人的糖耐量降低（impaired glucose tolerance），尤其是肝硬化（hepatic cirrhosis）病人，易发生糖尿病（diabetes mellitus，DM）。可通过糖耐量试验（glucose tolerance test）及测定血中乳酸含量来观察肝脏的糖原生成和糖异生作用是否正常。

**2. 将糖转变成脂肪**　肝脏和脂肪组织是体内糖转变成脂肪的两个主要场所。肝脏内糖的氧化分解主要不是供给自身所需，而是将糖转变为脂肪。果糖较葡萄糖更容易转变成脂肪，所以肥胖者应少食蔗糖。

### 二、脂类的代谢

肝脏在脂类的消化、吸收、氧化、合成、分解和转化等过程中均有重要的作用。肝脏能分泌胆汁，其中的胆盐（bile salt）能促进脂类的消化和吸收。

**1. 脂肪的代谢** 肝脏是氧化分解脂肪酸、生成酮体（ketone body）的主要场所。肝内的脂肪酸主要来自脂肪动员、肝内脂肪的分解和肝内脂肪的合成（主要由糖转变而来）。饥饿时，肝细胞内的脂肪酸经 β-氧化（β-oxidation）生成乙酰辅酶 A（acetyl CoA），进入三羧酸循环（tricarboxylic acid cycle）氧化产生能量。当糖摄入不足或代谢发生障碍时，肝内脂肪酸氧化分解加强，生成大量的酮体。

肝脏又是体内合成脂肪酸和甘油三酯的主要场所。在肝脏内合成甘油三酯所需的原料乙酰辅酶 A 和磷酸甘油来自肝脏本身的糖代谢和脂肪动员。肝脏不是储存脂肪的器官，在肝脏合成的脂肪作为 VLDL（即前 β-脂蛋白）的主要成分被送入血液循环。慢性肝病时，甘油三酯的分解和清除率降低，在肝脏聚集，引起脂肪肝（fatty liver）。如果肝脏脂肪的合成增强，血浆中 LDL（即 β-脂蛋白）和甘油三酯的含量就会升高。

**2. 磷脂的代谢** 肝脏是合成磷脂（phospholipid），特别是磷脂酰胆碱（phosphatidyl choline）的重要器官。肝脏内磷脂的合成与甘油三酯的合成及转运有密切的关系。在正常的情况下，肝内脂肪与磷脂酰胆碱、胆固醇（cholesterol）和蛋白质结合，以 VLDL 的形式入血。当磷脂酰胆碱合成的原料或条件不足或合成受阻时，肝内的脂肪就难以从肝脏运出，形成脂肪肝。

**3. 胆固醇的代谢** 肝脏不仅是合成胆固醇的主要器官，也是清除血胆固醇并将其转变为胆酸（cholic acid）的重要场所。肝细胞可以把胆固醇直接排入胆道系统，还可以将其先转变成胆酸和胆汁酸（bile acid），然后再排入胆道。血浆中的胆固醇主要来自肝脏，其含量高低与肝内胆固醇的合成、转变和排泄有关。如果肝病影响到肝内胆固醇的转变和排泄时，则血浆中胆固醇和 LDL 的含量均升高。而慢性肝病时内源性胆固醇合成减少，血浆中胆固醇的含量降低。

血中的胆固醇有游离型和酯化型两种形式。胆固醇的酯化也在肝内进行。血浆中游离胆固醇与磷脂酰胆碱受磷脂酰胆碱-胆固醇脂酰转移酶（lecithin cholesterol acyltransferase，LCAT）的作用可生成胆固醇酯和溶血磷脂酰胆碱（lyso-phosphatidylcholine）。LCAT 是在肝细胞内合成后分泌到血中发挥作用的。当肝病严重时，该酶的合成障碍，血中胆固醇酯的含量减少。另外，该酶受胆汁酸盐的抑制，若因胆道阻塞使血中胆汁酸盐的浓度升高，也会使血中胆固醇酯的含量减少。

**4. 胆汁酸盐的代谢** 胆汁酸盐（简称胆盐）是胆汁的重要成分，主要以胆汁酸的钠盐或钾盐的形式存在。正常人胆汁中的胆汁酸分两大类：一类为游离胆汁酸（free bile acid），包括胆酸、脱氧胆酸（deoxycholic acid）、鹅脱氧胆酸（chenodeoxycholic acid）和少量的石胆酸（lithocholic acid）；另一类为结合胆汁酸（conjugated bile acid），包括上述各游离胆汁酸分别与甘氨酸或牛磺酸结合的产物，主要有甘氨胆酸（glycocholic acid）、牛磺胆酸（taurocholic acid）、甘氨鹅脱氧胆酸（glycolchenodeoxycholic acid）和牛磺鹅脱氧胆酸（taurochenodeoxycholic acid）。正常情况下，由胆汁排出者多为结合胆汁酸。从来源上看，胆酸和鹅脱氧胆酸都是在肝内由胆固醇转变生成的，称作初级胆汁酸（primary bile acids）；脱氧胆酸和石胆酸则是在肠道内由初级胆汁酸受细菌的作用转变生成的，称作次级胆汁酸（secondary bile acid）。

随胆汁流入肠道的初级胆汁酸可促进脂类的消化吸收，也会受到肠道细菌的作用转变为次级胆汁酸。由肠重吸收的胆汁酸（包括初级的和次级的，结合型的和游离型的）经门静脉回到肝脏。肝细胞能将游离胆汁酸再结合成为结合型的，并把重吸收的和新合成的一起经胆道排入肠道。上述过程称为胆汁酸的"肠肝循环"（enterohepatic circulation）。

胆汁中的胆汁酸盐可激活胰脂肪酶（pancreatic lipase），使胰脂肪酶催化脂肪分解的作用大大加快，胆汁酸盐参与长链脂肪的吸收，胆汁酸盐、胆固醇和卵磷脂都可作为乳化剂，使脂肪乳化为极细小的微粒，以增加脂肪与胰脂肪酶接触的面积，降低脂肪表面的张力，有利于脂肪的分解、吸收。肝和胆道系统损伤时，胆汁酸的合成和排泄受到影响，使脂肪的消化吸收发生障碍，病人会有脂肪便；由于胆汁酸从血中清除的速度减慢，导致血中胆汁酸浓度升高。

## 三、蛋白质的代谢

肝脏也是蛋白质合成代谢（anabolism）和分解代谢（catabolism）的主要场所。肝脏蛋白质的半衰期为 20 天，而肌肉蛋白质的半衰期则为 180 天，可见肝蛋白质的更新速度很快。肝脏除合成本身所需要的各种蛋白质外，还能合成大部分血浆蛋白（plasma proteins），如白蛋白（albumin）、α-球蛋白（α-globulin）、β-球蛋白（β-globulin）、纤维蛋白原（fibrinogen）、凝血酶原（prothrombin）等。

当肝脏病变时，血浆蛋白的含量就会降低。由于血浆中白蛋白所占的比例较大，在维持血浆的胶体渗透压（colloid osmotic pressure）方面有重要的作用。当肝功能受损害时，血浆白蛋白和总蛋白的量都会减少，但白蛋白降低得更明显，因血浆胶体渗透压难以维持，易出现水肿（edema），产生腹水（ascites），还会引起白蛋白与球蛋白比值（A/G）倒置。肝脏是合成白蛋白的唯一场所。正常人肝脏每天合成白蛋白 10g，而体内白蛋白总量约为 500g，故当肝脏受到损伤时血浆白蛋白的浓度降低得较慢，即使肝脏完全停止合成白蛋白，8 天后血浆白蛋白的浓度仅降低 25%。因而，急性肝病病人血浆白蛋白仅轻度降低，但血浆铜蓝蛋白及运铁蛋白下降得明显。慢性肝病病人血浆白蛋白降低的程度与肝病的严重程度呈正相关。同时，慢性肝病病人肝脏合成凝血因子减少，凝血功能异常，易发生消化道出血（hemorrhage of digestive tract）。

肝脏富含氨基酸代谢的酶类，如各种转氨酶（transaminase）、脱氢酶（dehydrogenase）、转甲基酶（methyltransferase）等。肝病时由于肝细胞内氨基酸的代谢降低，可导致血中氨基酸浓度的升高，甚至从尿中丢失。

氨基酸在合成蛋白质、转化为糖和脂肪前在肝脏去氨基，产生的氨在肝脏通过鸟氨酸循环（ornithine cycle）合成无毒的尿素排出体外。肠道内含氮食物在细菌的作用下分解产生的氨入血后也在肝脏内合成尿素，所以门静脉血中氨的浓度虽高，而循环血中氨的浓度正常。肝脏病变时若肝功能受到严重损害，合成尿素的能力降低。门腔分流时，门静脉吸收的氨直接进入体循环，导致血氨升高，造成氨中毒（ammonia intoxication）。AAA 如苯丙氨酸（phenylalanine）、酪氨酸（tyrosine）被肠道细菌作用产生的芳香胺类（aromatic amines）被吸收后也在肝内解毒。肝病时，这些芳香胺类进入脑中，取代和干扰正常的神经递质儿茶酚胺类（catecholamines）的作用，称为"假性神经递质"（false neurotransmitters）。

## 四、维生素的代谢

肝脏在维生素代谢中的作用是多方面的，主要是吸收、储存、改造和利用。肝脏分泌的胆汁酸盐是脂溶性维生素（fat soluble vitamins）在消化道被吸收利用所必需的。肝胆疾病伴有胆汁分泌障碍时，会影响脂溶性维生素的吸收。

肝脏富含多种维生素。脂溶性维生素（如维生素 A、维生素 D、维生素 E、维生素 K）和水溶性维生素（water soluble vitamins）（如维生素 $B_2$、维生素 $B_6$、维生素 $B_{12}$、维生素 C 及尼克酸等）在体内主要储存在肝脏，尤其是维生素 A。因此，短时期内食物中这些维生素的不足不会引起缺乏。

肝脏可将维生素 $D_3$ 转变成活性较高的 25-$(OH)D_3$，也可将 $\beta$-胡萝卜素转变为维生素 A。

许多 B 族维生素在肝脏转变为各种酶的辅基或辅酶参与物质代谢，如由维生素 $B_1$ 合成焦磷酸维生素 $B_1$（thiaminpyrophosphate，TPP），由维生素 $B_2$ 合成黄素酶（flavoenzyme）的辅基，由尼克酸合成烟酰胺腺嘌呤二核苷酸（NAD）和烟酰胺腺嘌呤二核苷酸磷酸（NADP），由维生素 $B_6$ 合成磷酸吡哆醛（pyridoxal-5'-phosphate，PLP），由泛酸合成辅酶 A 等。肝脏还可将氧化型维生素 C 还原，以利其发挥功能。

当肝功能严重障碍时往往出现某些维生素缺乏症状，常见的有维生素 A、维生素 D、维生素 K、维生素 $B_1$ 缺乏。患肝病时，视黄醇结合蛋白质的合成受到影响，使维生素 A 的吸收减少；由于维生素 D 在肝脏代谢活化发生障碍影响钙的吸收，可致骨质疏松（肝性骨病，hepatic osteopathy）。

凝血酶原和凝血因子Ⅶ、凝血因子Ⅸ、凝血因子Ⅹ在肝脏的合成依赖于维生素 K，因此，肝脏受损时，这些凝血因子的合成减少，病人易发生黏膜、牙龈、皮下出血。

## 五、微量元素的代谢

铁和铜是合成血红蛋白的重要原料。铁从衰老的红细胞释出后，与铜等某些微量元素及维生素一样在肝脏与运载蛋白结合，被运送至体内的其他部位。肝脏病变时，影响其对微量元素的吸收、转运、转化、储存和利用，使微量元素在血和肝中的含量降低。视黄醇结合蛋白质的合成及维生素 A 转化为视黄醛都需要锌，患肝硬化，特别是酒精性肝硬化（alcoholic cirrhosis）时，由于病人血和肝中锌的含量降低，可出现暗适应能力降低（delayed dark adaptation）。而肝硬化伴有胆道梗阻（obstruction of biliary tract）的病人血铜含量升高，铜在肝内蓄积。肝脏含铁蛋白较多（铁蛋白含铁约 23%），是机体储存铁最多的器官。血中铜和铁含量的变化可作为鉴别肝炎（hepatitis）和梗阻性黄疸（obstructive jaundice）的指标。

## 六、与营养有关的激素的代谢

影响水、电解质和血管活性的激素（如肾素、血管紧张素、醛固酮、抗利尿激素、雌激素）在肝脏代谢非常活跃。患慢性肝病，尤其是患肝硬化时，肝脏对激素的灭活作用减弱，加上门静脉高压（portal hypertension）和血浆白蛋白降低，导致大量腹水的形成，并使有效的循环血容量减少，引起电解质紊乱（electrolyte disturbance）。由于肝脏对胰岛素的灭活减弱，血中胰岛素含量升高。肝脏也是甲状腺素（thyroxine）分解代谢的重要器官，使甲状腺素与葡糖醛酸或硫酸（sulfuric acid）结合，分别随胆汁和尿液排出。肝功能降低影响到醛固酮的灭活时，可导致醛固酮功能亢进，引起钠潴留（sodium retention），产生腹水。

# 第二节　肝　炎

肝炎是肝脏受到损害，出现肝功能异常的肝脏炎症性疾病的统称，各种原因引起的急性、慢性肝功能损害，均可称为肝炎，包括病毒性肝炎（主要有甲型、乙型、丙型、丁型和戊型），也包括由于酒精滥用、使用药物、摄入环境中毒物、遗传病引起的肝炎，其中以病毒性肝炎（viral hepatitis）最常见。病毒性肝炎是法定乙类传染病，具有传染性较强、传播途径复杂、流行面广泛、发病率高等特点。肝炎之所以严重是由于它扰乱了肝脏的许多功能，包括产生胆汁帮助消化、调节血液化学成分、清除血液中潜在毒物等作用。部分乙型、丙型和丁型肝炎病人可演变成慢性肝炎，并可发展为肝硬化和原发性肝细胞癌（primary liver cell carcinoma），对健康危害甚大。

## 一、肝炎与营养的关系

过量饮酒会损害肝脏的功能。快速、大口饮酒时，乙醇瞬间随血液进入肝脏，会造成急性酒精性肝损害。

合理的膳食结构、足够的能量和清洁的饮用水可减少肝炎发生的概率。因过度节食、减肥出现营养不良时，因脂肪和能量摄入过剩患有肥胖时，机体的抵抗力下降，易患包括多种肝炎在内的传染性疾病，病情迁延难愈。

水质的清洁卫生与食品卫生同样重要。1988 年上海甲型肝炎（hepatitis A）、1986 年～1988 年新疆戊型肝炎（hepatitis E）的暴发流行均是水质污染和（或）食品污染造成的。受污染的食物，特别是生的或未熟的甲壳类水产品（raw or undercooked shellfish），如蛤蜊、牡蛎、泥蚶、毛蚶、蟹等在甲型肝炎的传播中起重要的作用。1988 年 1～4 月我国上海发生甲型肝炎暴发流行，发病人数达310 746 人，死亡 47 人。这是医学史上最大的一次甲型肝炎暴发流行，由生食被甲型肝炎病毒污染的毛蚶引起。水质和食物受到有害重金属（镉、铜、汞等）、化合物（苯、酚等）、农药（有机磷等）污染后可引起中毒性肝炎。

肝炎病人的肝脏可轻度肿大，恶心、厌食、厌油腻、腹胀，食欲下降是肝炎的常见症状。

# 二、营 养 防 治

## （一）饮食预防

注意饮食和饮水卫生，饭前便后要洗手，生吃蔬菜瓜果要洗烫，不吃腐败不洁的食物，不吃未经充分加热处理的水产品和食物，不喝生水，餐具应煮沸或蒸汽消毒。养成良好的卫生习惯，可预防甲型和戊型肝炎的发生。

应限制在每日 100ml 白酒或啤酒 1 瓶，在 20～40 分钟饮完，进食后饮酒，酒后多喝水可减少酒精性肝炎的发生。饮酒前吃一些蔬菜、水果及甜食，可降低乙醇在胃内的浓度和吸收入血的速度。饥饿时肝脏易受乙醇的伤害。避免数种酒掺在一起喝，情绪低落时不喝酒。

## （二）饮食治疗

良好的营养是治疗各型肝炎的重要措施。许多肝炎病人在早餐时胃口较好，而在随后的一天内食欲渐差，恶心也逐渐加重，故饮食以适合病人口味的清淡饮食为宜。

**1. 急性期**　应给予低脂肪、高维生素、高碳水化合物的饮食。病人有明显的食欲减退、厌油、恶心、呕吐等症状时，给予低脂肪、易消化、高维生素、适合病人口味的清淡饮食，选用富有营养、易消化吸收的流食或半流食，少量多次用餐。为补充各种维生素，要注意蔬菜和水果的供给，注意饮食的色、香、味和食物的多样化。用素油烹调可减少厌油症状的出现。在两餐之间给予开胃的水果。待食欲好转后改为普食。调节饮食的原则是注意食物的营养成分和摄入量，保证有足够的蛋白质、碳水化合物、多种维生素和矿物质，同时兼顾给予适量的脂肪。因进食较少、呕吐而经口进食不能满足能量和营养的需要时，可通过 PPN 给予营养支持，以供给必需的营养物质，维持水、电解质和酸碱平衡。静脉补充 10% 的葡萄糖 1000～1500ml，若能量仍不足时，可加用 50% 的葡萄糖。在肠蠕动减慢、腹胀明显时，少食产气多的食物，如牛奶、豆制品。

饭后应卧床休息 1～2 小时，以增加肝脏的血流量，保证供给肝细胞再生修复所需要的营养物质。

**2. 慢性期**　基本要求是高蛋白质、多维生素、脂肪偏低、碳水化合物适量。

（1）能量：能量的供给应与体重、病情及活动情况相适应，以维持能量平衡（energy balance），使体重与理想体重保持一致，一般以 8400～10 500kJ/d（2000～2500kcal/d）较适宜。高能量虽能改善临床症状，但可致肥胖、脂肪肝、糖尿病，增加肝脏的负担，影响肝功能的恢复，反而会使病情恶化。而能量摄入不足会使机体组织蛋白消耗增加，不利于肝细胞的修复与再生。

（2）碳水化合物：碳水化合物可促进蛋白质的利用，增加肝糖原的储备，维持肝微粒体酶的活性，增强肝细胞的解毒功能，其供能一般可占总能量的 60%～70%。碳水化合物过多将转化为脂肪，增加肝脏和胰脏的负担，使体内的糖代谢发生紊乱。高糖饮食，尤其是过多的葡萄糖、果糖、蔗糖会影响病人食欲，引起胃肠胀气，使体内脂肪储存增加，易致肥胖和脂肪肝。碳水化合物的供给主要应通过主食（staple food）。

（3）蛋白质：为促进肝细胞的修复与再生、维持氮平衡、提高肝脏各种酶的活性、改善肝功能，应增加蛋白质的供给。蛋白质供能一般应占总能量的 15%，特别应保证一定数量的优质蛋白质的供给。蛋白质过多会增加肝脏的负担。

（4）脂肪：脂肪的摄入一般可不加限制，因肝炎病人多有厌油及食欲缺乏等症状，通常情况下，不会出现脂肪摄入过多的问题。脂肪提供的能量一般占总能量的 20%～25%。

（5）维生素：维生素 $B_1$、维生素 $B_2$、尼克酸等 B 族维生素（vitamin B）及维生素 C 对改善症状有重要的作用。除选择富含这些维生素的食物外，还可口服多种维生素制剂（multivitamin preparation）。

（6）水分：适当多饮果汁、米汤、蜂蜜水、西瓜汁等，可加速毒物的排泄及保证肝脏的正常代谢。

（7）烹调方法：注意食物的色、香、味、形，以促进食欲。忌油煎、炸及刺激性强的食品，限制肉汤、鸡汤等含氮浸出物高的食品，以减轻肝脏的负担。

（8）少量多餐：每次食量不宜太多，以减轻肝脏的代谢负担。每日以 4～5 餐为宜。在不妨碍营养摄入的情况下，应尽量照顾病人的饮食习惯。

# 第三节　脂　肪　肝

正常肝内脂肪占肝重的 3%～4%。如果肝内脂肪含量超过肝重的 5%，或在组织学上 50% 以上的肝实质脂肪化时，即为脂肪肝（fatty liver），严重者肝内脂肪含量可达肝重的 40%～50%。脂肪肝的脂类主要是甘油三酯，其余为磷脂、脂肪酸、胆固醇及胆固醇酯（cholesterol ester）。一般所称的脂肪肝是由甘油三酯堆积所致，若因磷脂或胆固醇蓄积所致，应称为磷脂性或胆固醇性脂肪肝。

由于生活水平的提高和饮食结构的变化，脂肪肝的发病率在我国呈明显上升趋势。脂肪肝已成为仅次于病毒性肝炎的第二大肝病。患病率男性高于女性，在 30～40 岁的中青年男性中，有 1/4 的人患有脂肪肝。脂肪在肝细胞内的浸润影响肝脏的功能，使肝脏易受毒物的损害，在肥胖所致的脂肪肝病人中，约 25% 的人并发肝纤维化，1.5%～8% 的人发生肝硬化。

## 一、脂肪肝与营养的关系

乙醇对肝细胞有较强的直接毒害作用，可使转运到肝脏的脂肪增加，肝内脂肪的分解代谢降低，运出减少，脂肪堆积于肝脏，引起酒精性脂肪肝（alcoholic fatty liver）。

过度节食、长时间饥饿、神经性厌食、肠道病变引起吸收不良、能量供应不足、蛋白质供应低下都会导致脂肪动员增加。与此同时，磷脂的合成也受到影响，致使脂蛋白生成不足。大量游离脂肪释放到血液中，进入肝脏，超过脂蛋白转运能力而沉积于肝内，造成肝内脂肪蓄积，引起营养不良性脂肪肝。

蛋白质缺乏引起的脂肪肝多见于营养不良和慢性消耗性疾病病人。有报道认为，20 世纪 60 年代的脂肪肝病人几乎全有蛋白质缺乏型营养不良［又称水肿型营养不良］。蛋白质缺乏，尤其是必需氨基酸的绝对和相对不足均使脂蛋白的合成受到影响，进而影响脂肪从肝脏的运出。因实施 TPN 导致缬氨酸不足和氨基酸不平衡时，可诱发脂肪肝。甲基供体蛋氨酸（methionine）的供给不足也可通过影响胆碱的合成而诱发脂肪肝。

进食精加工的谷类、含糖饮料和各种甜食过多时，糖在肝脏转化为脂肪酸，再酯化为甘油三酯沉积于肝内。膳食纤维过少也易引起脂肪肝。在糖尿病病人中，约 50% 的病人有不同程度的脂肪肝。肥胖型糖尿病更可高达 80%。

偏食荤菜、甜食，摄入过多的脂肪和碳水化合物，在引起高血脂的同时，还使肝内脂肪代谢紊乱，造成肝内脂肪蓄积，引起营养过剩性脂肪肝。

含脂肪，特别是饱和脂肪酸多的食物摄入过多易引起脂肪肝。研究发现，脂肪肝的形成与肝脏的脂肪 β-氧化功能降低有关。脂肪摄入增加时，肝脏摄取脂肪酸增加，肝脏酯化为甘油三酯的作用增强，而肝脏磷脂酰胆碱合成减少和膳食中必需脂肪酸缺乏使脂蛋白合成障碍，结果使肝细胞甘油三酯的合成多于排出，在肝脏沉积。所以在临床上对脂肪肝病人除给予低脂肪饮食以减少肝内脂肪的来源外，还可应用必需脂肪酸、胆碱或促进胆碱生成的物质（如叶酸、维生素 $B_{12}$、蛋氨酸）和三磷酸腺苷（ATP）、三磷酸胞苷（CTP）等来防治脂肪肝。维生素 C、维生素 E 均具有对抗肝细胞脂肪堆积的作用。

肥胖者血液中含有大量的游离脂肪酸，并进入肝脏，超过了肝脏的运输代谢能力，造成肝脏脂肪的堆积，引起肥胖性脂肪肝。有 80% 的重度肥胖儿童患脂肪肝。近年来发现，享受免费餐和免费自助餐的公司员工脂肪肝的患病率高。一些中青年由于超重和肥胖而患脂肪肝。脂肪在腹部，特别是在内脏蓄积更易引起脂肪肝。因而，腹部皮下脂肪可作为预测脂肪肝的较好指标。据调查，肥胖者中有至少一半的人患有脂肪肝，在 25～30 岁的青年女性中，产后患脂肪肝的人很多，原因是产后"大补"，引起体内脂肪的堆积。中老年人生理功能减退，内脏功能退化，代谢功能下降，若活动减少，缺乏锻炼，过剩的脂肪易堆积于肝脏而形成脂肪肝。

肝炎治疗过程中病人休息过多，进食高糖、高能量饮食，体重增加或持续长时间静脉滴注高渗糖等均能引起脂肪肝。

大多数脂肪肝病人无明显症状，但在体检时可发现肝大，血胆固醇、甘油三酯、转氨酶升高。一部分病人有时可出现食欲减退、恶心、呕吐、腹胀，右上腹有压迫感或胀满感。50% 左右的脂肪肝病人（多为酒精性脂肪肝）可有各种维生素缺乏的表现，如末梢神经炎、口角炎、皮肤瘀斑、角化过度等。

## 二、营养防治

### （一）饮食预防

脂肪肝是可以预防的。为了预防脂肪肝的发生，在饮食上应该注意以下几点。

1. 调整饮食结构，保持营养均衡。
2. 主食不要过于精细，注意粗细粮搭配。
3. 每日进食一定量的蔬菜和水果，经常食用豆制品。
4. 动物性食品以鱼类、禽类、兔肉为主，适量食用牛、羊肉，少吃猪肉，尤其是肥肉、猪大肠。
5. 建立合理的膳食制度，均衡地安排三餐的饮食，少吃零食。
6. 饥饱适当，切忌暴饮暴食，不偏食、挑食。
7. 饮酒要适量，不要酗酒。

### （二）饮食治疗

由于大多数脂肪肝病人症状轻微或没有症状，因而得不到及时的治疗。脂肪肝是不良生活方式引起的肝脏代谢障碍性疾病，是可以逆转的，只要注意饮食调节，并坚持体育锻炼，控制体重的增长，就能使病情好转或阻止其发展。

**1. 纠正营养不良**　对营养不良性脂肪肝病人应给予高蛋白饮食（high protein diet）及足够的碳水化合物及脂肪，选用牛奶、鸡蛋、鱼、虾、蟹等和富含不饱和脂肪酸的植物油。但往往病人的消化液分泌不足，只能逐步增加摄入量。

**2. 控制能量的摄入**　对从事轻体力活动、体重在正常范围的脂肪肝病人，能量以 30～35kcal/（kg·d）［126～147kJ/（kg·d）］计算。肥胖或超重者以 20～25kcal/（kg·d）［84～105kJ/（kg·d）］计算，使体重降至正常范围内。为避免出现饥饿感，引起全身衰弱和低血糖反应，能量的摄入应逐步减少。晚饭应少吃，睡前忌加餐。

**3. 限制脂肪和碳水化合物的摄入**　脂肪和碳水化合物分别以 0.5～0.8g/（kg·d）和 2～4g/（kg·d）计算。宜选用植物油或含不饱和脂肪酸多的食物，如鱼类；少吃或不吃煎炸食品；全天植物油的用量不超过 20g，脂肪不超过 40g；限制胆固醇含量高的食品，鸡蛋黄不超过 2 个，胆固醇的摄入量不超过 300mg。碳水化合物主要由粮谷供给，总量应限制；除蔬菜、水果中所含的天然碳水化合物外，忌用食糖、含糖果汁和饮料、蜂蜜、蜜饯等各种甜食及高能量食物。

**4. 增加蛋白质的摄入**　高蛋白可保护肝细胞，并能促进肝细胞的修复与再生，有利于脂蛋白的合成和清除肝内蓄积的脂肪。蛋白质以 1.2～1.5g/（kg·d）计算，每天供给 90～120g。优质蛋白质应占适当比例，多选用豆制品、瘦肉、鱼、虾、去脂牛奶或酸奶等。

**5. 供给充足的维生素、矿物质及膳食纤维**　尤其应注意供给富含叶酸、胆碱、维生素 $B_6$、维生素 $B_{12}$、维生素 C、钾、锌、镁的食物。饮食不宜过分精细，主食应粗细搭配，多吃杂粮，保证新鲜蔬菜，尤其是绿叶蔬菜的供应，每天食用新鲜蔬菜 500g，以保证维生素、矿物质及膳食纤维的供给。

**6. 限制食盐，适量饮水**　限制食盐（salt restriction），每天食盐的用量以 6g 为宜。适量饮水可促进机体的代谢及代谢废物的排泄。

**7. 增加富含蛋氨酸食物的摄入**　小米、莜麦面、芝麻、油菜、菠菜、菜花、甜菜头、海米、干贝、淡菜等食品富含蛋氨酸。

**8. 饮食宜清淡，忌辛辣和刺激性食物**　忌姜、辣椒、胡椒、芥末、咖喱，少用肉汤、鸡汤、鱼汤等含氮浸出物高的食物，绝对禁酒。

**9. 选用降脂食物**　牛奶、兔肉、萝卜、大蒜、洋葱、芹菜、黄瓜、蘑菇、海带、黑木耳、苹果、大枣、山楂、大豆制品、燕麦、麦麸、花生、魔芋、玉米及茶叶均有降脂作用。

# 第四节　肝　硬　化

肝脏纤维结缔组织弥漫性增生伴有肝细胞结节状再生，称为肝硬化（cirrhosis of liver）。肝硬化不是一个独立的疾病，而是一种常见的、由不同致病因素引起的肝脏慢性、进行性、弥漫性病变。

肝硬化是严重的和不可逆的肝脏病变，我国城市 50～60 岁男性肝硬化死亡率为 112/10 万。

## 一、肝硬化与营养的关系

乙醇可直接损伤肝细胞及其细胞器（特别是内质网），使肝小叶内的肝细胞发炎、充血、肿胀、变性、坏死，失去原有的正常形态和功能，并引起淋巴细胞反应，产生各种细胞毒性，作用于肝细胞膜，引起肝细胞损伤；乙醇的中间代谢产物乙醛（acetaldehyde）可引起脂质过氧化（lipid peroxidation），刺激中性粒细胞（neutrophilic granulocyte）形成过氧化物（peroxide），刺激星状细胞（stellate cell）和细胞因子（cytokine）使胶原的合成增加，诱发肝硬化。

蛋白质、胆碱、B 族维生素缺乏都可引起脂肪肝、肝细胞坏死、变性直至肝硬化，同时营养不良可降低肝细胞对致病因素的抵抗力，而成为肝硬化的间接病因。

肝硬化病人普遍存在营养不良，特别是蛋白质-能量营养不良。蛋白质-能量营养不良及叶酸、铁、锌等缺乏使肝硬化病人的免疫功能降低，易招致感染，而营养不良合并感染是引起死亡的重要原因。用缺乏蛋白质、B 族维生素、维生素 E 和抗脂肪肝因子（胆碱、蛋氨酸、胱氨酸）的饲料喂养大鼠等实验动物，可引起脂肪肝、肝细胞坏死，乃至肝硬化。蛋白质营养缺乏型营养不良患儿的肝脏特征为脂肪浸润，偶尔可见弥漫性肝纤维化或肝硬化，补充蛋白质能迅速恢复。营养不良被认为是肝硬化的病因之一，可能是因为长期营养失调降低了肝脏对某些毒物和病原体的抵抗力，肝脏在毒性物质的作用下坏死，最终发展为肝硬化。营养不良还损伤肝功能，增加肝硬化并发症如腹水、肝性脑病、肝肾综合征（hepatorenal syndrome）、糖尿病等的发生率。

肝脏的氧耗量随着门静脉血流量的减少而降低，肝脏的代谢率也随之降低。但肝硬化病人的能量消耗是正常的，而呼吸商明显降低，提示脂肪氧化的增加是以降低葡萄糖的氧化为代价的，并且能量代谢白天低，夜间高，因而肝硬化病人夜间空腹时较正常人更易产生饥饿感。

在肝硬化早期，蛋白质分解代谢也增加。肝脏蛋白质的更新速度快，半衰期为 7～10 天，为肌肉的 1/20，给肝硬化病人补充足够的食物蛋白满足肝脏蛋白质更新和肝细胞再生的需要尤为重要。肝细胞损伤时，合成蛋白质的能力降低，而一些功能性蛋白（如转氨酶）在肝脏的含量比血浆高，从肝细胞逸出进入血浆，故肝硬化病人的血浆白蛋白、一些凝血因子、胆碱酯酶（cholinesterase）、铜蓝蛋白降低，而转氨酶升高。由于肝硬化时门静脉压力增高，淋巴回流减少，白蛋白经肠道丢失，使血浆白蛋白降低得更明显。

在肝硬化晚期，病人常处于分解代谢状态，表现为肌肉消耗和蛋白质转换加速。研究发现，肝硬化病人整体蛋白质更新速率、合成与分解速率均明显加快，而且蛋白质分解速率大于合成速率。虽然病人的总体蛋白质合成加速，但合成仍相对不足，处于负氮平衡状态，失代偿期肝硬化比代偿期肝硬化更加明显。肝硬化病人摄入大于 1.0g/（kg·d）的蛋白质才能满足需要。为了达到氮平衡，伴有营养不良者需要更多的蛋白质。增加蛋白质的摄入能有效地提高肝硬化病人的蛋白质潴留。

肝硬化病人糖的氧化和储存能力降低。由于肝脏摄入的胰岛素减少，与胰岛素降解有关的酶活性降低，使胰岛素灭活减少，故大多数病人的基础胰岛素水平和餐后胰岛素水平升高，血浆胰岛素/高血糖素值下降，葡萄糖耐量受损。加上肝脏失去了对葡萄糖摄取的调节和出现胰岛素抵抗（insulin resistance），空腹血糖浓度增高，严重者可患糖尿病。由于葡萄糖处理能力明显下降，葡萄糖耐量降低，肝硬化病人最多可代谢 4～5g/（kg·d）的葡萄糖，这个值应该被认为是肝硬化病人摄入葡萄糖的上限。

肝功能衰竭时，由于缺氧，葡萄糖代谢产物丙酮酸及乳酸进一步氧化为二氧代碳的途径受阻，而肝酶又缺乏，使丙酮酸（pyruvic acid）及乳酸合成肝糖原的过程发生障碍。因此，血液和脑组织中乳酸及丙酮酸积聚，易发生代谢性酸中毒（metabolic acidosis）。

大约有 50% 的肝硬化病人有脂肪吸收不良。肝硬化使脂肪酸的代谢降低，生酮作用减弱，血浆中游离长链脂肪酸和短链脂肪酸均升高。由于肝糖原含量的降低，肌肉和肝糖原动员减少，肝脏糖异生和酮体生成减少，脂肪酸成了唯一可利用的底物。机体的能量代谢由以葡萄糖为主转化为以脂肪为主，脂肪氧化增加。而为肝硬化病人提供脂肪和葡萄糖时，葡萄糖更优先氧化。

肝硬化时内源性胆固醇的合成减少，胆固醇在血浆中的半衰期缩短，酯化作用减弱，因而血浆中胆固醇和胆固醇酯的含量均降低。肝硬化病人可有胆汁酸合成及排泄障碍，胆汁酸从血浆中清除的速率减慢，导致血浆和皮肤中的胆汁酸浓度升高。由于肠道胆汁酸盐不足，影响脂类和脂溶性维生素的吸收和代谢，出现乳糜泻（celiac disease）及暗适应能力下降。

有 10%～50% 的肝硬化病人存在微量营养素缺乏，特别是酒精性肝硬化病人，微量营养素缺乏更为严重。有报道肝硬化病人血液中 $\alpha$-生育酚、维生素 A、$\beta$-胡萝卜素、番茄红素的水平正常，而肝组织中的水平降低。

肝细胞受损影响维生素 A 的吸收。肝硬化时贮脂细胞的维生素 A 不易释放，可使血中维生素 A 降低，出现夜盲症。维生素 $B_1$、维生素 $B_6$、维生素 $B_{12}$、叶酸和尼克酸是肝硬化时容易缺乏的水溶性维生素，维生素 C 缺乏在肝硬化病人中也比较普遍。

不论是肝炎肝硬化还是酒精性肝硬化，病人的血锌和肝锌均明显降低，原因是摄入、吸收减少及排泄增加，肝锌的降低还因为肝细胞摄取锌减少。肝锌降低在肝硬化的发生和发展中具有重要的意义，因为锌对肝脏的胶原纤维沉积有抑制作用。锌是视黄醇脱氢酶（retinol dehydrogenase）的组成成分，参与维生素 A 的代谢。肝硬化病人锌的减少或缺乏会引起暗适应能力下降或夜盲症。锌缺乏还直接影响尿素的合成，降低鸟氨酸转氨甲酰酶（ornithine transcarbamoylase）的活性，导致血氨升高。肝硬化病人的血硒和肝硒均降低。硒的降低会影响 GSH-Px 的活性并促进肝硬化的发展。

肝炎肝硬化、酒精性肝硬化和原发性胆汁性肝硬化病人的血铜和肝铜升高。铜特异地沉积在近侧肾小管内，使钙磷的排泄增加。

肝细胞坏死释放铁增多和肝细胞摄取铁减少是肝硬化病人血铁浓度升高的主要原因。

虽然疟疾不会引起肝硬化，但如同时患有营养不良则可能发生肝硬化。

肝硬化病人食欲减退、乏力、体重减轻。由于胃肠瘀阻性充血，分泌和吸收功能紊乱，病人常感到恶心、呕吐、食欲减退，在有腹水、消化道出血和肝功能衰竭时，症状更明显，并出现腹胀，多于进食时，特别是下午和晚餐后出现。能量摄入不足、肝功能损害导致的胆碱酯酶减少影响神经肌肉的正常功能及乳酸转化为肝糖原障碍导致的肌肉乳酸蓄积常引起乏力。由于进食和消化吸收功能障碍，病人体重减轻，而有腹水和水肿时，体重减轻并不明显，但可见明显的肌肉萎缩。

门静脉高压（portal hypertension）可引起脾大（splenomegaly）、腹水。大量红细胞淤滞在脾窦引起的脾功能亢进及脂肪代谢紊乱产生的异常脂质均可引起的溶血，进而引起贫血。维生素 $B_{12}$、叶酸摄入不足、吸收不良和利用障碍也使病人出现不同程度的贫血。

# 二、营 养 防 治

## （一）饮食预防

1. 每天摄入的蛋白质应在 70g 左右，不要经常大量摄入蛋白质含量高的食物，如鸡、鸭、鱼、肉、蛋、海鲜、花生、黄豆及豆制品等。

2. 生活要有规律，饮食要按时、定量。

3. 不酗酒、不吃生鱼。

4. 慢性乙型肝炎病人不要大量摄入蛋白质，注意动物蛋白和植物蛋白的合理搭配。适当多摄入各种新鲜蔬菜。

## （二）饮食治疗

**1. 饮食治疗的目的** 通过饮食治疗增进食欲，改善消化功能；去除膳食中损害肝脏的因素，控制病情的发展；供给丰富的营养素，增强机体的抵抗力，促进肝细胞的修复再生及肝功能的恢复，促进蛋白的合成和肝糖原的形成，保护肝细胞；刺激胆汁分泌，加速废物的排出；预防腹水、贫血等并发症的发生。

**2. 饮食治疗的原则** "三高一适量"，即提供高能量、高蛋白、高维生素、适量脂肪的饮食。

（1）能量：肝硬化病人在不同阶段的能量消耗并不相同。随着病情的加重，能量消耗增加，葡萄糖氧化降低，蛋白质和脂肪氧化增加。每天的总能量为 8.4～12.6MJ（2000～2300kcal），并根据个体的具体情况（如病情、年龄、体力活动强度）做适当的调整。

（2）蛋白质：蛋白质的供应量以病人能耐受、能维持氮平衡、可促进肝细胞再生又不诱发肝性脑病（hepatic encephalopathy）为宜，可供给 1.5～2g/（kg·d），或 100～120g/d，但不能低于 1.0g/（kg·d）。注意供给一定量高生物价（biological value）的蛋白质。肝硬化后形成的纤维组织使血液循环受影响，出现门静脉高压，肠道微血管中水分和电解质扩散至腹腔，造成腹水；血浆蛋白含量降低，使血浆胶体渗透压降低，进一步加重腹水形成。高蛋白饮食能纠正低蛋白血症（hypoproteinemia），有利于腹水和水肿的消退。但有肝衰竭或肝性脑病倾向时，要限制蛋白质的供给，降至 25～35g/d。

（3）脂肪：脂肪的供给以 40～50g/d，供能占总能量的 25% 为宜。脂肪不宜过多，因为肝硬化时胆汁合成和分泌减少，脂肪的消化和吸收功能减退。脂肪过多，超过肝的代谢能力，则沉积于肝内，影响肝糖原的合成，使肝功能进一步受损。但脂肪过少时制作的食物口味差，影响病人的食欲。胆汁性肝硬化病人应给予低脂肪、低胆固醇饮食。

（4）碳水化合物：肝糖原储备充分，可防止毒素对肝细胞造成损害。睡前适当地补充葡萄糖可减少蛋白质和脂肪的消耗。碳水化合物的供给以 350～450g/d 为宜。避免含粗糙的、不溶性膳食纤维（insoluble dietary fiber）多的食物，可选用含可溶性膳食纤维（soluble dietary fiber）多的食物（如山楂糕、果酱、果汁冻等）。对半乳糖血症（galactosemia）引起的肝硬化病人应限制奶及奶制品，以切断乳糖的来源，而对于由果糖不耐受症（fructose intolerance）引起的肝硬化病人，蔗糖、含果糖的水果和蔬菜必须从膳食中取消。

（5）维生素：肝直接参与维生素的代谢过程，为了保护肝细胞和防止毒素对肝细胞的损伤，宜供给富含 B 族维生素（叶酸、维生素 $B_1$、维生素 $B_6$ 等）及维生素 A、维生素 D、维生素 E、维生素 K、维生素 C 的食物，也可以制剂的形式补给。对于非酒精性肝硬化（non-alcoholic cirrhosis）病人，建议增加维生素 A 1500～5000μgRE/d（5000～15 000U/d），而对于酒精性肝硬化病人应慎用维生素 A 制剂。对有骨痛和骨折的病人，可额外补充 1,25-(OH)$_2$D$_3$ 100～300μmol/d（40～120μg/d），但应注意防止中毒。对有胆道梗阻和胆汁淤积的患儿可适量补充维生素 E。维生素 K 与凝血酶原的合成有关，对凝血时间延长及出血的病人要及时给予补充（10mg/d，共 3 天）。补充维生素 C 可促进肝糖原合成，使血中维生素 C 的浓度升高，保护肝细胞，促进肝细胞再生。腹水中维生素 C 的浓度与血液中含量相等，故有腹水时更应大量补充维生素 C。

（6）钠与水：有水肿和轻度腹水的病人应食用低盐饮食，食盐量不超过 2g/d。严重水肿时宜食用无盐饮食，钠限制在 0.5g/d 左右，禁用含钠多的食物，如海产品、火腿、松花蛋、肉松、酱菜等腌制品、味精等。长期低钠饮食会引起低钠血症，应注意观察病人的血钠水平。每天进水量应限制在 1000ml 以内。

> 治疗腹水时控制饮食主要是限制钠的摄入。一些权威研究机构建议：有临床症状的大量腹水病人应限制膳食中钠的摄入量，最低 10～20mmol/d，但是在如此严格的限制下，几乎不可能提供什么美味佳肴或提供足够的蛋白质来维持氮平衡，因此，长期如此难以让病人满意，依从性好的病人可以维持每日 40mmol 的低钠饮食（相当于大约 1g 钠或 2.5g 氯化钠）。

（7）微量元素：肝硬化病人应多食用猪瘦肉、牛肉、羊肉、蛋类、鱼类等含锌量较高的食物。病人常存在镁离子缺乏，应补充含镁多的食物，如绿叶蔬菜、豌豆、奶制品和谷类等食物。服利尿药时，应多食用含钾高的食物，如番茄、南瓜、橘子、香蕉等。由于肝豆状核变性（又称威尔逊病，Wilson 病）病人肝内有大量的铜蓄积，应禁食富含铜的食物，如巧克力、贝壳类和动物肝脏等。

（8）饮食注意事项：少食多餐，除了一日三餐主食外，可增加两次点心。

食物应新鲜、无霉变，以免摄入可加重肝细胞损害的黄曲霉毒素（aflatoxin）、农药（pesticide）、食品添加剂（food additive）等。

要细嚼慢咽，食物以细软、易消化、少纤维、少产气的软食或半流食为主，避免生、硬、大块、干硬、粗糙的食物，如带刺的鱼、带碎骨的畜禽肉、油炸和油煎的食物、不易煮软的蔬菜，以免引起曲张的食管静脉破裂出血。

为了刺激病人的食欲，烹调方法应多样化，注意菜肴的色、香、味、形。但不用或尽量少用辛辣刺激性食品和调味品。

（9）食物的选择：在每日的膳食中应轮换供应奶、蛋、鱼、瘦肉、豆制品等优质蛋白质食品。可适当选用葡萄糖、蔗糖、蜂蜜、果汁等易于消化的单糖、双糖，以增加肝糖原储备。忌乙醇和一切辛辣及刺激性食品。避免油炸及干硬的食品。少吃或不吃含纤维较多的食品及产气多的食品，如芹菜、韭菜、黄豆芽、红薯、干豆类、汽水、萝卜等。鲜鲤鱼、赤小豆、冬瓜、丝瓜、南瓜对治疗肝硬化腹水有效。

## 三、营养支持

营养支持目的是提供适量的能量和营养素，维持和改善病人的营养状况；提供适量的蛋白质和氮，维持和恢复正常的血浆氨基酸谱（plasma amino acid patterns）；预防肝性脑病；防止肝功能进一步恶化；纠正和防止水、电解质和酸碱失衡。

选择营养支持的方式应依病人的情况和病情而定,营养支持的配方应根据肝功能的变化进行修改和调整。

**1. EN** 如果病人的胃肠功能尚可,最好采用 EN。肠内营养液可刺激 IgA 的分泌,有助于保持肠道防御屏障的完整性,防止感染的发生。一些肝硬化病人胃肠道仍有一定的功能,但由于食欲差、不愿或不能经口摄食足够的营养,可实施 EN 支持。最好采用口服的方法,必要时可管饲。食管静脉曲张和门静脉高压性胃病并非放置鼻胃管的禁忌证。可选用特定配方的营养液,如含有 BCAA 的 Heptic-aid,或用组件配方,随时调整营养液的内容。生长激素可明显地改善肝硬化病人的营养状况和预后,可用于肠内营养液中。

由于肝硬化病人肠道黏膜往往处于水肿状态,吸收能力和耐受性差,应注意营养液的浓度和滴注的速度。为防止水潴留,营养液的浓度以 5.46～6.30kJ/ml（1.3～1.5kcal/ml）或稍高为宜。为防止胃肠并发症,滴注速度宜慢,以连续滴注为宜,最好用泵连续匀速地滴注。

**2. PN** 当肝硬化病人出现水和电解质异常（electrolyte abnormalities）、肝性脑病、腹水、消化道出血等多种并发症时,病人胃肠道呈无功能状态而不能耐受 EN,或者 EN 支持难以满足病人的需要,有必要采用 PN。

可经周围静脉肠外营养途径输注含 BCAA 的复方氨基酸（3H）、高渗氨基酸、葡萄糖、脂肪乳剂、平衡的多种维生素、平衡的多种微量元素,并根据不同病期和并发症选用或调整配方。经中心静脉肠外营养（central parenteral nutrition）应仅作为周围静脉肠外营养的补充。至少提供 126kJ/（kg·d）的能量和 1g/（kg·d）的蛋白质。对伴有高血糖的肝硬化病人,输入葡萄糖时应加用胰岛素。大量输入葡萄糖易产生大量的二氧化碳而影响肺的功能,还会进一步影响肝功能,形成脂肪肝。可采用双能量源,即联合使用葡萄糖和脂肪乳剂供给能量。给肝硬化病人输入脂肪乳剂既能供给能量,又能供给必需脂肪酸。可将脂肪乳剂混合配制于 3L 输液袋中均匀地输入。应避免脂肪乳剂使用过量或滴速过快引起的不良反应,要注意检查血清甘油三酯、胆固醇、游离脂肪酸及肝功能（liver function）,同时要注意观察水和电解质的平衡情况。经过一段时间的 PN 后,视病情逐步过渡到 EN。

# 第五节  肝 性 脑 病

肝性脑病是指各种严重的肝脏疾病引起的以代谢紊乱为基础,以神经、精神症状为主要表现的一系列中枢神经系统功能障碍的综合征。由于最终导致昏迷,故又称肝昏迷（hepatic coma）。以门腔静脉分流为主要原因者称为门体脑病（portosystemic encephalopathy, PSE）。由多种原因引起的急性大量肝细胞坏死致短期内发展为肝性脑病,称为暴发性肝衰竭（fulminant hepatic failure, FHF）,这类肝衰竭多无诱因可寻,也称作内源性肝衰竭,又因发病急、病情重,称为急性肝性脑病（acute hepatic encephalopathy）。发生于慢性肝病者,病程长,发展慢,昏迷可反复发作,称慢性复发型肝性脑病,且多半能找到诱因,也称为外源性肝衰竭。急性和慢性肝病病人无明显的临床表现和生化异常,但经严格的心理智能测试（psychometric test）和大脑诱发电位检查（cerebral evoked potential test）发现异常时称为亚临床肝性脑病（subclinical hepatic encephalopathy）。亚临床肝性脑病在某些诱因的作用下可发展为肝性脑病。

## 一、肝性脑病与营养的关系

肝性脑病的发生与营养和饮食的关系密切,有许多假说,其中氨中毒学说最重要。

**1. 氨中毒** 由于多数肝性脑病病人的肝衰竭,肝脏代偿能力低下,肝内氨合成为尿素（urea）的能力减退,肠吸收的氨未经肝脏解毒而直接进入血液循环,致使血氨的浓度增高。游离状态的氨（ammonia）透过血脑屏障（blood brain barrier）进入中枢神经系统,干扰大脑的能量代谢,并通过对神经细胞膜及神经递质的影响,引起中枢神经系统功能紊乱,诱发肝性脑病。

**2. 假性神经递质的形成**　正常情况下 AAA 如苯丙氨酸和酪氨酸经肠道细菌脱羧酶的作用分别生成苯乙胺（phenylethylamine）和酪胺（tyramine），由门静脉吸收入肝，被肝中单胺氧化酶（monoamine oxidase）氧化分解。肝衰竭时，苯乙胺与酪胺未经肝代谢而进入体循环，并透过血脑屏障进入脑组织，经过 $\beta$-羟化酶催化，分别生成苯乙醇胺（phenylethanolamine）和 $\beta$-羟酪胺（$\beta$-hydroxytyramine，章鱼胺，octopamine）。苯乙醇胺和 $\beta$-羟酪胺的化学结构与正常神经递质去甲肾上腺素（norepinephrine）和多巴胺（dopamine）相近似，但不能传递神经冲动，被称为假性神经递质（false neurotransmitter）。当它们排挤和取代了突触中正常的神经递质，会使神经传导受阻，出现意识障碍（conscious disturbance）和昏迷。

**3. 血浆氨基酸平衡失调**　在肝硬化失代偿期，由于肝功能不全或门腔侧支循环形成，使血浆中包括苯丙氨酸（phenylalanine）、酪氨酸和色氨酸（tryptophan）在内的 AAA 的浓度明显增高。包括亮氨酸、异亮氨酸和缬氨酸在内的 BCAA 主要在骨骼肌分解，胰岛素有促进 BCAA 进入骨骼肌的作用。肝衰竭时，胰岛素在肝中灭活减弱，体循环的胰岛素浓度升高，使 BCAA 进入骨骼肌，导致 BCAA 与 AAA 的比值由正常的 3～3.5 下降到 0.6～1.2。AAA 与 BCAA 由同一载体运转，通过血脑屏障时相互竞争。过多的 AAA 进入脑内，使假性神经递质形成增多。

肝组织坏死可释放出色氨酸，血浆白蛋白的下降及游离脂肪酸的增多也可使血浆游离色氨酸增多。脑中增多的色氨酸可衍生为抑制性神经递质 5-羟色胺（serotonin）。高胰岛素血症（hyperinsulinism）也可引起 5-羟色胺合成的增多。在肝功能不全时，色氨酸在肠道细菌作用下生成的吲哚（indole）不能在肝内解毒。高浓度的吲哚对脑细胞的呼吸有抑制作用。有人认为色氨酸在诱发肝性脑病中起关键的作用。

**4. 短链脂肪酸与硫醇含量增高**　含 10 个以内碳原子的短链脂肪酸（short chain fatty acids）[如丁酸（butyric acid）、戊酸（valeric acid）、辛酸（octanoic acid）等]可来源于食物中脂肪的分解，也可由碳水化合物或氨基酸经肠道细菌作用而形成。含硫氨基酸（包括蛋氨酸、胱氨酸、半胱氨酸）在肠内经脱氨基等一系列反应而生成硫醇（mercaptan），在肝内代谢解毒。肝衰竭（liver failure）时，肝脏不能从血中摄取短链脂肪酸加以利用，或由于从脂肪组织动用增多，而使血浆和脑脊液中短链脂肪酸增加。同时，硫醇也不能在肝内解毒。它们对脑组织有毒性作用，与氨协同可以诱发肝性脑病。

蛋白质代谢障碍包括氨、硫醇、假性神经递质的积聚及氨基酸的不平衡。在肝衰竭时，由于肠道蠕动和分泌减少，消化吸收功能降低，肠内菌群紊乱，食物中的蛋白质被肠道细菌的氨基酸氧化酶分解产生氨，使外源性氨增多。同时，体内蛋白质分解代谢占优势，使内源性氨增多。

蛋氨酸在肠道被细菌分解产生甲基硫醇（methyl mercaptan）及其衍变的二甲亚砜（dimethyl sulfoxide，DMSO）可引起意识模糊（confusion）、昏睡（lethargy）和昏迷（coma），也是产生肝臭（fetor hepaticus）的重要原因。

长链脂肪酸被细菌分解后产生的戊酸（valeric acid）、己酸（butylacetic acid）和辛酸（octanoic acid）等短链脂肪酸，能诱发试验性肝性脑病，在肝性脑病病人的血浆和脑脊液中，含量也明显增高。

肝脏损伤时，肝糖原的合成与分解及储备均减少，引起低血糖（hypoglycemia），影响脑细胞的能量供应。糖代谢产物丙酮酸不能继续氧化，以致血液和脑组织中丙酮酸堆聚、乳酸增多而发生代谢性酸中毒，促使昏迷的发生。葡萄糖是大脑产生能量的重要原料，低血糖时，脑内去氨的活动停滞，氨的毒性增强。

进食过少、呕吐和腹泻、长期应用利尿药和糖皮质激素、注射葡萄糖等常可引起缺钾，缺钾易引起肾损害和低钾性碱中毒（hypokalemic alkalosis），使氨更易透过血脑屏障。镁、钠、锌、铁等元素的缺乏都可使病情加重，或使病情恶化。

# 二、营养防治

## （一）饮食预防

重型肝炎和严重肝硬化病人应禁酒，以免加重肝细胞的损害；不吃油炸、干硬的食物，尽量吃软食和半流食，以避免食管胃静脉曲张破裂引起消化道出血，诱发肝性脑病。有肝性脑病先兆者不吃高蛋白食物；摄入足够的能量；多吃新鲜蔬菜，但含粗纤维较多的蔬菜，如芹菜、毛笋等宜少吃。

## （二）饮食治疗

**1. 饮食治疗的目的**　控制总能量和蛋白质，以减少体内氨的生成，避免肝性脑病的发生及向危重方向发展。提高碳水化合物的比例。同时，供给充足的微量营养素。

**2. 饮食治疗的原则**　对亚临床肝性脑病病人给予限制蛋白质饮食，应用乳果糖（lactulose，半乳糖苷果糖）、乳梨醇（lactitol，拉克替醇）和 BCAA 等治疗可减轻或消除智能检查出现的异常。乳果糖在小肠内被双歧杆菌（bifidobacterium）及乳酸杆菌（lactobacilli）等分解为乳酸及乙酸（acetic acid），在小肠液的 pH 降至 6 以下时可明显削弱尿素的肠肝循环（enterohepatic circulation）而降低血氨浓度。对昏迷者用高糖、高脂、高维生素的营养液通过管饲或 PN 途径给予营养支持（nutritional support）。对半昏迷但存在吞咽动作者给予低蛋白流食（low-protein liquid diet）。消化道出血者宜少食多餐或暂时禁食，出血停止后 24～48 小时，可进少量流食。腹水病人应限制钠盐的摄入。

（1）供给足够的能量和碳水化合物：供给充足的能量以满足脑组织代谢的需要，减少体内组织蛋白的分解，维持正氮平衡，促进肝功能的恢复。

对能进食的病人，应给予高碳水化合物的饮食，可选用果酱、果冻、果汁、含粗纤维少的细粮和水果等，每日供给 6720kJ（1600kcal）的能量。发现有肝性脑病先兆，应停止供给蛋白质，暂时供给无蛋白流食，每日由葡萄糖供给 5040～6720kJ（1200～1600kcal）的能量。血糖高者每 4～6g 葡萄糖加胰岛素 1U。昏迷或完全不能经口进食者，可由静脉滴注 10% 的葡萄糖，或通过鼻饲管（nasal feeding tub）输入葡萄糖、维生素、能量合剂、电解质。病人复苏后，随其病情好转每日供给 6300～8400kJ（1500～2000kcal）的能量，其中含蛋白质 20～30g，碳水化合物提供的能量占总能量的 70%～75%，其余一小部分能量由脂肪供给。

病人有上消化道出血（hemorrhage of upper digestive tract）时应严格禁食，通过静脉补充营养。

（2）控制蛋白质的质与量：从饮食上减少氨的来源，抑制氨的产生或减少氨的吸收，是对肝衰竭及肝性脑病进行营养治疗的重点。控制饮食中蛋白质的摄入量是防止血氨升高的重要措施。

肝性脑病病人蛋白质的摄入量应严格限制在 40g/d。重症肝衰竭临近昏迷时，应停用蛋白质。但停用蛋白质的时间不宜太久，以免机体组织蛋白质分解，增加内源性氨的形成，出现负氮平衡，影响肝细胞的修复与再生，不利于控制腹水或水肿。病人持续昏迷超过 3 天及复苏（resuscitation）后，每天可经鼻饲管给予含有 20～30g 蛋白质的流食，尽量让病人经口摄入。对清醒的病人视病情每日供给 15～50g 的蛋白质。当症状减轻时，可每隔 2～3 天调整一次，每次递增 10g，直至蛋白质的供应量达到 1.0g/（kg·d）。在逐渐增加蛋白质的供应量时，应密切观察病人的反应。如在调整过程中血氨再次升高，或有肝性脑病的先兆，则应将蛋白质的供应量重新降到 25～35g/d。慢性肝性脑病病人对蛋白质的耐受量常为 40～60g/d。有人认为，每天供给 50g 的蛋白质既能维持氮平衡，又能促进蛋白质的合成，也能控制水肿和促进肝细胞的修复与再生。

各种氨基酸产氨的能力不同。产氨最多的是蛋氨酸、甘氨酸、丝氨酸、苏氨酸、组氨酸、赖氨酸、谷氨酰胺和天冬酰胺；其次为亮氨酸、丙氨酸、缬氨酸、苯丙氨酸、异亮氨酸、酪氨酸和脯氨酸；产氨最少的是精氨酸、天门冬氨酸、谷氨酸和色氨酸。

应选用产氨少的食物作为蛋白质的来源。植物蛋白（vegetable protein）含蛋氨酸较低，代谢产生的硫醇类衍生物较少，所含的苯丙氨酸、酪氨酸、色氨酸也较动物性食品低。同时，植物蛋白含较多的精氨酸、天冬氨酸和谷氨酸，对降低血氨有益。素食含纤维素较多有利于通便，并能改善肠道菌丛，从而减少内源性氨的产生和吸收。在动物性食品中，奶类、蛋类产氨少于肉类，而且酸奶可降低肠道 pH，减少致病菌的繁殖，减少氨的产生和吸收。鱼肉和鸡肉所含 BCAA 比畜肉多，也可酌量采用。

肝功能不全时，肝内转氨酶的活力降低，氨基转换作用等发生障碍，膳食中供给一部分非必需氨基酸对蛋白质的合成有利。必需氨基酸和非必需氨基酸应保持 1：1 的比例。应充分利用动、植物蛋白的互补作用，以提高蛋白质的营养价值。

（3）脂肪不必过分限制：由于肝硬化病人胆汁分泌较少，消化脂肪的能力降低，病人厌油腻，故应尽量不吃含脂肪的食物，以免因脂肪消化吸收不良而致腹泻，引起电解质紊乱（electrolyte disturbance），使病情加重。同时，由于血中游离脂肪酸增多，与血浆白蛋白结合，使后者与色氨酸结合减少，以致游离色氨酸增多，进入脑组织。肝衰竭时，血中亚油酸（linoleic acid）的含量降低。但脂肪可供给必需脂肪酸和脂溶性维生素，增加食物的美味，促进食欲，并能润肠通便，在病人无胆系合并症又能耐受的情况下，膳食中的脂肪不必过分限制，供应量可在 50g/d 左右。

（4）维持电解质、酸碱、水平衡：由于大量注射葡萄糖和过分利尿（diuresis），可出现低钾血症（hypokalemia）和低钾性碱中毒，使血氨大量地被肾静脉吸收，透过血脑屏障向脑组织转移。低血钾还影响细胞膜 ATP 酶的活性，影响细胞的正常代谢。一旦肾功能出现障碍，又可引起高钾血症（hyperkalemia），诱发心律不齐。因此必须密切注意血钾的变化，及时采取措施纠正。对低血钾病人可补充钾盐和含钾多的食物，如浓缩果汁、菜汁、蘑菇等。出现高钾血症时，则需避免用含钾多的食物，并注射葡萄糖予以纠正。对于易于缺乏的锌、镁、钙、铁等，应根据临床检验结果予以补充。

肝硬化病人由于低蛋白血症（hypoproteinemia）及门静脉高压（portal hypertension），往往出现腹水及下肢水肿。肝衰竭时，特别是在肝性脑病阶段，病人不能正常进食，水分全靠人工补给。如补水不足，将影响其他治疗措施的效果；而补水过量又会加重水肿和腹水，甚至诱发脑水肿（cerebral edema）。因此正确掌握补水量是治疗成功的重要环节。肝硬化病人的饮食应限水低盐，一般每日食盐量限制在 0.6～1.2g，补水量在 1000ml 左右，总水量以不超过 2500ml 为宜。可根据病人合并腹水的程度与排尿量、体重的变化及临床生化指标控制钠和水的摄入量。为了限制水分，可将部分牛奶换成奶粉，用等量的米做成软食而不做成粥。

（5）防止维生素缺乏：肝衰竭时各种维生素摄入量少、吸收障碍、利用不良、丢失增多、储存耗竭。大量注射葡萄糖或长时间使用激素也增加了对维生素的需要。对已知与肝脏功能有关的维生素（维生素 $B_1$、维生素 $B_2$、维生素 $B_{12}$、维生素 C、维生素 A、维生素 E、维生素 K、叶酸、泛酸、生物素、尼克酸等）必须全面补充。补充剂量可超过正常生理需要量（requirement）的几倍或十几倍。最好联合补给，以免影响维生素之间的平衡。但维生素 $B_6$ 除外，因其为多巴脱羧酶（dopa decarboxylase）的辅酶，使作为神经递质的多巴胺在脑中的含量异常。

（6）供给适量质软而无刺激的膳食纤维：便秘对于肝衰竭的病人，特别是有侧支循环或有上消化道出血者是十分有害的。便秘时，肠内容物或因出血凝成的血块经细菌分解产生氨，被吸收入血，使血氨升高。此外，肠内产生的吲哚、3-甲基吲哚［又称粪臭素（skatole）］等有害物质会增加肝脏的代谢负担，抑制脑细胞的呼吸。膳食纤维不仅有利胆作用，还能刺激肠道蠕动，有利于通便。但为减少其对曲张的食管静脉的刺激，应给予易消化、少渣、含可溶性纤维多的饮食，避免进食粗糙、坚硬或刺激性食物。可将蔬菜水果切碎、煮软，也可利用水果中的果胶、海藻中的藻胶（algin）及豆类中的豆胶（guar）制成各种食品。

（7）少食多餐：将蛋白质合理地分配于 4~6 餐中。这样，每次摄入的蛋白质不多，不会增加肝脏的负担，引起血氨升高，使氨透过血脑屏障，加重病情。

## 三、限制蛋白质饮食的计划与实施

### （一）食物的选择和食物的用量

根据病人的病情、饮食习惯、食量等具体情况灵活掌握。提供 20g 和 30g 蛋白质的食物组成及食物的用量见表 10-1。

表 10-1　限制蛋白质饮食的食物用量

| 食品 | 20g 蛋白质饮食 | | 30g 蛋白质饮食（g） |
|---|---|---|---|
| | 半流食（g） | 软食（g） | |
| 面粉 | 50 | 50 | 150 |
| 大米 | 100 | 150 | 150 |
| 麦淀粉 | 100 | 100 | 0 |
| 蔬菜（或菜汁、菜泥） | 100 | 300~400 | 300 |
| 水果（或果汁）* | 250 | 250 | 250 |
| 蜂蜜 | 20 | 20 | 20 |
| 糖 | 80 | 60 | 60 |
| 藕粉 | 10 | 20 | 0 |
| 琼脂 | 5 | 5 | 5 |
| 油脂 | 8 | 25 | 20 |
| 牛奶 | 100* | 0 | 0 |
| 蛋糕 | 25 | 0 | 0 |
| 粉丝（粉条） | 0 | 30 | 10 |
| 红枣泥 | 0 | 0 | 20 |
| 果酱 | 0 | 0 | 0 |

注：* 用量为 ml

限制蛋白质（30g）饮食举例。

早餐：大米粥（大米 50g），面包（蔗糖 20g、面粉 50g）。

加餐：维生素强化蜂蜜水（蜂蜜 20g），果汁冻（果汁 50g、琼脂 5g、蔗糖 10g）。

午餐：西红柿面（西红柿 100g、面粉 50g），米糕（大米粉 50g、蔗糖 10g），炒嫩黄瓜片（去皮黄瓜 100g）。

加餐：煮水果（水果 200g）或熟香蕉、软柿子 200g。

晚餐：素馄饨（面粉 50g、粉丝 10g、西葫芦 100g），枣泥发糕（大米粉 50g、红枣泥 20g），全日烹调用植物油 20g。

上述食谱可提供蛋白质 30g，脂肪 25g，碳水化合物 370g，能量 7560kJ（1800kcal）。

### （二）调整蛋白质的供应量

随着病情的好转，需要递增饮食中蛋白质的量。每调整一次递增 10g 蛋白质。可在含蛋白质 20g 饮食的基础上（表 10-1 或表 10-2），选用表 10-3 中任何一组（或一种）食物进行调整。当然也可以选用表 10-3 中的各组食物重新组合。

**表 10-2 限制蛋白质（20g）的半流食和软食**

| | 半流食 | 软食 |
|---|---|---|
| 早餐 | 大米粥（大米 25g，煮粥 150ml） | 大米粥（大米 25g，煮粥半碗） |
| | 饼干（麦淀粉 50g，糖 10g） | 米糕（大米粉 50g，糖 10g） |
| 加餐 | 维生素强化蜂蜜水（蜂蜜 20ml，水 150ml） | 维生素强化蜂蜜水（蜂蜜 20g，水 150ml） |
| | 烤苹果（苹果 100g，去核加糖 10g） | 烤苹果（苹果 100g，去核加糖 10g） |
| 午餐 | 稠菜粥（大米 50g，菜泥 100g，用油 8g 炒过） | 软米饭（大米 50g） |
| | 蛋糕卷（蛋糕 25g，果酱 10g） | 烙饼（麦淀粉 50g） |
| | | 糖醋胡萝卜黄瓜丁（胡萝卜 50g，黄瓜 50g，糖 10g） |
| 加餐 | | 素炒小白菜粉丝（小白菜 50g，粉丝 10g） |
| | 山楂酪（过箩鲜山楂 50g，藕粉 20g，糖 20g） | 山楂酪（过箩鲜山楂 50g，藕粉 20g，糖 20g） |
| | 饼干（麦淀粉 50g，糖 10g） | 果汁糕（鲜果汁 100ml，琼脂 5g，糖 10g） |
| 晚餐 | 大米粥（大米粥 25g，煮粥半碗） | 大米粥（大米 25g，煮粥半碗） |
| | 发糕（面粉 50g，糖 10g，切薄片） | 素馅蒸饺（面粉 50g，麦淀粉 50g，粉丝 20g，西葫芦 100g） |
| | | 西红柿烧茄子（西红柿 100g，茄丁 50g） |
| 加餐 | 牛奶冲藕粉（牛奶 100ml，藕粉 10g，糖 10g） | |
| | 果汁糕（鲜果汁 100ml，琼脂 5g，糖 10g） | |
| | 全日烹调用油 8g | 全日烹调用油 25g |
| 营养素含量 | 蛋白质 19.4g，脂肪 16.3g，碳水化合物 347.5g，能量 6779kJ | 蛋白质 20.7g，脂肪 29.0g，碳水化合物 399.8g，能量 8160kJ |

**表 10-3 含 10g 蛋白质的食品用量（g 或 ml）**

| | |
|---|---|
| 牛奶 150g 加鸡蛋 35g | 肝 50g 或鸡肉 50g 或牛肉 50g |
| 酸奶 150g 加鸡蛋 35g | 鱼 60g 或虾 60g |
| 牛奶 150ml 加酸奶 150ml | 鱼粉 20g 或海米 20g |
| 牛奶 300ml 或酸奶 300ml | 南豆腐 200g 或豆腐脑 200g |
| 鸡蛋 70g（约 2 个小的） | 南豆腐 100g 加豆腐脑 30g |
| 猪瘦肉 100g | 北豆腐 100g 加豆腐干 15g |
| 猪瘦肉 50g + 鸡蛋 35g | |

# 四、危重肝病病人的营养支持

如病人不能耐受蛋白质，且血浆中 AAA 明显升高，则可经静脉输注高浓度的 BCAA 作为肝衰竭和肝性脑病的营养支持，以保持 BCAA 与 AAA 比值的稳定。同时注意水和电解质平衡，防止低钾血症、低钠血症（hyponatremia），防止或阻止肝性脑病的发生和发展，减少死亡。

作为应急治疗措施，大剂量单独使用 BCAA（24 小时输注 60g）可使由于利尿药（diuretic）使用不当诱发的肝性脑病病人在 1.5～6 小时复苏，对继发于其他诱因（如上消化道出血）的肝性脑病病人，一般在使用 19 小时后也可取得满意的效果。大剂量使用 BCAA 可赢得抢救时间，减少死亡，短期应用并未发现有毒性作用。但应用时间不宜太久，否则将因缺乏其他必需氨基酸而导致负氮平衡，对肝细胞的再生和肝脏功能的恢复也不利。在病人复苏之后即应改用营养更为全面的平衡氨基酸溶液。

对急性或慢性肝性脑病病人都可以静脉滴注 35%的 BCAA 与高渗葡萄糖（hypertonic glucose）混合液。两者合用可增加营养，维持氮平衡，防止病情恶化，使临床症状得到缓解，并能改善病人的全身状况。

BCAA 与要素膳合用进行长期营养支持可提高病人对蛋白质的耐受力，防止慢性肝衰竭者病情恶化或发展为肝性脑病，即使发展为肝性脑病，病情也较轻，许多临床指标［如血浆蛋白、胆红素（bilirubin）、凝血时间（clotting time）等］都有所改善。

其他氨基酸制剂［如谷氨酸（glutamic acid）、精氨酸、鸟氨酸（ornithine）等］也可降低脑细胞内氨的毒性，改善脑的代谢。采用 BCAA 与其他必需氨基酸混合的营养液比较理想。

国内外已有供肝病用的水解蛋白和氨基酸配方，如国产的静脉注射复方氨基酸（3H）、复方氨基酸注射液（3AA）、5%水解蛋白或氨基酸合剂、14 氨基酸-800 注射液、6 氨基酸-520 注射液、六合氨基酸注射液（肝醒灵）、肝安注射液（以 BCAA 为主的复方氨基酸）、19 复合氨基酸注射液、复合氨基酸胶囊等，以及国外临床应用较久的 Travasorb Hepatic，Hepatic Aid 等。各种商品 BCAA 的含量不等，除含有必需氨基酸外，还含有一定量的非必需氨基酸，可用于口服、PN 和 EN。国外生产的腺苷蛋氨酸（ademetionine）用于治疗肝硬化前和肝硬化所致的肝内胆汁淤积及妊娠性肝内胆汁淤积。

对肝性脑病病人静脉输注脂肪乳剂可增加循环中游离脂肪酸的浓度，使色氨酸由结合型变为游离型，增加血浆游离色氨酸的浓度，使透过血脑屏障的色氨酸增加，起到假性神经递质的作用。因此有人认为以脂肪为能量来源对肝性脑病有害，但也有给肝性脑病病人输注脂肪乳并不显著影响血浆游离色氨酸浓度的报道。

选用哪种配方，取决于肝功能受损的程度、肝性脑病的严重程度、是否合并腹水、电解质和酸碱是否失衡等情况。肝衰竭引起的昏迷选用高浓度（35%～50%）的 BCAA 比较有益。当伴有高醛固酮血症，有水、钠潴留，出现腹水及水肿时，则需选用含钠少和含适量钾盐的氨基酸配方，能量密度应＞6.3kJ/mg。如胃肠功能正常，最好采用 EN 而不用 PN。如病人能耐受 40g 的蛋白质，水、电解质情况稳定，则可改用价格比较便宜的非要素膳。

## 第六节　胆石症和胆囊炎

胆石症（cholelithiasis）是指包括胆囊和胆管在内的胆道系统的任何部位形成结石。胆囊炎（cholecystitis）是指因细菌感染或化学性刺激引起的胆囊管阻塞及胆囊炎症性病变。胆囊炎与胆石症常同时存在。

## 一、胆石症与营养的关系

胆石（gallstone）的种类、成分和发生的部位并不相同。胆石主要有胆固醇结石（cholesterol stone）和胆色素结石（pigment gallstone），还有以胆固醇为主的混合性结石。按结石所在部位可分为胆囊结石（cholecystolithiasis）、肝外胆管结石（extrahepatic gallstone）和肝内胆管结石（calculcus of intrahepatic duct）。20 世纪 70 年代以前，我国的胆石症以胆管胆色素结石占多数，80 年代以后，随着营养及卫生条件的改善，胆囊胆固醇结石明显增加。肝外胆管结石农村高于城市，南方高于北方；而胆囊结石城市高于农村，北方高于南方。

### （一）胆固醇结石

在正常的胆汁中，胆固醇与胆汁酸、磷脂以一定的比例形成微胶粒（micelle），呈分散溶解状态（表 10-4）。Admirand 用三角坐标表示胆汁中脂质成分对胆固醇溶解性的影响（图 10-1）。这是通过试管内模拟实验测得的胆固醇饱和曲线，曲线内为微胶粒区，即胆固醇为液态，曲线外为饱和区，胆固醇可能呈液晶体或结晶析出。当胆汁中胆固醇含量过高，或胆盐及卵磷脂浓度降低时，破坏了三者的正常比例，则形成致结石性胆汁（lithogenic bile）。

表 10-4　肝胆汁和胆囊胆汁的主要成分

| 主要成分 | 肝胆汁 | 胆囊胆汁 |
|---|---|---|
| 胆汁酸（g/L） | 10 | 60 |
| 胆固醇（g/L） | 0.6 | 3.5 |
| 胆红素（g/L） | 1.0 | 7.0 |
| 卵磷脂（g/L） | 0.4 | 0.3 |
| 蛋白质（g/L） | 3.0 | 3.0 |
| 水（ml/L） | 970 | 920 |
| 钠（mmol/L） | | 143～165 |
| 钾（mmol/L） | | 2.7～4.9 |
| 钙（mmol/L） | | 2.5～4.8 |
| 镁（mmol/L） | | 1.4～3.0 |
| 氯（mmol/L） | | 83～119 |
| 碳酸氢根（mmol/L） | | 12～55 |

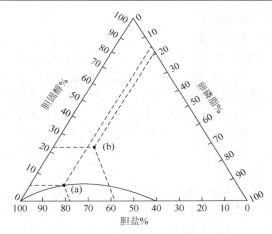

图 10-1　胆汁中脂类成分比例的三角坐标

1. 图中百分比表示每种物质占三者总毫摩尔的百分比
2. 三角坐标表示胆汁中胆汁酸、卵磷脂、胆固醇三者与胆汁物理状态的关系
3. （a）点落在曲线以下（胆固醇占 5%，卵磷脂占 15%，胆汁酸和胆盐占 80%），表示胆固醇溶解于微胶粒中
4. （b）点落在曲线以上，表示胆汁中含有过量的胆固醇（处于过饱和状态），形成致结石性胆汁（lithogenic bile），胆固醇形成结晶析出

　　胆固醇结石的形成要比上述模拟实验复杂得多。在人类胆汁中除微胶粒是胆固醇的载体之外，尚有一种胆固醇的载体，即磷脂大泡（phospholipid resides）。磷脂大泡主要由磷脂与胆固醇组成，存在于所有胆汁中，是胆固醇从肝脏分泌至胆小管的原始形式。在胆盐浓度很低时，磷脂大泡携带肝胆汁中所有的胆固醇。通常在磷脂大泡内胆固醇与磷脂的摩尔比例为 1:1，可达 5:2，而在微胶粒中胆固醇与磷脂的比例为 1:5～1:2，因此磷脂大泡较微胶粒更能有效地携带胆固醇。磷脂大泡与微胶粒的平衡与两者所含胆固醇的比例是由环境，特别是微胶粒的浓度与组成而决定的。在胆盐浓度很低时，如在肝胆汁中，大多数胆固醇由磷脂大泡携带，而在高浓度胆盐时，如在胆囊内，部分磷脂大泡因微胶粒的作用成为可溶性，胆固醇即转移至微胶粒。在胆固醇与磷脂的比例升高时，如在磷脂大泡内的比例为 3:2，微胶粒为 1:3 时，超过了携带能力而达到亚稳态界限浓度，

胆固醇就有沉淀的倾向。高胆固醇与磷脂的比例缩短了成核时间。在人类的胆汁中，磷脂大泡的积聚可能是胆固醇形成结晶的重要步骤。钙的存在可能有促进磷脂大泡积聚的作用。

胆固醇结石病人肝内 $\beta$-羟-$\beta$-甲戊二酰辅酶 A（3 hydroxy-3-methyl glutaryl coenzyme A，HMG-CoA）活性增加，胆固醇-$7\alpha$-羟化酶（cholesterol-$7\alpha$-hydroxylase，促使胆固醇转化为胆汁酸的限速酶）活性降低，胆固醇的合成增多，胆汁酸的形成减少，肠肝循环（enterohepatic circulation）障碍，随粪便丢失的胆汁酸和胆盐增多，而肝细胞合成的数量又不足以弥补损失，以致总胆汁酸池缩小，胆汁酸组成也有所改变，使胆固醇从胆汁中析出，沉淀、融合、集结而成为结石。

### （二）胆色素结石

Maki 学说认为，水溶性双结合胆红素（双葡萄糖醛酸胆红素）被胆汁中细菌性 $\beta$-葡萄糖醛酸酶（$\beta$-glucuronidase，$\beta$-G 酶）水解成不溶性的非结合胆红素（unconjugated bilirubin），与胆汁中钙离子结合形成沉淀。肝组织源性 $\beta$-G 酶在肝内胆管结石的形成上也有重要作用。胆汁中葡萄糖二酸-1,4-内酯（glucaric acid-1,4-lactone）是 $\beta$-G 酶的抑制物。饮食中蛋白质和脂肪减少、必需氨基酸缺乏时，该抑制物也减少，非结合胆红素增多，与钙结合为胆红素钙（calcium bilirubin），沉淀积聚，形成色素结石。近年来的一些报道认为，胆汁内胆红素与钙离子浓度的平衡常数是胆色素沉淀的决定性因素，而胆汁中的单结合胆红素（单葡萄糖醛酸胆红素）浓度增加、结合的胆汁酸浓度降低等均促进胆色素结石的形成。

### （三）影响结石形成的饮食因素

不清洁的饮食易引起肠道蛔虫病，而蛔虫钻入胆道后可引起胆道感染和梗阻，促进胆石的形成，这是农村发生肝内、外胆管结石的主要原因。胆汁浓缩、胰液反流和胆囊内过饱和的胆固醇刺激胆囊黏膜产生炎症，又常因继发性感染而使炎症加重。细菌可与胆盐结合，促进胆盐的吸收，降低胆固醇的溶解性。细菌能分解胆汁酸为游离胆酸，后者形成微胶粒的能力较差。细菌的 $\beta$-G 酶能将结合胆红素（conjugated bilirubin）转变为非结合胆红素。胆系发生炎症时胆汁中钙离子含量增多，胆囊黏膜分泌的钙明显增加，形成胆红素钙沉淀和析出。研究发现，胆红素结石中钙、铜、镁的含量高于胆固醇结石。

在结石形成的过程中，胆汁中蛋白质的作用也受到重视。胆石症病人胆囊及胆道中分泌的糖蛋白（glycoprotein）对胆固醇结晶的形成有重要意义。糖蛋白是高分子蛋白，包括黏液、黏多糖（mucopolysaccharide）和黏蛋白（mucoprotein）。黏蛋白不仅增加胆汁的黏稠度，而且使呈饱和状态的胆固醇形成结晶。黏蛋白和黏多糖是重要的胆固醇结石形成的促成因子。

肥胖者胆固醇的合成和分泌增加，使胆汁中的胆固醇过饱和。资料表明，肥胖者胆石症的发生率比体重正常者高出 6 倍多。低 HDL 和高甘油三酯人群易患胆固醇和胆色素结石。

胆石的形成与营养过度、缺乏或不平衡有一定的关系。喜吃甜食、荤食、油腻而少动会使人发胖，肝中合成和分泌的胆固醇增多，为胆石的形成提供了条件。摄入过多的脂肪、精制糖和高胆固醇饮食使肝脏分泌过多的胆固醇，胆汁中的胆固醇过于饱和，摄入大量的精制糖还会增加胰岛素的分泌，加速胆固醇的积累，并抑制肝脏分泌胆汁酸，使胆汁酸代谢池缩小，造成胆汁内胆固醇、胆汁酸、卵磷脂三者之间的比例失调。

膳食纤维（dietary fiber）可与胆酸结合，使胆汁中胆固醇的溶解度增加。

膳食中缺乏必需脂肪酸可促使肝脏合成胆固醇，并使其在胆汁中的分泌量增加 2～3 倍，为形成胆固醇结石提供了物质基础。服用亚油酸（linoleic acid）后，胆汁中胆汁酸和卵磷脂的含量均有所增加，胆固醇结石的形成率有所降低。

缺乏维生素 C 使胆固醇转化为胆汁酸的速率减慢。

胆石的形成与饮食制度也有一定的关系。饥饿（starvation）时缩胆囊素（cholecystokinin）不分泌，胆汁排空减少，胆汁滞留于胆囊而过度浓缩，可诱发炎症。慢性胆囊炎使胆囊壁增厚，进餐后胆囊排空不全。胆汁滞留于胆囊，水分被吸收，胆汁过度浓缩，使已处于临界饱和度的胆固醇呈过饱和状态，形成结石。

夜间分泌的胆汁比白昼分泌的胆汁更有成石性。不吃早餐或全天只吃 1～2 餐者，空腹时间过长，会使胆汁分泌减少，胆汁在胆囊内过分浓缩，储留时间过长，胆汁成分发生变化，其中胆酸含量减少，而使胆固醇在胆囊中沉积。

位于肝外胆管内的结石（如胆道内移行结石、胆囊管内结石、胆总管内结石）在饱餐或进高脂肪餐后数小时内发生绞痛，多在中上腹或右上腹，呈持续性钝痛，病人面色苍白，出现恶心、呕吐。少数病人在夜间发作。右上腹部剧烈绞痛，向肩、背放射，伴恶心、呕吐，为结石嵌顿所致，有时因体位改变，嵌顿解除而症状消失。

## 二、胆囊炎及其与饮食的关系

急性胆囊炎（acute cholecystitis）多发于有结石的胆囊，也可继发于胆管结石。70%以上的胆囊炎是由于结石阻塞胆囊管所致，胆囊出口梗阻、细菌感染是常见的病因。邻近脏器化脓性病变也可直接波及胆囊。胆囊壁黏膜上皮可因浓缩的胆汁或反流胰液的化学性刺激而产生炎症，因而招致继发性细菌感染，使炎症加重。

急性胆囊炎的主要症状是上腹部持续性疼痛，阵发性酸痛，腹肌紧张或强直，常有右肩放射痛，于饱餐或高脂肪饮食后发作，伴有恶心、呕吐。

慢性胆囊炎（chronic cholecystitis）多为急性胆囊炎的后遗症，或者急性胆囊炎是慢性胆囊炎的急性发作。胆石是慢性胆囊炎最常见的病因，胆囊炎并发胆囊结石者占65%～75%。肝内和肝外胆管结石阻塞胆道可引起感染，进而波及胆囊，使胆囊壁增厚、萎缩或胆囊积水。胆囊功能下降，胆汁成分改变，引起慢性胆囊炎。慢性胆囊炎起病前常有诱因，如饮食不当、过度劳累、精神刺激等。

慢性胆囊炎的主要症状为反复发作性上腹部疼痛，有的病人有右上腹隐痛、腹胀、嗳气和厌食等症状。在进食高脂肪饮食后，易出现消化不良。

## 三、胆囊炎和胆石症的饮食防治

### （一）饮食预防

1. 饮食要有规律，进食量要适当，不能暴饮暴食或饥一顿饱一顿，特别要按时吃早餐。

2. 饮食结构不要太单一，要荤素搭配，粗细粮混食，多吃蔬菜和水果，不要吃过多高蛋白、高脂食品和甜食，防止肥胖。

3. 注意饮食卫生。胆道蛔虫病是胆石症发病原因之一。

4. 每晚喝一杯牛奶或早餐进食一个煎鸡蛋，使胆囊定时收缩、排空，减少胆汁在胆囊中的停留时间。

### （二）饮食治疗的目的

对饮食中脂肪和胆固醇的量进行控制，辅以高碳水化合物，满足机体能量的需要；消除促进胆石形成和引起疼痛的因素，减少诱因；供给足够的营养，增强机体的抵抗力。

### （三）饮食治疗的原则

**1. 急性期和手术前的饮食管理**　急性发作期应禁食，由静脉补充营养，使胆囊得到充分的休息，以缓解疼痛，保护肝脏。为维持水和电解质平衡，可多饮水，在饮料中注意补充钠和钾。症状缓解后或症状较轻能经口进食时，可采用低脂肪、高蛋白质、高碳水化合物、多维生素的饮食，并根据病情循序渐进地增加饮食，以加强营养，做好手术前的准备。术前 12 小时禁食。

**2. 手术后的饮食调配** 术后 24 小时完全禁食，由静脉注射葡萄糖、电解质和维生素以维持营养。当肠蠕动恢复，无腹胀，并有食欲时，可少量进食低脂肪清流食（clear liquid diet）。以后逐步过渡到易于消化的低脂肪半流食和低脂肪（少渣）软食。

**3. 胆囊炎和胆石症的饮食原则**

（1）能量：供给正常或稍低于正常量的能量，约 8400kJ/d（2000kcal/d），对肥胖者（obese individual）应限制能量，而对消瘦者（thin individual）应适量地增加能量。

（2）脂肪：脂肪促进胆囊素的分泌，使胆囊收缩，引起疼痛。故需将脂肪的摄入量严格限制在 <20g/d，随病情好转可逐渐增加到 40～50g/d。主要应严格限制动物油脂，而植物油脂有助于胆汁排泄，可以适量选用，但应均匀地分布于 3 餐中，避免在一餐中摄入过多的脂肪。

（3）胆固醇：摄入过多的胆固醇大部分重新分泌于胆汁中，使胆汁中的胆固醇浓度升高。摄入量以 <300mg/d 为宜，有重度高胆固醇血症时应控制在 200mg/d 以内。应少食或限量食用含胆固醇高的食物，如动物肝、肾、脑等内脏，以及肥肉、鱼子、蟹黄、蛋黄、咸蛋、皮蛋等食物。

（4）蛋白质：患慢性胆囊炎时，每天供给蛋白质 50～70g。蛋白质摄入过多会增加胆汁的分泌，影响胆道病变组织的恢复；摄入过少同样不利于受损胆道组织的修复。而在胆囊炎处于静止期时，肝脏的功能尚未完全恢复或肝脏有不同程度的损伤，供应充足的蛋白质可以补偿损耗，促进肝细胞的修复，增强机体的抵抗力，每天可供给蛋白质 80～100g。应选用蛋白质生物学价值高、脂肪含量低的食物，如豆制品、鱼虾类、瘦肉、兔肉、鸡肉、蛋清等，豆制品含有大豆卵磷脂，有较好的消石作用。

（5）碳水化合物：每天供给 300～350g，以达到补充能量、增加肝糖原、保护肝细胞的目的。碳水化合物对胆囊的刺激较脂肪和蛋白质弱，但过量会引起腹胀（abdominal distention）。应供给以多糖等复合碳水化合物为主的食物，适当限制单糖和精制糖（如砂糖、葡萄糖）的摄入；对合并高脂血症、冠心病、肥胖者更应限制单糖、精制糖、主食、甜食。

（6）微量营养素：维生素、矿物质应充裕。维生素 A 有预防胆结石的作用，有助于胆管上皮的生长和病变胆道的修复。维生素 K 对内脏平滑肌有解痉镇痛作用，对缓解胆管痉挛和胆石引起的疼痛有良好的效果。其他维生素（如维生素 C、维生素 E、B 族维生素）也应充分供给。应选择富含维生素、钙、铁、钾等的食物，也可使用营养补充剂补充缺乏的微量营养素。

（7）膳食纤维和水：增加膳食纤维和水的摄入可增加胆盐的排泄，降低血脂，使胆固醇代谢正常，减少胆石的形成。便秘是胆石症、胆囊炎发作的诱因。膳食纤维不但有利胆作用，还能刺激肠蠕动，有利于通便，防止便秘。可选用绿叶蔬菜、嫩菜心、西红柿、土豆、萝卜、胡萝卜、紫菜头、菜花、瓜类、茄子等鲜嫩蔬菜及熟香蕉、软柿子和去皮水果，切碎煮软，使膳食纤维软化。也可选用质地软、刺激性小的膳食纤维品种，如豆胶、藻胶、果胶等制成风味食品或加入主食中。香菇、木耳等有降低血胆固醇的作用。每天饮水以 1000～1500ml 为宜。

（8）节制饮食、少食多餐、定时定量：饮食要有规律，避免过饱、过饥。暴饮暴食，特别是高脂肪餐常是胆石症或胆囊炎发作的诱因。少量进食可减少消化系统的负担，多餐可刺激胆汁的分泌，使胆道保持畅通，促进胆道内炎性物质的排出，有利于病情的缓解和好转。胆汁淤积易引起感染，甚至导致胆囊炎和胆石症复发。饮食清淡、温热适中、易于消化有利于胆汁的排出，避免胃肠胀气。

（9）饮食禁忌：食用辛辣食物、刺激性强的调味品和饮酒可促使缩胆囊素的产生，促进胆囊收缩，使胆道口括约肌不能及时松弛排出胆汁，会引起胆石症或胆囊炎的急性发作或恶化。因而，应禁用辣椒、咖喱、芥末、酒、咖啡等。

忌用油腻、煎、炸及产气的食物，如猪肥肉、羊肉、填鸭、肥鹅、黄油、奶油、油酥点心、奶油蛋糕、牛奶、洋葱、蒜苗、萝卜、黄豆等。

注意饮食卫生，预防肠道寄生虫感染。

**4. 食谱举例** 适用于胆囊炎和胆石症的低脂肪饮食（表 10-5）。

表 10-5 胆囊炎和胆石症低脂肪饮食

| | 低脂半流质饮食 | 低脂膳食 |
|---|---|---|
| 早餐 | 稠米粥（大米 50g） | 稠米粥（大米 50g） |
| | 脆片（面粉 50g） | 开花馒头（面粉 50g、糖 10g） |
| | 酱豆腐 20g | 卤鸡蛋（鸡蛋 35g） |
| 加餐 | 脱脂乳（脱脂牛奶 20ml、糖 20g） | 维生素强化蜂蜜水（蜂蜜 20g） |
| | 果汁糕（鲜果汁 100ml、琼脂 5g、糖 10g） | 果汁糕（鲜果汁 100ml、琼脂 5g、糖 10g） |
| 午餐 | 馄饨（虾肉 50g、面粉 50g、油 5g） | 软米饭（大米 100g） |
| | 枣泥山药（大枣 50g、山药 100g、金糕 10g） | 清汤鱼丸（鱼肉 100g、小白菜 50g） |
| | | 素烩（香菇 5g、面筋 50g、胡萝卜 50g、黄瓜 50g） |
| 加餐 | 豆腐脑（嫩豆腐 50g） | 水果 200g（烤苹果或熟香蕉） |
| | 山楂酪（山楂泥 50g、藕粉 20g、糖 30g） | 枣泥山药（大枣 50g、山药 100g、金糕 10g） |
| 晚餐 | 西红柿汤面（西红柿 100g、面粉 50g、油 5g） | 大米粥（大米 30g） |
| | 蒸蛋羹（鸡蛋 35g） | 蒸面龙（面粉 150g、西葫芦 200g、瘦肉 50g） |
| | | 香干拌莴笋丝（香干 50g、莴笋 100g 切细丝） |
| 加餐 | 面汤（面粉 30g、糖 15g） | 全日烹调油 5g |
| | 蛋糕（蛋糕 25g） | |
| 营养含量 | 蛋白质 52.4g，脂肪 22.4g，碳水化合物 390.4g，能量 8287kJ（1973kcal） | 蛋白质 96.6g，脂肪 39.2g，碳水化合物 337g，能量 8765kJ（2087kcal） |

此外，白扁豆粥、绿豆（去皮）粥、荷叶粥等都具有止呕、解吐、清热的疗效。酸梅汤、西瓜水等冷食品也可采用。

# 第十一章　营养与心血管疾病

广义的心血管疾病（cardiovascular diseases，CVD）是一组以心脏和血管异常为主的循环系统疾病，它包括心脏和血管疾病、肺循环疾病，以及脑血管疾病。根据国际疾病分类，心血管疾病包括急性风湿热，慢性风湿性心脏病、高血压性疾病、缺血性心脏病、肺源性心脏病和肺循环疾病、脑血管疾病，以及其他心脏和循环系统疾病等。当前该组疾病中以冠状动脉粥样硬化性心脏病（简称冠心病）、高血压和脑卒中对人类健康的危害最为严重。严格地讲，脑卒中是由脑血管异常所造成的突发性神经功能损害，属于神经系统疾病，是神经科最常见的疾病。该病的流行病学特征、病因和预防控制策略与措施同高血压、冠心病有许多相似之处，因此本章主要介绍冠心病和高血压。

冠心病和高血压与膳食营养有着密切的关系，近年来其发病率在我国有明显升高的趋势。相反，自 20 世纪 70 年代开始，多数西方国家冠心病的发病率逐步下降。美国、澳大利亚等下降尤为显著。同时在经济发达的日本，其冠心病的发病率也显示下降的趋势。而多数的东欧国家的心血管疾病病死率却在上升。究其原因，与不同国家的生活方式，尤其是膳食模式的变化有密切的关系。美国在二战后的心血管疾病成为死亡的主要原因。自 20 世纪 60 年代以后，通过预防措施，主要是生活方式和膳食模式的转变大大降低了心血管疾病的发病率。大量的流行病学资料提示，生活方式是心血管疾病发病率和病死率的决定因素，而膳食模式又是其中的重要环节。

## 第一节　营养与冠心病

冠心脏病是动脉粥样硬化导致器官病变的最常见类型，也是严重危害人民健康的常见病。动脉粥样硬化（atherosclerosis，AS）是一种炎症性、多阶段的退行性的复合性病变，导致受损的动脉管壁增厚变硬，失去弹性，管腔缩小。动脉粥样硬化的病理过程是从受累动脉的内膜受损开始，先后出现局部脂质条纹、平滑肌细胞的迁移增生、纤维分泌，直至在动脉内膜形成以脂质为核心，外有纤维帽包裹的典型斑块。由于动脉内膜聚集的脂质斑块外观呈黄色粥样，故称为动脉粥样硬化。动脉粥样硬化常发生在冠状动脉，使血管管腔梗死导致心肌缺血缺氧而引起心脏病，即冠心病，严重可导致心肌梗死和心力衰竭。

动脉粥样硬化是一种炎症性的疾病，其病理变化十分复杂，至今没有得到完全的阐明。20 世纪 90 年代美国科学家 Ross 提出动脉粥样硬化发病的损伤学术，即动脉粥样硬化是在损伤因子的作用下导致的一个慢性炎症的过程，主要包括四期的病理变化：动脉血管内膜功能紊乱期、血管内膜脂质条纹期、典型斑块期和斑块破裂期。

目前认为，除遗传、年龄、肥胖、吸烟、机体内氧化应激水平升高和缺乏体力活动等危险因素外，营养膳食因素在动脉粥样硬化的发病中起极为重要的作用。

## 一、冠心病与营养的关系

### （一）膳食脂类与动脉粥样硬化

在膳食因素中，膳食脂肪与动脉粥样硬化的关系尤为密切。沉积在动脉壁内脂质与血液循环中的脂质化学性质相同，临床上动脉粥样硬化常见于血脂增高的病人，这提示过多的血脂沉积在动脉壁上是动脉粥样硬化的重要原因。为了深入了解脂类和动脉粥样硬化的关系，首先介绍脂类在循环中的运输、代谢。

**1. 血浆中的脂类和脂蛋白**　血浆中的脂类主要分为 5 种：甘油三酯、磷脂、胆固醇酯、胆固醇及游离脂肪酸。除游离脂肪酸直接与血浆白蛋白结合运输外，其余的脂类则均与载脂蛋白结合，形成水溶性的脂蛋白转运。由于各种脂蛋白中所含的蛋白质和脂类的组成与比例不同，所以它们的密度、颗粒大小，表面负荷、电泳表现和其免疫特性均不同。脂蛋白的分离和测定常用蛋白电泳法和密度离心法，前者可将脂蛋白分为 $\alpha$-脂蛋白、前 $\beta$-脂蛋白、$\beta$-脂蛋白和乳糜微粒；后者可将脂蛋白分为乳糜微粒（CM）、VLDL，LDL 和 HDL。

脂蛋白的外层由亲水的载脂蛋白、磷脂和少量的胆固醇构成，脂蛋白核心由甘油三酯和胆固醇酯或胆固醇构成。甘油三酯主要构成乳糜微粒和 VLDL 的核心，胆固醇酯主要构成 LDL 和 HDL 的核心。载脂蛋白主要有 Apo A、Apo B、Apo C、Apo D、Apo E，Apo A 是 HDL 的主要蛋白质成分，Apo B 是 LDL 的主要蛋白质成分。由于各种脂蛋白的组成不同，其功能也不相同（表 11-1）。

**表 11-1　各种脂蛋白的主要功能**

| 脂蛋白种类 | 合成部位 | 主要功能 |
| --- | --- | --- |
| CM | 小肠黏膜细胞 | 运输外源性脂类（甘油三酯）进入血液循环 |
| VLDL | 肝细胞 | 运输内源性甘油三酯至全身 |
| LDL | VLDL 降解物 | 转运胆固醇到全身组织被利用 |
| HDL | 肝、肠壁、CM 的残体 | 转运外周组织胆固醇到肝代谢和排出 |

**2. 高脂血症和高脂蛋白血症**　血脂高于正常的上限称为高脂血症（hyperlipidemia）。血浆中的脂类几乎都是与蛋白质结合运输的，即脂蛋白被看成脂类在血液中运输的基本单位。因而用高脂血症或高脂蛋白血症均能反映脂代谢紊乱的状况。WHO 建议将高脂蛋白血症分为六型，其脂蛋白和血脂变化见表 11-2。在我国，各型高脂蛋白血症中以Ⅱ型和Ⅳ型发病率为高。

**表 11-2　五型高脂蛋白血症血脂变化比较**

| 分型 | 脂蛋白变化 | 血脂变化 |
| --- | --- | --- |
| Ⅰ（高乳糜微粒血症） | CM↑ | TG↑，胆固醇正常或稍微↑ |
| Ⅱa（高 $\beta$-脂蛋白血症） | LDL↑ | 胆固醇↑，TG 正常 |
| Ⅱb（高前 $\beta$-脂蛋白血症） | LDL↑，VLDL↑ | 胆固醇↑，TG↑ |
| Ⅲ（阔 $\beta$-带型） | VLDL↑ | 胆固醇↑，TG↑ |
| Ⅳ（高前 $\beta$-脂蛋白血症） | VLDL↑↑ | TG↑↑，胆固醇↑正常或偏高 |
| Ⅴ（高乳糜微粒和前 $\beta$-脂蛋白血症） | VLDL↑，CM↑ | TG↑↑，胆固醇正常或稍微↑ |

注：↑表示升高，↑↑表示增高明显

虽然动脉粥样硬化的病因尚不完全清楚，但高脂血症或高脂蛋白血症与动脉粥样硬化的发生密切相关。高胆固醇或高 LDL 是动脉粥样硬化的主要危险因素，而低 HDL 也被认为是动脉粥样硬化的危险因素。20 世纪 80 年代以来大量的研究认为氧化低密度脂蛋白（OX-LDL）也是动脉粥样硬化的独立危险因素。高甘油三酯是否为动脉粥样硬化的独立危险因素，已经争论了很多年，目前大多的研究认为甘油三酯是动脉粥样硬化的独立危险因素。

有研究显示降低血浆的总胆固醇、LDL、甘油三酯和升高血浆 HDL 的措施能够降低冠心病的发生及死亡率。目前临床治疗动脉粥样硬化的主要措施是改善血脂。膳食和营养因素与血脂的变化密切相关，控制饮食和改善营养状况已成为防治动脉粥样硬化和冠心病的重要途径。

**3. 不同脂肪酸与动脉粥样硬化**　大量的流行病学研究表明，膳食脂肪的摄入总量，尤其是饱和脂肪酸的摄入量与动脉粥样硬化呈正相关。此外，膳食脂肪酸的组成不同对血脂水平的影响也不同，如脂肪酸的饱和程度不同和脂肪酸碳链长度不同对血脂的影响不一。

（1）饱和脂肪酸：饱和脂肪酸被认为是膳食中使血清胆固醇含量升高的主要脂肪酸。但进一步研究表明，并不是所有的饱和脂肪酸都具有升高血清血胆固醇的作用。<10个碳原子和>18个碳原子的饱和脂肪酸几乎不升高血清胆固醇。而棕榈酸（C16:0）、豆蔻酸（C14:0）和月桂酸酸（C12:0）有升高血清胆固醇的作用。升高血清胆固醇的作用以豆蔻酸最强，棕榈酸次之，月桂酸再次之。这些饱和脂肪酸升高胆固醇的机制可能与抑制 LDL 受体的活性有关，从而干扰 LDL 从血液循环中清除。

（2）单不饱和脂肪酸：单不饱和脂肪酸（如橄榄油和茶油）曾被认为对血清胆固醇的作用是中性的，既不引起血清胆固醇升高，也不引起其降低。但随着研究的深入，一些科学家发现，摄入富含单不饱和脂肪酸（如橄榄油）较多的地中海的居民虽然脂肪的摄入量很高，但冠心病的病死率较低。进一步的研究认为，单不饱和脂肪酸能降低血总胆固醇和 LDL，而不降低 HDL 水平，或使低密度脂蛋白胆固醇（LDL-C）下降较多而高密度脂蛋白胆固醇（HDL-C）下降较少。

（3）多不饱和脂肪酸：膳食中的多不饱和脂肪酸主要为 $n$-6 系列多不饱和脂肪酸和 $n$-3 系列多不饱和脂肪酸。$n$-6 系列多不饱和脂肪酸如亚油酸（linoleic acid, C18:2）能降低血液中胆固醇的含量，降低 LDL-C 的同时也降低 HDL-C。亚油酸对血清胆固醇的作用机制正好与饱和脂肪酸相反，即增加 LDL 受体的活性，从而降低血液中 LDL 颗粒数及颗粒中胆固醇的含量。

膳食中的 $n$-3 系列多不饱和脂肪酸［如 $\alpha$-亚麻酸（$\alpha$-linolenic acid, C18:3）、EPA 和 DHA］能降低血液中胆固醇的含量，同时降低血液中甘油三酯的含量，并且升高血浆 HDL 水平。EPA 和 DHA 降低血浆甘油三酯的作用是因为它们阻碍了甘油三酯掺入到肝脏的 VLDL 颗粒中，导致肝脏分泌甘油三酯减少，血浆中甘油三酯的含量降低。

$n$-6 系列多不饱和脂肪酸的亚油酸和 $n$-3 系列多不饱和脂肪酸的 EPA 和 DHA 可为前列腺素中阻碍血小板凝集成分的前体之一，故亚油酸、EPA 和 DHA 具有抑制血小板凝集的作用。除此之外，$n$-3 系列多不饱和脂肪酸还具有改善血管内膜的功能，如调节血管内膜 NO 的合成和释放等。

多不饱和脂肪酸由于双键多，在体内易被氧化。大量多不饱和脂肪酸的摄入可提高机体内的氧化应激水平，从而促进动脉粥样硬化的形成或发展。单不饱和脂肪酸由于不饱和双键较少，对氧化作用的敏感性较多不饱和脂肪酸低，可能对预防动脉粥样硬化更有优越性。

（4）反式脂肪酸（trans fatty acid）：是食物中常见的顺式脂肪酸的异构体。在将植物油氢化制成人造黄油的生产过程中，双键可以从顺式变成反式，即形成反式脂肪酸。近年来的研究表明，摄入反式脂肪酸可使血液中 LDL-C 含量增加，同时引起 HDL 降低，HDL/LDL 值降低，增加动脉粥样硬化和冠心病的危险性。

**4. 膳食胆固醇与动脉粥样硬化** 人体内的胆固醇分为外源性和内源性，外源性占 30%～40%，直接来自膳食，其余由肝脏合成。当膳食中摄入的胆固醇增加时，不仅肠道的吸收率下降，而且可反馈性地抑制肝脏 HMG-CoA 还原酶的活性，减少体内胆固醇的合成，从而维持体内胆固醇含量的相对稳定。但这种反馈调节并不完善，故胆固醇摄入太多时，仍可使血中胆固醇含量升高。值得注意的是，个体间对膳食胆固醇摄入量的反应差异较大，影响这种敏感性的因素主要有膳食史、年龄、遗传因素及膳食中各种营养素之间的比例等。

**5. 磷脂与动脉粥样硬化** 磷脂是一种强乳化剂，可使血液中的胆固醇颗粒变小，易透过血管壁为组织利用，使血浆胆固醇浓度减少，避免胆固醇在血管壁的沉积，故有利于防治动脉粥样硬化。

**6. 植物固醇与动脉粥样硬化** 植物中含有与胆固醇结构类似的化合物，称为植物固醇（phytosterol），它能够在消化道与胆固醇竞争性形成"胶粒"，抑制胆固醇的吸收，降低血浆中的胆固醇含量。

**（二）膳食能量、碳水化合物与动脉粥样硬化**

过多的能量摄入在体内转化成脂肪组织，储存于皮下或身体的各组织，形成肥胖。肥胖病人的脂肪细胞对胰岛素的敏感性降低，引起葡萄糖的利用受限，继而引起代谢紊乱，使血浆甘油三酯的含量升高。

膳食中碳水化合物的种类和数量对血脂水平有较大的影响。蔗糖、果糖摄入过多容易引起血清甘油三酯的含量升高，这是因为肝脏利用多余的碳水化合物变成了甘油三酯。膳食纤维能够降低胆固醇和胆酸的吸收，并增加其从粪便的排出，具有降低血脂的作用。

### （三）蛋白质与动脉粥样硬化

蛋白质与动脉硬化的关系尚未完全阐明。在动物实验中发现，高动物蛋白（如酪蛋白）饮食可促进动脉粥样硬化的形成。用大豆蛋白和其他植物蛋白代替高脂血症病人膳食中的动物蛋白能够降低血清胆固醇。研究还发现，一些氨基酸可影响心血管的功能，如牛磺酸能减少氧自由基的产生，使还原性谷胱甘肽增加，保护细胞膜的稳定性，同时还具有降低血胆固醇和肝胆固醇的作用；蛋氨酸为同型半胱氨酸的前体，后者是动脉粥样硬化的独立的危险因素。动物研究发现，增加蛋氨酸的摄入能引起动脉内膜的损伤。

### （四）维生素和微量元素与动脉粥样硬化

**1. 维生素 E**　人群观察性研究和动物实验干预研究已证实，维生素 E 有预防动脉粥样硬化和冠心病的作用，但人群干预研究中，维生素 E 是否具有抗动脉粥样硬化作用并不清楚。维生素 E 预防动脉粥样硬化作用的机制可能与其抗氧化作用有关，即减少脂质过氧化物质的形成。除了氧化-还原特性外，维生素 E 还可能通过抑制炎症因子的形成和分泌，以及抑制血小板凝集而发挥抗动脉粥样硬化的作用。

**2. 维生素 C**　维生素 C 在体内参与多种生物活性物质的羟化反应，包括参与肝脏胆固醇代谢成胆酸的羟化反应，促进胆固醇转变为胆汁酸而降低血中胆固醇的含量。维生素 C 参与体内胶原的合成，降低血管的脆性和血管的通透性；维生素 C 是体内重要的水溶性抗氧化物质，可降低血管内皮的氧化损伤；大剂量的维生素 C 可加快冠状动脉血流量，保护血管壁的结构和功能，从而有利于防治心血管疾病。

**3. 其他维生素**　血浆同型半胱氨酸是动脉粥样硬化的独立危险因素。同型半胱氨酸是蛋氨酸的中间代谢产物，同型半胱氨酸在转变成蛋氨酸和胱氨酸的过程中需要叶酸、维生素 $B_{12}$ 和维生素 $B_6$ 作为辅酶。当叶酸、维生素 $B_{12}$ 和维生素 $B_6$ 缺乏时，血浆同型半胱氨酸浓度增加。膳食中补充叶酸、维生素 $B_{12}$ 和维生素 $B_6$ 可降低高血浆同型半胱氨酸对血管的损伤。

尼克酸在药用剂量下有降低血清胆固醇和甘油三酯、升高 HDL、促进末梢血管扩张等作用。维生素 $B_6$ 与构成动脉管壁的基质成分——酸性黏多糖的合成及脂蛋白脂酶的活性有关，缺乏时可引起脂代谢紊乱和动脉粥样硬化。

**4. 微量元素**　镁对心肌的结构、功能和代谢有重要作用，还能改善脂代谢并有抗凝血功能。缺镁易发生血管硬化和心肌损害，软水地区居民心血管疾病发病率高于硬水地区，可能与软水中含镁较少有关。高钙饲料可降低动物血胆固醇。铬是葡萄糖耐量因子的组成成分，缺铬可引起糖代谢和脂代谢的紊乱，增加动脉粥样硬化的危险性。而补充铬可降低血清胆固醇和 LDL 的含量，提高 HDL 的含量，防止粥样硬化斑块的形成。铜缺乏也可使血清胆固醇含量升高，并影响弹性蛋白和胶原蛋白的交联而引起心血管损伤。过多的锌则降低血中 HDL 的含量，膳食中锌/铜值较高的地区冠心病发病率也较高。近年来的实验研究还发现，过量的铁可引起心肌损伤、心律失常和心力衰竭等，应用铁螯合剂可促进心肌细胞功能和代谢的恢复。此外，碘可减少胆固醇在动脉壁的沉着；硒是体内抗氧化酶——谷胱甘肽过氧化物酶的核心成分。谷胱甘肽过氧化物酶使体内形成的过氧化物迅速分解，减少氧自由基对机体组织的损伤。缺硒也可减少前列腺素的合成，促进血小板的聚集和血管收缩，增加动脉粥样硬化的危险性。

### （五）其他膳食因素

**1. 酒**　少量饮酒可增加血 HDL 水平，而大量饮酒可引起肝脏的损伤和脂代谢的紊乱，主要是升高血甘油三酯和 LDL。

**2. 茶** 茶叶中含有茶多酚等化学物质，茶多酚具有抗氧化作用和降低胆固醇在动脉壁的聚集作用。

**3. 大蒜和洋葱** 大蒜和洋葱有降低血胆固醇水平和提高 HDL 的作用，其作用与大蒜和洋葱中的含硫化合物有关。

**4. 富含植物化学物质的食物** 植物性食物中含有大量的植物化学物质，如黄酮、异黄酮、花青素类化合物和皂苷类化合物，这些化合物具有降低血浆胆固醇、抗氧化和抑制动脉粥样硬化性的血管炎症反应，以及抗动脉粥样硬化形成的作用。

## 二、冠心病的营养防治原则

冠心病的临床分为隐匿型、心绞痛型、心肌梗死型、心力衰竭型和心律失常型、猝死型。冠心病是在动脉粥样硬化的基础上逐步发展形成的，在一般情况下，动脉粥样硬化和冠心病的营养膳食治疗是相同的。由于动脉粥样硬化的发展与营养膳食密切相关，因而营养膳食措施在动脉粥样硬化的防治方面起着十分重要的作用。

动脉粥样硬化或冠心病的防治原则是在平衡膳食的基础上，控制总能量和总脂肪，限制膳食饱和脂肪酸和胆固醇，保证充足的膳食纤维和多种维生素，保证适量的矿物质和抗氧化营养素。但在发生心肌梗死或心力衰竭等危急情况时，营养膳食措施可做适当的调整。

**1. 控制总能量摄入，保持理想体重** 能量摄入过多是肥胖的重要原因，而后者是动脉粥样硬化的重要危险因素，故应该控制总能量的摄入，并适当增加运动，保持理想体重。

**2. 限制脂肪和胆固醇的摄入** 限制膳食中脂肪总量和饱和脂肪酸及胆固醇的摄入量是防治高胆固醇血症和动脉粥样硬化及冠心病的重要措施。膳食中脂肪以供能占总能量的 20%~25% 为宜，饱和脂肪酸供能应少于总能量的 10%，适当增加单不饱和脂肪酸和多不饱和脂肪酸的摄入。鱼类主要含 n-3 系列多不饱和脂肪酸，对心血管有保护作用，可适当多吃。少吃含胆固醇高的食物，如猪脑和动物内脏等。胆固醇摄入量应 <300mg/d。高胆固醇血症病人应进一步降低饱和脂肪酸的摄入量，使其供能低于总能量的 7%，胆固醇 <200mg/d。国际上对降低和控制血浆胆固醇已经进行过很多的研究，并在许多问题上已经取得了共识，相当多的方案都是一致的。例如，美国对成人高胆固醇血症的膳食治疗提出要求（表 11-3）。结合中国的膳食特点，有研究提出以下的参考方案（表 11-4）。

**表 11-3　美国高胆固醇血症的膳食建议**

| 营养素 | 第一步膳食建议 | 第二步膳食建议 |
| --- | --- | --- |
| 总脂肪供能比 | 供能比 ≤30% | 供能比 ≤30% |
| 饱和脂肪酸 | 供能比为 8%~10% | 供能比 <7% |
| 多不饱和脂肪酸 | 供能比不超过 10% | 供能比不超过 10% |
| 单不饱和脂肪酸 | 供能比不超过 15% | 供能比不超过 15% |
| 碳水化合物 | 供能比 ≥55% | 供能比 ≥55% |
| 蛋白质 | 供能比约 15% | 供能比约 15% |
| 胆固醇 | <300mg/d | <200mg/d |
| 总能量 | 达到并维持理想体重 | 达到并维持理想体重 |

**表 11-4　高胆固醇血症的食物选择及限量**

| 食物类别 | 最高限制量 | 选择品种 | 减少、避免品种 |
| --- | --- | --- | --- |
| 肉类 | 75~100g/d | 猪、牛、羊瘦肉、去皮禽肉、鱼类 | 肥肉、加工肉制品、鱼子、鱿鱼、动物内脏 |
| 蛋类 | 3~4 个/周 | 鸡蛋、鸭蛋、蛋清 | 蛋黄 |
| 奶类 | 250g/d | 鲜牛奶、酸奶、脱脂奶 | 全脂奶粉、乳酪等奶制品 |

续表

| 食物类别 | 最高限制量 | 选择品种 | 减少、避免品种 |
|---|---|---|---|
| 食用油 | 20g/d（2平勺） | 花生油、低芥酸菜籽油、豆油、葵花籽油、香油、茶油 | 棕榈油、椰子油、奶油、猪油、牛羊油、黄油、其他动物油 |
| 糕点甜食 | 最好不吃 | | 油饼、油条、炸糕、奶油蛋糕、冰淇淋等 |
| 糖 | 10g/d（1平勺） | 红糖、白糖 | |
| 新鲜蔬菜 | 400~500g/d | 深绿色叶菜、红黄色菜蔬 | |
| 新鲜水果 | 50g/d | 各种新鲜水果 | 加工果汁、果味饮料 |
| 盐 | 6g/d（半勺） | | 咸菜、黄酱、豆瓣酱等 |
| 谷类 | 500g/d（男）400g/d（女） | 米、面、杂粮 | |
| 豆类 | 干豆30g/d、豆腐150g/d、豆制品45g/d | 黄豆、豆制品 | 油豆腐、豆腐泡、素什锦等 |

注：上述谷类限量适用于脑力劳动轻体力劳动且体重正常者

**3. 提高植物蛋白的摄入，少吃甜食**　蛋白质供能占总能量的15%，植物蛋白中的大豆蛋白有很好地降低血脂的作用，所以应提高大豆及大豆制品的摄入。碳水化合物供能应占总能量的60%左右，应限制单糖和双糖的摄入，少吃甜食和含糖饮料。

**4. 保证充足的膳食纤维的摄入**　膳食纤维能明显降低血胆固醇，因此应多摄入含膳食纤维高的食物，如燕麦、玉米、蔬菜等。

**5. 供给充足的维生素和矿物质**　维生素E和很多水溶性维生素及微量元素具有改善心血管功能的作用，特别是维生素E和维生素C具有抗氧化作用，应多食用新鲜蔬菜和水果。

**6. 饮食清淡，少盐和少饮酒**　高血压是动脉粥样硬化的重要危险因素，为预防高血压，每日盐的摄入应限制在6g以下。严禁酗酒，可少量饮酒。

**7. 适当多吃保护性食品**　非营养素的植物化学物质（phytochemical）具有促进心血管健康的作用，摄入富含这类物质的食物将助于心血管的健康和抑制动脉粥样硬化的形成。应鼓励多吃富含非营养素的植物化学物质的植物性食物，如豆类、坚果、深色水果、蔬菜和谷物。

## 三、心肌梗死的营养治疗

心肌梗死（myocardial infarction）是心肌的缺血性坏死，常见的是在冠状动脉粥样硬化病变的基础上，发生冠状动脉血供急剧减少或中断，使相应的心肌严重而持久地急性缺血所致；可发生心律失常、休克或心力衰竭。

心肌梗死的饮食治疗包括几个方面。

**1. 限制能量摄入**　急性心肌梗死发病开始的2~3天，能量摄入不宜过高，以减轻心脏负担。能量给予500~800kcal，食物总容量1000~1500ml，进食内容包括米汤、藕粉、去油肉汤、温果汁、菜汁、蜜蜂水等流食。此阶段应避免胀气或刺激性的食物，如豆浆、牛奶、浓茶和咖啡。少量多餐，分5次或多次喂养，以避免膈肌抬高加重心脏负担。食物亦不宜过冷和过热，以防引起心律失常，这阶段应完全卧床休息，进食由他人协助。

**2. 注意水和电解质的平衡**　要一并考虑食物中的饮水及输液的总量，以适应心脏的负荷能力。病人如伴有高血压或心力衰竭，应限制钠盐。临床上观察到急性心肌梗死发生后，有尿钠的丢失。高钾和低钾对心脏功能不利，故应该根据血液生化指标予以调整。

**3. 饮食清淡、易消化且营养平衡**　病情好转后，可选用低脂肪半流食，能量供给增至1000~1500kcal。膳食宜清淡、富有营养和容易消化。可选用适量的瘦肉末、鱼类、家禽、蔬菜、水果、低脂奶和豆浆。保持胃肠道通畅，以防大便时过分用力，加重病情。

病情稳定后（一般 3～4 周），随着病人逐步恢复活动，饮食的限制也可逐渐放松，但脂肪和胆固醇的摄入仍应适当限制，以防止血脂升高、血液的黏度增加。另外，仍应少食多餐，避免过饱，以防心肌梗死再发。同时，饮食不要过分限制，以免造成营养不良和增加病人的精神负担，影响病人的康复。

## 四、心力衰竭的营养治疗

心力衰竭系指在适量静脉回流情况下，心脏不能输出足够的血液来满足组织代谢的一种病理状态，临床上可分为左心衰竭、右心衰竭和全心衰竭。心力衰竭的常见的诱因有感染、心律失常、心肌缺血、心脏负荷加重、电解质平衡紊乱和酸碱平衡紊乱等。心力衰竭期间的营养膳食应注意以下几个方面。

**1. 适当限制能量和蛋白质的摄入**　限制能量和蛋白质的摄入，以减轻心脏的负担。心力衰竭明显时，每天的能量摄入限制在 600～1000kcal，蛋白质以 25～30g 为宜，能量逐渐增加至 1000～15 000kcal，蛋白质逐渐增加至 40～50g。病情稳定后，能量以低于理想体重所需能量、蛋白质以 0.8g/kg 为宜。

**2. 控制钠盐**　根据心力衰竭的程度，钠盐的摄入量每天限制在 2000mg、1500mg 或 500mg。心力衰竭时水潴留常继发于钠潴留，在限钠的同时饮水量可不加严格限制，一般允许每天摄入 1500～2000ml。

**3. 注意电解质的平衡**　心力衰竭最常见的电解质紊乱之一是钾的平衡失调。由于摄入不足、丢失增加或利尿药的使用等可出现低钾血症。这时应摄入含钾高的食物。如合并肾功能减退，出现高钾血症，则注意选择低钾食物。

**4. 维生素、无机盐充足**　宜补充富含维生素的食物，尤其是 B 族维生素和维生素 C。钙与心肌收缩密切相关，给予适量的钙或摄入含钙丰富的食物在心力衰竭的治疗中有积极的意义。

**5. 少食多餐**　减少胃胀，食物应易消化。

## 第二节　营养与高血压

高血压（hypertension）是一种以动脉血压升高为主要表现的心血管疾病，无论在发达国家还是发展中国家都是一种常见病，患病率一般在 10%～20%，可导致脑血管、心脏病和肾病，是致死致残的主要原因，是一个值得引起人们关注的严重公共卫生问题。高血压可分为：①原发性高血压，是一种以血压升高为特征，原因不明的独立疾病，占高血压的 95% 以上；②继发性高血压，血压升高是某些疾病的一部分表现，其中肾病占 70% 以上。本节仅对原发性高血压（简称高血压）加以介绍。

1999 年 WHO 和国际高血压学会给出了新的高血压诊断标准和分类（表 11-5）。我国 1999 年高血压诊断标准和分类基本上采用这一新的建议。

**表 11-5　1999 年新的血压水平定义和分类**

| 分类 | 收缩压（mmHg） | 舒张压（mmHg） |
|---|---|---|
| 理想血压 | <120 | <80 |
| 正常血压 | <130 | <85 |
| 正常偏高 | 130～139 | 85～89 |
| 高血压 I 级（轻度） | 140～159 | 90～99 |
| 　亚组：临界高血压 | 140～149 | 90～94 |
| 高血压 II 级（中度） | 160～179 | 100～109 |
| 高血压 III 级（重度） | ≥180 | ≥110 |
| 单纯收缩期高血压 | ≥140 | <90 |
| 　亚组：单纯收缩期高血压 | 140～149 | <90 |

　　高血压是一种由遗传多基因与环境多危险因子交互作用而形成的慢性全身性疾病，一般认为遗传因素大约占 40%，环境因素大约占 60%，在环境因素中，主要与营养膳食有关。

# 一、营养因素与原发性高血压

　　**1. 超重和肥胖**　大量研究已证实，肥胖或超重是血压升高的重要危险因素，特别是向心性肥胖，已成为高血压的重要指标。BMI 与血压水平有着明显的正相关关系，即使在 BMI 正常的人群中（BMI<25kg/m²），随着 BMI 的增加，血压水平也相应增加。肥胖儿童高血压的患病率是正常体重儿童的 2～3 倍。成人肥胖者中也有较高的高血压患病率，超过理想体重 20% 者患高血压的危险性是低于理想体重 20% 者的 8 倍以上。高血压病人 60% 以上有肥胖或超重，肥胖的高血压病人更易发生心绞痛和猝死。我国南北地区人群比较研究表明，尽管国人平均 BMI 明显低于西方国家，但是单因素与多因素分析一致显示 BMI 增高是血压升高的独立危险因素。

　　减轻体重已成为降血压的重要措施，体重减轻 9.2kg 可引起收缩压降低 6.3mmHg，舒张压降低 3.1mmHg。肥胖导致高血压的机制可能归于：肥胖引起高血脂，脂肪组织增加导致心排血量的增加、交感神经活动增加及胰岛素抵抗增加。

　　**2. 盐（氯化钠）**　食盐摄入与高血压显著相关。食盐摄入高的地区，高血压发病率也高，限制食盐摄入可降低高血压。食盐摄入量与高血压的正相关不仅体现在成人，而且也发生在儿童和青少年，甚至出生后 5 周内高食盐摄入量与青少年期的高血压也呈正相关。食盐引起高血压不仅与钠离子有关，与阴离子氯离子也有关，用其他阴离子替代氯离子的钠盐并不引起血压的升高。非氯离子的钠盐不引起血压升高可能与它们不能增加血容量有关。常规来说，膳食中的钠盐指氯化钠。血压对食盐的反应受膳食中某些成分的影响，如钾或钙低于 RDA 的膳食可增加血压对高食盐的反应，相反，高钾或钙的膳食可阻止或减轻高食盐诱导的高血压反应。

　　氯化钠摄入后可在体内蓄积，并通过两种方式增加体液容量：①食盐的增加使体液渗透压升高，下丘脑的饮水中枢产生渴觉，从而增加饮水；②体液渗透压升高还使下丘脑视上核和室旁核释放抗利尿激素（ADH），ADH 促进远曲小管和集合管对水的重吸收。可见食盐通过影响体液容量是其升高血压的重要机制之一。

　　氯化钠摄入导致血压升高，除与增加血容量机制有关外，还与其他机制有关：①可使交感神经活动增强而增加外周血管阻力和心排血量；②可抑制血管平滑肌细胞钠离子的转运；③增加细胞内钙离子；④干扰血管内皮细胞舒血管物质——一氧化氮（NO）的合成而导致血管收缩性增强，外周阻力增加。

　　**3. 钾盐**　膳食钾有降低血压的作用，在高钠引起的高血压病人，补充膳食钾降血压更为明显。这可能与钾促进尿钠排泄、抑制肾素释放、舒张血管、减少血栓素的产生等作用有关。

　　**4. 钙**　膳食中钙摄入不足可使血压升高，膳食中增加钙可引起血压降低。美国全国健康和膳食调查结果显示，每日钙摄入量低于 300mg 者与摄入量为 1200mg 者相比，高血压危险性提高 2～3 倍。一般认为膳食中每天钙的摄入少于 600mg 就有可能导致血压升高。钙能促进钠从尿中的排泄可能是其降血压作用的机制之一。

　　**5. 镁**　镁与血压的研究较少。一般认为低镁与血压升高相关。摄入含镁高的膳食可降低血压。镁降低血压的机制可能包括降低血管的紧张性和收缩性、减少细胞钙的摄取而引起细胞质的钙降低、促进具有舒血管作用的前列环素（PGI₂）的产生。

　　**6. 脂类**　增加多不饱和脂肪酸的摄入和减少饱和脂肪酸的摄入都有利于降低血压，在这一方面 n-3 系列多不饱和脂肪酸的作用近年来受到较多的关注。临床研究发现每天摄入鱼油 4.8g 可降低血压 1.5～3.0mmHg。n-3 系列多不饱和脂肪酸降压作用的机制可能与改变前列腺素的代谢、改变血管内皮细胞的功能和抑制血管平滑肌细胞的增殖有关。n-6 系列多不饱和脂肪酸是否具有降压作用有较多的争议。

　　**7. 蛋白质**　关于蛋白质与血压关系的资料较少，但一些研究报道，某些氨基酸与血压的关系，如外周或中枢直接给予色氨酸和酪氨酸引起血压降低，牛磺酸是含硫氨基酸的代谢中间产物，已发现它对自发性高血压大鼠（spontaneity hypertension rat，SHR）和高血压病人均有降压作用。

**8. 碳水化合物**　动物实验研究发现简单的碳水化合物（如葡萄糖、蔗糖和果糖）可升高血压。然而在人类缺乏不同碳水化合物对血压的调节作用的资料。

**9. 乙醇**　大多研究发现饮酒和血压呈"J"形关系，少量饮酒（每天 1～2 个标准杯，一个标准杯相当于 14g 乙醇）者的血压比绝对禁酒者还要低，但每天超过 3 个标准杯（42g 乙醇）以上者的血压则显著升高。这一现象提示少量的乙醇具有舒血管作用，而大量乙醇具有收缩血管作用。乙醇影响血压的机制仍未完全阐明，一些研究认为，与乙醇刺激交感神经活动、刺激促皮质激素释放激素的释放、细胞膜 $Na^+$，$K^+$-ATP 酶活性抑制引起细胞内钙离子升高、血管阻力增加等因素有关。

## 二、高血压的营养防治

**1. 控制体重，避免肥胖**　控制体重可使高血压的发生率降低 28%～40%，减轻体重的措施，一是限制能量的摄入，二是增加体力活动。对超重的病人，总能量可根据病人的理想体重，每千克给予 20～25kcal，或每日能量摄入比平时减少 500～1000kcal，若折合成食物量，则每日约减少主食 100～200g 及烹调油 15～30g，或主食 50～100g 及瘦肉 50～100g 和花生、瓜子等 50～100g。能量减少可采取循序渐进的方式。在限制的能量范围内，应做到营养平衡，合理安排蛋白质、脂肪、碳水化合物的比例，蛋白质供能占总能量的 15%～20%，脂肪供能占 20%～25%，碳水化合物供能占 45%～60%。无机盐和维生素达到 DRI 标准。适量的体育活动，既能增加能量的消耗，又能改善葡萄糖的耐量，增加胰岛素的敏感性，还能提高 HDL 的水平，对控制高血压有利。运动方式：每日步行约 3km，时间在 30 分钟以上；或选择适合个体的有规律的运动项目，如骑自行车、有氧操、太极拳等，每周进行 5 次，运动后的心率约为 170 次/分较为合适，如 60 岁的人，运动后的心率达到 110 次/分，如此掌握适量的运动，可以达到安全和保持有氧代谢的目的。

**2. 改善膳食结构**

（1）限制膳食中的钠盐：钠盐对高血压的反应性存在个体差异，有 30%～50%的病人对食盐敏感。限盐前的血压越高，限盐降压的作用越明显。中度限制盐的摄入（如 2～4g），可引起血压下降。有时血压下降不明显，但可减轻头痛、胸闷等症状，或可减少血压的不稳定性。适度减少钠盐的摄入，还可能减少降压药的剂量，减少利尿药物导致的钾排出，改善左心室肥大，并通过降低尿钙的排出从而对骨质疏松与肾结石有利。在正常情况下，人们对钠盐的需要量为 0.5g/d。但在日常生活中，人们的膳食含钠盐为 10～15g，远远超过机体的需要量。因此建议正常人每天摄盐量应该在 5g 以内。高血压病人钠的摄入量应在 1.5～3.0g。除食盐外，还要考虑其他钠的来源，包括盐腌制的食品及食物本身含有的钠盐。

（2）增加钾的摄入：钾能对抗钠的不利作用，高血压病人应摄入含钾高的食物，如新鲜绿色叶菜、豆类和根茎类、香蕉、杏、梅等。

（3）增加钙、镁的摄入：多摄入富含钙的食品，如牛奶、豆类等。镁含量较高的食物有各种干豆、鲜豆、香菇、菠菜、桂圆、豆芽等。

（4）保持良好的脂肪酸比例：高血压病人脂肪供能应控制在总能量的 25%或更低，应限制饱和脂肪酸提供的能量，其中饱和脂肪酸、单不饱和脂肪酸和多不饱和脂肪酸比为 1∶1∶1。

（5）增加优质蛋白质：不同来源的蛋白质对血压的影响不同，鱼类蛋白可使高血压和脑卒中的发病率降低，酪氨酸也有降低血压的功效；大豆蛋白虽无降血压作用，但也有预防脑卒中发生的作用。

（6）其他：祖国医学推荐高血压病人食用芹菜、洋葱、大蒜、胡萝卜、荠菜、刺菜、菠菜等蔬菜，还可选用山楂、西瓜、桑葚、香蕉、柿子、苹果、桃、梨等水果，以及菊花、海带、木耳、草菇、玉米等。这些食物的高血压防治作用可能与其含有的植物化学物质、微量元素和维生素有关。

**3. 限制饮酒**　乙醇是高血压和脑卒中的独立危险因素，高血压病人不宜饮酒，应限制酒量在 25g/d 以下，必要时完全戒酒。

# 第十二章　营养与胃肠道疾病

胃肠道是营养物质消化、吸收的场所。胃肠道的运动、消化和吸收功能受损，会造成人体的营养不良，又进一步损害消化、吸收功能。在胃肠道疾病的治疗中，除针对病因治疗外，如何用膳及补充营养以适应胃肠道功能及促进其恢复是治疗的重要部分，与治疗的效果密切相关。临床上，应针对胃肠疾病的病因和发病机制，采取相应的营养治疗措施，改变食物质量或制剂，增减某些成分，以便适应受到损害的胃肠道功能。原则上，能够进食者尽可能用膳食治疗，膳食治疗与 EN 或 PN 相互配合，以便更好地发挥营养治疗作用。

## 第一节　胃肠道对营养素的消化、吸收

### 一、胃 的 作 用

胃（stomach）的生理功能是将食物暂时储存并初步消化，成人的胃容量约为 3000ml。胃分为贲门、胃底、胃体、胃窦和幽门，其中胃体、胃窦、幽门与食物消化的关系最为密切。

胃的消化功能是依靠机械和化学作用来完成的。食物进入胃后，胃开始运动，胃壁逐渐舒张来受纳食物。当食物刺激胃壁，通过中枢神经引起反射性、有规律的胃壁蠕动，将胃内食物进一步磨碎和胃液充分混合，形成粥样食糜，分批送入十二指肠。胃的完全排空需 4～6 小时，排空时间的长短与食物的质和量有关。水排空最快，流质食物较固体食物快些，固体食物在胃体磨碎后，与胃液混合，消化为食糜，然后才自胃排出。未消化的固体食物不能通过幽门，从胃窦又推回胃体，重新研磨。胃内食糜量越大，排空越快。脂肪对胃排空的抑制作用较大，蛋白质次之，碳水化合物的消化产物对胃的排空运动基本上不起抑制作用。

胃的化学性消化是由胃液完成的，胃液中含蛋白酶、盐酸和黏液，其中盐酸的作用最为重要，它能使胃蛋白酶原变成胃蛋白酶，将食物中大分子蛋白质分解为小分子的肽，为小肠的进一步分解和吸收做好准备。胃酸进入小肠后可刺激胰液、胆汁和肠液的分泌，并有助于小肠对铁和钙等物质的吸收。

胃神经对胃的运动和分泌具有调节作用，两者相互协同。胃的分泌机制受神经和体液因素的双重控制。如人在准备进食时，虽然食物尚未进入胃，但食物色、香、味和形的感官信号就已传入中枢神经系统，再通过支配胃的传出神经，引起唾液和胃液的分泌，当食物在口腔内咀嚼，进行吞咽时，食物直接刺激口腔和食管，再引起胃液的大量分泌。但当神经和体液的调节受到破坏和任何一方过强或过弱时，都可以引起胃活动与分泌的失调，临床上出现病理状态。

### 二、小 肠 的 作 用

小肠是完成食物消化吸收最重要的部位之一，食物被消化与吸收的过程主要由小肠来完成。

小肠所分泌的肠液包括多种消化酶，如肠淀粉酶、各种双糖酶、肠脂酶和肽酶等。此外，有来自肝脏和胰腺分泌的胆汁和胰液，把各种未完全消化的食物，彻底分解为可吸收的物质，如双糖酶把麦芽糖分解为葡萄糖，肠脂酶把脂肪分解为甘油和脂肪酸，肽酶把多肽分解为氨基酸。

小肠又是大多数营养物质吸收的部位。由于小肠长达 2.7m，肠黏膜有环形皱襞，表面有密集的绒毛，具有广大的吸收面积。据估计，小肠吸收总面积为 200～400m$^2$。食物在小肠内停留时间较长（3～8 小时），有充分时间进行消化和吸收。

吸收是指消化道内已彻底消化了的营养物质透过黏膜进入血液循环的过程。但各种营养物质吸收的途径和方式并不绝对相同。小肠的绒毛有许多毛细血管和毛细淋巴管，并有许多纤维能来回摆动和伸缩，加速营养物质的运输和吸收。

脂肪微粒及脂肪分解产物（如长链脂肪酸）被吸收后，大部分进入毛细淋巴管，最后也进入血液循环，一部分脂肪成分（如甘油和短链脂肪酸）进入毛细血管，经门静脉入肝。其他营养物质（如单糖、氨基酸、电解质、维生素及水等）经吸收后进入毛细血管，送入肝脏，再入体循环，供全身组织需要。

小肠除吸收营养物质外，对各种消化液有重吸收作用。成人每日所分泌的消化液约有 8000ml，而由粪便排出的水分只有 150ml 左右。这样就保证了人体内正常水、盐代谢和酸碱平衡。长期呕吐、腹泻会破坏平衡，重者则危及生命。

## 三、大肠的作用

大肠的主要生理功能是吸收水分和储存食物残渣，形成粪便排出体外。由大肠黏膜分泌的大肠液因含有碳酸氢钠而呈碱性。它富有黏性，有保护黏膜、滑润粪便的作用。大肠有大量来自口腔的细菌，占 20%～30%，它们是经胃酸杀死后残存在大肠内并累积起来的。菌体可产生多种酶，可继续分解食物残渣和植物纤维并产生气体，如使糖产生二氧化碳和乳酸，蛋白质产生吲哚胺，酚、氨等有毒成分虽吸收入血液，但正常情况下可在肝脏解毒。此外大肠内细菌尚可利用肠内某些简单物质，合成少量 B 族维生素和维生素 K，对人体的营养具有重要的意义。若长期使用抗生素，肠内细菌大量被抑制，可能引起 B 族维生素和维生素 K 的缺乏及腹泻。

大肠每天从回肠接受 600～1000ml 的食糜渣，从中吸收水分 500～800ml，正常人消化道中约有 150ml 气体，其中 50ml 在胃，100ml 在大肠内，气体中 60%～70% 是吞入空气的残余，其余是细菌发酵的产物，所以大肠发生病变或运动停滞时，气体积存而引起腹胀。

粪便进入直肠后，由于牵张直肠壁和刺激直肠壁内感受器，这一信息传到大脑皮质而引起便意。由于排便反射受大脑皮质控制，所以意识可控制排便。直肠对粪便压力刺激感受性减弱时，粪便在大肠内停留过久，水分吸收过多，粪便过于干硬，排便困难，可形成便秘。

## 第二节　胃及十二指肠和结肠疾病

胃可进行机械性和化学性的消化作用，并有储存食物的功能，还兼有吸收部分水分与电解质、药物与乙醇等功用。当食团进入胃后，经过胃的作用，再分批将食糜送入十二指肠（duodenum），部分食糜在十二指肠进行消化与吸收。因此，胃和十二指肠如有消化不良、发炎、溃疡（ulcer）、肿瘤等疾病，势必影响食物的消化与吸收。

## 一、急　性　胃　炎

急性胃炎是胃黏膜受刺激所产生的炎症反应。病理表现为胃黏膜糜烂和出血，常同时伴有黏膜水肿、脆性增加，病变可局限于胃窦、胃体或弥漫分布于全胃。

### （一）疾病对机体营养状态的影响

急性胃炎可造成病人脱水，由于疼痛、恶心、呕吐、食欲减退和厌食，加上出血，可致贫血。如果急性胃炎很快康复，营养不良不是很明显。

### （二）营养治疗原则

1. 禁食 24～48 小时，让胃充分休息，此时可由静脉营养方式供给营养。

2. 如有胃出血，可用冰水做胃灌洗。

3. 病情稳定后，可先给予少量流食，以清流食为主，如米汤、藕粉、果汁、清汤等，随症状缓解慢慢增加食物量，逐渐进展到软食，最后恢复到正常饮食。伴肠炎腹泻者禁用牛奶、豆浆、蔗糖等易产气食物。

4. 禁用各种酒及含乙醇饮料、产气饮料及辛辣调味品，如汽水、汽酒、辣椒、咖喱、胡椒粉、芥末等。避免吸烟及进食煎炸熏制食品，减少脂肪用量。

5. 原则上给予低膳食纤维膳。禁食含纤维较多的各种蔬菜、水果。

6. 少食多餐，为了减轻胃肠负担，每日可进 5～6 餐。

7. 食谱举例如下。

（1）急性胃炎流食

早餐：米汤。

加餐：藕粉。

午餐：蒸蛋羹。

加餐：杏仁茶。

晚餐：豆腐蛋花汤。

加餐：米汤。

（2）低脂少渣半流食

早餐：白米粥、蒸蛋羹。

加餐：低脂牛奶。

午餐：虾仁龙须面加菜叶、小面包。

加餐：杏仁茶。

晚餐：鸡肉米粥、胡萝卜泥、烤面包干。

加餐：牛奶冲藕粉。

## 二、慢 性 胃 炎

### （一）疾病对机体营养状态的影响

慢性胃炎的病人由于食欲差或没有食欲，可造成慢性营养不良，包括能量、蛋白质、脂肪的营养不良，表现为消瘦，抵抗力降低，还可出现一些微量元素、维生素缺乏的表现。

### （二）营养治疗原则

营养治疗是慢性胃炎的重要措施，在去除病因之后的长期治疗中，食疗比药疗更重要。

**1. 少量多餐，定时定量，充分咀嚼并养成良好的饮食习惯** 饮食要规律，不暴饮暴食。饮食要干稀搭配，使胃部较舒服。晚餐勿过饱，饭后不立即就寝。如能量不足可用加餐补充，如牛奶、苏打饼干、烤面包干、煮鸡蛋等。要细嚼慢咽，让食物完全磨碎与胃液充分混合，尽量减少胃部负担，发挥唾液的功能，使唾液中的消化酶进入胃后中和胃酸，降低胃酸浓度。

**2. 食物以清淡、少油腻、细软碎烂，易消化为主** 避免各种对胃黏膜有刺激性、有损伤的食物和药物。避免吸烟、饮酒及咖啡、茶、可乐等含咖啡因的饮料。避免进食生冷、酸辣和坚硬食品及过于粗糙的食品，如辣椒、浓咖啡、油炸的食物，难于消化的炸糕、油饼、玉米饼、糯米年糕及凉拌菜等。避免胡椒、辣椒、芥末等辛辣食物，以及易产气不容易消化的食物。

**3. 给予充足的能量、蛋白质、矿物质及维生素** 浅表性胃炎胃酸分泌过多者，应禁用浓缩肉汤及酸性食品。宜食牛奶、豆浆、涂黄油的烤面包、带碱味的馒头干等，以中和胃酸。萎缩性胃炎胃酸过少者，可给浓肉汤，带酸性的水果、果汁，刺激胃酸分泌。应多用高蛋白质、低脂肪的食品。

**4. 给予低膳食纤维膳的温和饮食**

**5. 保持心情愉快**

**6. 食谱举例**

（1）慢性浅表性胃炎

早餐：牛奶、煮鸡蛋、面包涂黄油。

午餐：卤猪肝、烩碎小白菜豆腐、银丝卷、莲子粥。

加餐：煮水果、烤馒头片。

晚餐：烩鱼丸、炒胡萝卜丝、发糕、红枣粥。

加餐：牛奶、苏打饼干。

（2）慢性萎缩性胃炎

早餐：西红柿蒸蛋羹、白米粥、面包果酱。

加餐：酸奶、饼干。

午餐：番茄鱼片、口蘑冬瓜、烂饭。

加餐：果茶、饼干。

晚餐：香菇炖鸡、醋熘白菜、胡萝卜、豆腐汤、花卷。

加餐：酸奶、饼干。

> 温和膳食（bland diet）：要求膳食无机械性与化学性刺激，含膳食纤维较低，易于消化并提供足够营养的膳食。在食物的选择上，避免过老、含筋的肉类、未加工的干豆类、含粗纤维多的蔬菜和水果、易刺激胃酸分泌的肉汁汤液、难消化的糯米、坚果、强烈调味品及浓茶、咖啡、酒等。在烹调方法上要求切碎制软，或制成泥状。在餐次上要求少食多餐，每日5~6餐。温和膳食有其适应证，如急性胃炎、消化性溃疡并症的恢复过程，目前不少医院仍采用温和膳食。但以前要求消化性溃疡病人要长期（甚至终身）选用温和膳食，近年的研究认为这种措施尚缺乏充足的科学根据。在若干对比试验中，未发现温和膳食与正常膳食在降低胃酸分泌、促进愈合或防止复发方面有明显的差异，故对长期采用温和膳食的必要性提出怀疑。随着科研的逐步深入及有效药物的不断问世，目前营养治疗的重点放在个体适应上，而不是特定饮食上。

# 三、消化性溃疡

消化性溃疡是指胃或十二指肠受到胃酸的侵蚀而损伤。食管、胃、十二指肠和空肠都有可能发生，但以胃小弯及十二指肠近端溃疡较常见。溃疡部位不同，但治疗方式相同。

## （一）疾病对机体营养状态的影响

消化性溃疡病人的营养状态与慢性胃炎病人的营养状态相像。由于长期上腹部疼痛，再加上伴有恶心、呕吐、嗳酸及胃部灼热感，使病人食欲差或没有食欲，病人容易出现低蛋白血症、缺血性贫血及 B 族维生素缺乏等症状。同时，伴有体重减轻。

## （二）营养治疗原则

消化性溃疡饮食治疗的目的是减少和缓解胃酸分泌，维持胃肠黏膜自身的防御能力，减轻或解除症状，促进溃疡愈合，避免并发症，预防复发，并保证营养。

**1. 产能营养素的供给**　蛋白质有促进溃疡愈合的作用，但其消化产物多肽及氨基酸能刺激胃酸分泌，因此，蛋白质供给以需要为宜，1kg 理想体重给予 1g 蛋白质，并分配于三餐。因脂肪可抑制胃酸分泌，脂肪供给应适量，一般供能占总能量的20%~25%，每日60g 左右（包括烹调用油）。有研究表明，多不饱和脂肪酸具有抑制胃酸分泌的同样效果，另外，对幽门螺杆菌引起的十二指肠溃疡更为有效，因其能抑制幽门螺杆菌的生长与繁殖。糖类既不抑制，也不促进胃酸分泌，可作为能量的主要来源，但不宜多用精制双糖。

**2. 避免食用刺激胃酸分泌的食物**　如咖啡（包括去咖啡因的咖啡），浓茶，巧克力，可乐饮料，汽水，烟酒及辛辣调味品（如辣椒、芥末、咖喱、黑胡椒等）。

**3. 养成良好的饮食习惯**　有规律的每日三餐，定时定量，每餐进食不宜过饱，应在轻松愉快的心情中用膳。

**4. 饮食不必严格限制**　可根据病人的经验及饮食习惯，在食物选择、烹调方法及用餐次数上，注意个体适应，避免引起不舒服的食物。保证营养平衡。

**5. 避免使用大量的阿司匹林、非固醇类抗炎药物及其他有损胃黏膜的药物**　目前治疗消化性溃疡的 $H_2$ 受体拮抗剂西咪替丁可引起腹泻、降低血清维生素 $B_{12}$ 水平、减少维生素 D 的代谢，雷尼替丁可能引起恶心、便秘，降低维生素 $B_{12}$ 水平，增加尿蛋白的排出，抗酸剂氢氧化铝可减少维生素及磷的吸收，碳酸钙会减少铁的吸收等。

**6. 消化性溃疡并发出血的病人的饮食**　当出血量大于 60ml 时，应暂禁食，使胃酸、胃蛋白酶的分泌及胃肠道蠕动减少，一旦出血得到控制可进冷或微温的流食，如流食温度过高，易引起再次出血。流食内容可用米汤、鸡汤、鱼汤等，每日 6～7 次，每次 100～150ml。出血停止后，可进展到少渣半流食。允许选用鱼丸、鱼羹、肉末蛋羹、芙蓉鸡片、汆小肉丸等，主食可用面包干、烤馒头片、大米粥、小馄饨、挂面加蛋花等。蔬菜可用含纤维少的菜泥、冬瓜、去籽西红柿等。病情基本稳定、症状消失后，可采用温和膳食。继而恢复正常膳食。病人如出现缺铁性贫血，应给予富含铁的食物。

**7. 食谱举例**

（1）消化性溃疡急性发作期

早餐：米汤甩蛋花。

加餐：婴儿米粉。

午餐：蒸蛋羹。

加餐：牛奶冲藕粉。

晚餐：嫩豆腐脑。

加餐：杏仁茶。

（2）消化性溃疡过渡期少渣半流食

早餐：白米粥、面包涂黄油。

加餐：牛奶冲藕粉。

午餐：肉末挂面、蒸蛋羹。

加餐：银耳羹。

晚餐：小馄饨、豆腐脑。

加餐：牛奶、黄油饼干。

# 四、溃疡性结肠炎

溃疡性结肠炎（ulcerative colitis）为一种特发性的肠道疾病，主要病变部位为大肠黏膜，表现为结肠黏膜发炎和溃疡，因肠黏膜出现溃疡，肠道上有渗出物，如出血及组织液，所以粪便常伴有出血、脓及渗出液。

## （一）疾病对机体营养状态的影响

溃疡性结肠炎多数发生在直肠、乙状结肠及降结肠，常造成水分再吸收不良，蛋白质及营养素流失。严重的病人则需切除肠道和进行回肠造口术，将直接影响到营养素的吸收与利用。病人可表现为体重减轻、贫血、电解质平衡紊乱、维生素缺乏、负氮平衡、营养性水肿等症状。

## （二）营养治疗原则

**1. 缓解期给予高能量、高蛋白饮食**　补充耗损的蛋白质与营养素，维持良好的营养状态，以促进伤口愈合。能量按每日每千克理想体重 167.4kJ（40kcal）供给，蛋白质为每日每千克理想体重 1.5g，其中优质蛋白质占 50%，可根据病人的耐受情况循序渐进地增加摄入量。优质蛋白质可选用瘦肉、鱼、鸡、蛋、豆腐等。限用或少用牛奶，以免加重腹泻、腹胀。

**2. 供给充足的维生素及矿物质**　该病经常累及末端回肠，易造成维生素 $B_{12}$ 和胆汁酸盐吸收障碍，可发生脂肪性腹泻，促使钙、镁、锌等元素从肠道丢失。炎性肠病并发贫血者并不少见，故应补充维生素 $B_1$、维生素 $B_2$、维生素 $B_{12}$、维生素 C、叶酸、铁、锌、钙、硒等常量及微量元素，可利用各种菜汁、果汁、枣汤等补充。

**3. 少量多餐** 逐步增加每餐的摄食量，以利肠道恢复。

**4. 限制膳食纤维及产气食物** 为了减少食物刺激肠道，所以采用低膳食纤维的低渣饮食。严重的病人则采用要素膳供给易消化吸收的葡萄糖、氨基酸、脂肪、矿物质和维生素。或完全 PN 供给，如完全静脉营养法，以维持良好的营养状态。

**5. 限制脂肪摄入** 由于脂肪吸收不良，每日应限制在 40g 以下（包括食物中所含脂肪在内）。烹调上以蒸、煮、烩等少油制法，也可采用中链脂肪酸代替部分长链脂肪酸。此外，最新饮食治疗趋势发现，不饱和脂肪酸（尤其是鱼油）有助于肠胃黏膜功能的恢复。

**6. 食谱举例**

（1）低脂肪少渣半流食

早餐：大米粥、嫩蛋羹。

加餐：冲藕粉、饼干。

午餐：西红柿薄面片甩蛋花、蒸土豆（马铃薯）泥。

加餐：果冻、饼干。

晚餐：瘦肉末粥、胡萝卜泥。

加餐：杏仁茶。

（2）低脂肪少渣软食

早餐：大米粥 + 肉松、煮嫩鸡蛋、小面包 + 果酱。

午餐：烩鱼丸海参、烩冬瓜西红柿、发糕、龙须面。

加餐：低脂酸奶、苏打饼干。

晚餐：西红柿鸡蛋疙瘩汤。

加餐：藕粉、小蛋糕。

# 第三节　营养与胰腺疾病

## 一、胰腺在机体消化吸收营养素中的作用

### （一）胰腺外分泌功能

胰腺每日分泌 $1\sim2L$ 碱性液体，其中含 20 种不同的消化酶。碱性的胰液能中和胃酸，为保证胰酶的活力提供合适的 pH。胰酶由胰腺的腺泡细胞合成、储存和分泌，它包括蛋白水解酶（如胰蛋白酶、糜蛋白酶、羧肽酶、核糖核酸酶、脱氧核糖酸酶、弹力蛋白酶），脂肪水解酶（如脂肪酶、合脂肪酶、磷脂酶 $A_2$）和淀粉解酶（如淀粉酶）。尽管脂肪酶和淀粉酶是以活性成分的形式分泌的，而蛋白水解酶和磷脂酶 $A_2$ 都是以非活性成分（如酶原）的形式分泌的，胰蛋白酶接触十二指肠分泌的肠激酶后变成胰蛋白酶，胰蛋白酶接着将其他酶激活成有活性的形式。在肠内，蛋白水解酶将蛋白消化成多肽，脂肪酶将脂肪消化成甘油和脂肪酸，磷脂酶 $A_2$ 将磷脂酰胆碱转换成溶血磷脂酰胆碱，而淀粉酶则将淀粉转变成双糖和麦芽糖。此外，胰腺对调节糖类的内环境稳定，肠道组织的生长和钙的吸收、平衡也起着重要作用。

### （二）胰腺外分泌的调节

胰腺外分泌受复杂的神经、激素调节。在进餐食物的刺激下，胰腺的分泌和调节的过程可分为头相、胃相、肠相。食物的外形、气体及咀嚼动作均可刺激胰腺的头相分泌。头相的胰液分泌主要由迷走神经介导，分泌量占餐后胰液最大量的 40%。食物进入胃后膨胀导致的胰液分泌属胃相分泌，胃窦、胃体部的扩张引起迷走神经反射，在此相中起着重要作用。食物进入小肠引起的胰液分

泌是餐后胰液分泌中最重要的部分，占餐后胰腺最大分泌量的 60%～70%。肠相的胰液分泌主要是靠促胰液素和胆囊收缩素等激素调节，此外迷走神经也起到一定作用。进入小肠的各种食物成分和胃酸对胰液分泌有不同的刺激作用。胃酸进入十二指肠，使十二指肠内 pH 低于 4.5 时，强烈刺激促胰液素分泌，后者是促进以碳酸氢盐为主的胰液分泌的最强物质。氨基酸和脂肪酸是引起小肠黏膜释放胆囊收缩素的强作用剂，其进一步刺激胰酶的分泌，对碳酸氢盐的作用较弱，促胰液素和胆囊收缩素又有相互加强的作用。其他胃肠激素（如促胃液素、血管活性肠肽、胰多肽、胰高糖素等）也参与胰腺外分泌的调节。

### （三）胰腺外分泌功能不良

胰腺分泌不良对脂肪消化的影响大于对蛋白质和碳水化合物的影响，蛋白质的消化还受胃蛋白酶和肠刷状缘的酶类影响，而碳水化合物的消化受唾液淀粉酶的协助。脂肪的消化不良可引起脂肪泻，蛋白质和碳水化合物的消化不良则症状不明显。全胰腺切除可引起 70%的病人脂肪消化不良。

脂溶性维生素的吸收不需要胰酶的参与。胰腺同肝脏和小肠一样，担负较高的蛋白质合成和分泌功能，其每天合成和分泌 6～20g 消化酶。因而胰腺功能较易受蛋白质缺乏的影响。

## 二、胰腺疾病的营养治疗

### （一）急性胰腺炎

急性胰腺炎主要是胰酶在胰腺内被激活而发生自身消化的化学性炎症，胰腺发生炎症后，可干扰胰腺本身的外分泌功能，从而影响消化道的消化和吸收功能，产生一些代谢性异常，妨碍人体的营养维持。

**1. 急性胰腺炎时机体的营养状况**　当胰腺发生炎症病变时，干扰了胰腺的外分泌和内分泌，发生消化障碍，影响肠道对相应的营养素的消化与吸收。再加上腹痛、恶心、呕吐致使不能经口进食，引起一系列代谢障碍，导致营养不良的发生。急性胰腺炎的严重程度和病程长短、全身代谢障碍、多脏器功能衰竭与营养不良的程度密切相关。

急性出血坏死性胰腺炎产生的水解酶会引起广泛的全身代谢障碍，由于广泛组织破坏而产生多脏器功能衰竭，病人全身代谢处于亢进状态，病人对能量和氮的需求均有所增加。急性出血坏死性胰腺炎时，全血浆蛋白含量减少，蛋白的周转率加速，BCAA 与 AAA 的比率降低，最重要的生化指标之一——血中白蛋白缺乏，导致循环中与蛋白结合的钙减少，加重低钙血症，有时血镁的浓度也降低。

**2. 营养治疗原则**　营养治疗的目的是抑制胰液的分泌，减轻胰腺的负担，避免加重胰腺的损害，促进胰腺恢复。

（1）急性水肿性胰腺炎：急性胰腺炎发作初期，应严格禁食禁水。主要治疗措施为禁食及纠正水和电解质、酸碱平衡紊乱，保护各脏器的功能，采取被动支持，维持有效的血容量，保护心、肝、肾的功能，为进一步预防和纠正全身营养代谢的异常打基础。

一般在 3～5 天后，病人腹痛明显减轻、肠鸣音恢复、血淀粉酶降至正常时，可直接进食无脂肪食物，如果汁、果冻、藕粉、米汤、菜汁、绿豆汤等。禁食浓鸡汤、肉汤、鱼汤、牛奶、豆浆、蛋黄等食物。由于膳食成分不平衡，能量和各种营养素含量低，不宜长期使用。病情稳定后，可改为低脂肪半流食。

（2）急性出血坏死性胰腺炎：目前主张采用阶段性营养支持，即先 PN，后肠内、外营养并用，最后是 EN 的过程。无论是经静脉还是经口营养治疗，每日能量必须足够，能量可根据病人的年龄、身高和体重计算。氨基酸、碳水化合物和脂肪比例根据病情的严重程度进行调整。

1）PN：在急性胰腺炎禁食期间，若 5～7 天未见好转，就需要进行 PN。若病人发生低白蛋白血症、酸中毒或某些脏器功能受损，如成人呼吸窘迫综合征、血性腹水、氮质血症等情况时应及早给予 PN。这样可以抑制胰腺的分泌功能，使它处于完全"休息"状态，减少肠胰反射活动，减少或抑制肠道激素的释放，减少吸收的营养物质对胰腺的直接刺激作用。

由于急性出血坏死性胰腺炎的病人有胰岛素拮抗现象，所以在提供足够能量和氮量时，应随时调整胰岛素的用量，维持血糖和尿糖在允许范围内。在急性出血坏死性胰腺炎病人进行 PN 治疗时，应防止给予过多葡萄糖，以免产生过多的 $CO_2$ 而加重代谢的紊乱，可以用脂肪乳剂来补充能量。国内有人观察到，基础血甘油三酯值正常的胰腺炎病人，每日输注供能占总能量 40%～50%的脂肪乳剂均能耐受，并且主张持续、缓慢静脉滴入，有利于机体利用。有相当数量的重症胰腺炎病人（27%）不能耐受含糖和大量胰岛素的营养配方。专家建议以脂肪为基础的营养支持应每日至少需要 80U 胰岛素。对于有高脂血症的急性胰腺炎病人，静脉给予脂肪应慎重，可用葡萄糖取代相应脂肪提供的能量，或试验性输入脂肪并监测血中甘油三酯的浓度。

蛋白质按 1.0～1.5g/kg 体重的量予以补充，供能占总能量的 15%～20%。在有肝功能障碍时，输入的氮源应有所选择；如肝功能异常时，则应加入 BCAA，以防止昏迷，减少肌肉分解；肾功能异常时，应以输入高能量、低氮为主，氮源中注意给予必需氨基酸，少输入非必需氨基酸。

在重症急性胰腺炎中，PN 支持无疑是有益处的，但对于严重负氮平衡的病人，其预后未见明显改善。在进行 PN 治疗的病人，导管引起的败血症是需要引起高度重视的问题。

2）EN：在急性胰腺炎病人肠功能未恢复前，PN 起了极其重要的营养支持作用，但若长期从静脉维持营养，将会由于输入营养成分不够全面，且发病 1～2 周后，高代谢与急性炎症造成的消耗，易出现负氮平衡而营养不足。同时肠内无营养物质将导致肠黏膜屏障的损害，出现肠道细菌的移位，目前认为，这是重症胰腺炎并发感染的主要原因。所以当病人病情相对稳定，肠功能恢复后应争取尽早进行 EN 治疗。

一般在治疗 7～10 天病情稳定时，开始试行 EN 较为合适。建立经肠营养时应逐渐减少静脉的输入量而逐渐增加经肠营养的摄入量，更重要的是在建立经肠营养前向肠道内滴入生理盐水及葡萄糖，剂量、速度应缓慢地增加，直至病人适应。PN 过渡到 EN 一般需要 2 周时间。若坏死性胰腺炎已经进行过手术并做空肠造口，则通常在腹腔炎症稳定、胃肠功能恢复后，经空肠造口，进行 EN 支持。EN 除了提供足够的能量和氮源外，还可减少胰液的分泌，让胰腺仍处于相对"休息"阶段，一般选用短肽或氨基酸型低脂肪的肠内制剂，每天提供总能量可达 8368～12 552kJ（2000～3000kcal）。在 EN 要素膳中，根据病情稳定的情况可逐步过渡到整蛋白型营养液或多聚体固定配方。若病人能适应整蛋白型配方膳食，则为今后逐步过渡到自然膳食打下基础。一般需要 1 个月左右的时间，过早进入自然膳食，往往容易引起急性胰腺炎的复发。通常当病人能适应整蛋白型营养液后，体重多能维持或有所增加，伤口能愈合。

## （二）慢性胰腺炎

慢性胰腺炎是由于各种原因造成胰腺局部的、节段性或弥漫性炎症，导致外分泌和内分泌胰腺组织逐渐被纤维瘢痕替代引起的疾病。当存留的正常组织少于 10%时，病人可能产生外分泌不足（消化不良）或内分泌失调（糖尿病）。

**1. 慢性胰腺炎病人的营养状况**　75%的慢性胰腺炎病人有不同程度的体重减轻，主要原因：①进食后疼痛加剧，病人自主限制食物摄入；②当胰腺外分泌功能丧失 90%后，消化酶分泌不足或不能排泄至十二指肠内，导致脂肪泻，大便中出现大量未消化的肌肉纤维，因而脂肪和蛋白质均大量丢失；③约 60%的病人有糖耐量异常，50%的病人有糖尿病，有的糖尿病会伴发一定程度的消化不良。

**2. 营养治疗原则**　营养治疗的目的是改善病人营养状况，同时，要缓解疼痛，消除发病诱因，防止复发。

（1）急性发作期营养治疗原则：急性发作阶段应禁食、静脉输液，不应过早地进食。24～48 小时，在病人能耐受的情况下可给予不含脂肪的清流食，包括米汤、稀藕粉、杏仁茶、果汁、果冻、蔬菜汁、蜂蜜汁、炒米茶、麦麸水等，2～3 天后如无任何不适，亦未加重病情，病人对饮食已适应，可在流食的基础上适量增加过箩粥、蛋白水、枣汁、胡萝卜汁等。随病情好转，可改用相对无脂肪（或仅含微量脂肪）的半流食，适当扩大食物的品种和增加食量，如增加米粥、素面片、挂面、面包、少油的饼干及少量的碎软蔬菜、熟透或煮软的水果，此时的碳水化合物是治疗膳食的主要能源，脂肪仍需严格限制。以后病情趋于稳定，病人对饮食的耐受力增加，治疗饮食可以逐步过渡到高糖、低脂肪、多维生素、适量蛋白质的半流食，继而转为能量充足，蛋白质与碳水化合物分配合理，清淡易消化的少渣软食。

无脂肪高糖类清流食举例（1）

第 1 次：浓米汤加盐。

第 2 次：冲藕粉。

第 3 次：浓米汤、蔬菜汁加盐。

第 4 次：鲜果汁。

第 5 次：浓米汤、果汁冻。

第 6 次：冲杏仁茶。

无脂肪高糖类清流食举例（2）

第 1 次：过箩白米粥。

第 2 次：枣汁冲藕粉。

第 3 次：过箩白米粥加盐、冲蛋白水。

第 4 次：鲜果汁（或绿豆汤）。

第 5 次：过箩白米粥加盐、果汁冻。

第 6 次：冲杏仁茶（或蔬果汁）。

极低脂肪半流食举例

第 1 次：豆浆、烤馒头片。

第 2 次：冲藕粉。

第 3 次：番茄龙须面加蛋清。

第 4 次：煮水果、饼干（低脂）。

第 5 次：白米粥、酱豆腐少许。

第 6 次：杏仁茶。

（2）静止期营养治疗原则

1）供给充足的能量：慢性胰腺炎病人常处于低营养状态，因此需要有充足的能量来补偿体内高分解代谢的消耗和增加抗病能力。每日需供给 10.5～12.6MJ（2500～3000kcal）。如病人较长时间不能进食或摄入量过低，则可根据病人的具体情况，采用要素膳以满足其基础能量消耗和营养需要。为保证膳食中营养素在体内充分吸收利用，有效地补充能量，需要给予足量的胰酶制剂以减轻胰腺内、外分泌的负担量，阻止病情发展或恶化。

2）供给质优量足的蛋白质：选用含脂肪少、生物价高的蛋白质食物，如鱼、虾、鸡肉、兔肉、瘦肉（猪、牛、羊）、脱脂酸奶、蛋清（限蛋黄）及少油的豆制品（如豆腐、豆浆等）。每日供给 100～120g 蛋白质，其中优质蛋白质约占半数。

3）控制脂肪：开始时严格限制脂肪的摄入量（20g/d），然后过渡到中度限制（40g/d）。随病情好转，病人能耐受时，可再略为增加脂肪的摄入量达到 50g/d。必要时可采用中链脂肪酸取代普通食油作烹调，以改善食物风味，减轻脂肪的吸收不良。中链脂肪酸在胆盐或胰脂肪酶缺乏的情况下大部分可被吸收，为机体提供能量（1g 中链脂肪酸可产生能量 34.7kJ，约相当于 8.3kcal），不过不宜一次大量使用，以免引起不良反应。中链脂肪酸水解迅速，对胃肠道有刺激作用，会产生腹胀、恶心、腹泻等症状。同时用中链脂肪酸时，病人进食速度要放慢，少食多餐，可以避免不良反应，而且中链脂肪酸氧化迅速，会形成酮体，因此在使用中链脂肪酸时应适当补充双糖，防止发生酮血症。

此外，食物的烹调应以蒸、煮、氽、熬、拌、烩等方法为主，以减少脂肪的摄入量，长期（至少一年）避免过多脂肪食物，如油饼、油条、油炸食品、肥肉、奶油点心、炸鸡、炸花生米等。

4）供给充足的碳水化合物：碳水化合物作为能量的主要来源，多用于易消化吸收的碳水化合物，如蔗糖、红糖、蜂蜜、藕粉、杏仁茶、粉丝、粉皮及栗子、莲子、芡实等都可酌量采用。

如病人发生糖尿病，需供给糖尿病的基本膳食。

5）供给丰富的微量营养素：病人由于脂肪泻、疾病应激、治疗用药等影响，微量营养素有不同程度的缺乏，尤其是脂溶性维生素（维生素 A、维生素 D、维生素 E、维生素 K）和维生素 $B_{12}$、维生素 C 及叶酸、钙、铁等需及时补充，以保证营养，纠正电解质紊乱，保持酸碱平衡。

6）饮食要有规律，且适量。少食多餐（每天 4～5 餐），防止过饱、过饥、暴饮暴食。

7）绝对禁酒：纵酒是慢性胰腺炎的主要原因，饮酒可加速疾病的发展，引起多种并发症，戒酒虽不能使本病静止或痊愈，但可使其进展缓慢，有利治疗。

8）忌用生冷、不易消化及刺激胃液分泌的食物，如鸡汤、鱼汤、蘑菇鲜汤、咖啡、咖喱、辣椒粉、胡椒、芥末等，以及苤蓝、萝卜、洋葱、韭菜等易胀气的蔬菜。

# 第十三章　营养与糖尿病

糖尿病是一种容易引起并发症的慢性代谢性疾病。近年来，全世界的糖尿病病人普遍有逐渐增加的趋势，已演变为一个巨大并不断扩大的全球性公共卫生问题。根据《中国 2 型糖尿病防治指南（2020 年版）》，我国 2 型糖尿病患病率上升至 11.2%。2 型糖尿病在世界各国发病总人数居于首位，已成为继肿瘤、心脑血管系统疾病后严重危害人类健康的疾病。随着我国经济的发展，人民生活水平的提高，如不有效加以控制，今后这种趋势将进一步上升。

糖尿病基本分为四类，包括：1 型（胰岛素依赖型，IDDM）、2 型（非胰岛素依赖型，NIDDM）、其他型和妊娠糖尿病。1 型和 2 型糖尿病的病因目前尚不清楚，称为原发性糖尿病；其他型糖尿病多有特殊的病因可查，如胰腺疾病造成的胰岛素合成障碍，或同时服用了能升高血糖的药物，或其他内分泌的原因引起胰岛素分泌太多等；妊娠糖尿病是妇女在妊娠期间由于体内胰岛素的敏感度降低而造成的一类特有的糖尿病。

原发性糖尿病的基本病因有两条：一是遗传因素，二是环境因素。遗传因素是患糖尿病的基础和内因，而环境因素则是患糖尿病的条件和外因。

有糖尿病基因的人更容易患糖尿病，但没有环境因素的侵害还不至于患糖尿病，如引起 1 型糖尿病的主要环境因素可能是感染，尤其是病毒感染，使胰岛受到破坏，此时，胰岛尚能修复，分泌胰岛素的功能得到一定程度的恢复，可使病情减轻。如果胰岛又受到自身免疫性的第二次破坏，这次损害可能是永久性的，从此不能再分泌胰岛素了。

同样，2 型糖尿病也是遗传因素和环境因素长期共同作用的结果，其遗传倾向更明显、更复杂。导致 2 型糖尿病的环境因素主要包括肥胖、体力活动过少，以及糖刺激、紧张、外伤，或过多地使用升高血糖的激素等。

对于糖尿病的治疗，目前主要是综合治疗，即药物、运动、饮食，其中饮食治疗是基础治疗。本章主要介绍糖尿病的饮食治疗。

## 第一节　糖尿病与营养素代谢的关系

糖尿病病变损害的主要是胰岛，由于体内胰岛素绝对或相对不足，引起全身代谢及酸碱平衡失调，尤以碳水化合物、脂肪及蛋白质的代谢异常显著，严重时可发生酸中毒，随着时间的累积及血糖的控制不良，慢性并发症也会陆续出现，如眼睛病变、肾脏病变、神经病变及心血管病变等，且往往是造成糖尿病死亡的主要原因。

### 一、碳水化合物代谢异常

胰岛素由胰腺内的 B 细胞分泌，它在人体的重要功能包括传送葡萄糖和氨基酸、制造肝糖原、将葡萄糖转化成甘油三酯、合成核酸及蛋白质。刺激胰岛素分泌最重要的因素就是血糖，但胰岛素要与其受体相结合才能发挥作用，因而不仅仅是胰岛素分泌的多少，胰岛素受体数目的多少也与糖尿病的形成有密不可分的关系。

当胰岛素绝对或相对不足时，肝脏摄取葡萄糖合成糖原的能力减弱，使过多的葡萄糖进入血液循环，组织利用葡萄糖能力减弱，引起餐后血糖升高，当严重缺乏时，机体会动员体内储存的能量，使蛋白质、脂肪合成减少，分解代谢加速，糖异生作用增强，肝糖原输出可能增加到正常人空腹的 3 倍以上。

### 二、脂肪代谢异常

胰岛素绝对或相对不足时，体内脂肪合成减慢，分解加速，血浆脂质增多。由于碳水化合物代谢异常，引起能量供应不足，为了补充能量，促使体内脂肪大量分解，经 $\beta$-氧化而产生的大量乙酰 CoA 又不能与足够的草酸乙酰结合，于是转化成大量酮体，造成酮血症。脂肪代谢失常的另一个结果是血中甘油三酯增多，成为引起糖尿病微血管病并发症的重要因素。

## 三、蛋白质代谢异常

糖尿病病人由于能量来源不足，为了补充能量，部分蛋白质进行氧化分解，导致负氮平衡，血液中氨基酸及非蛋白氮增高，尿中氮化物、有机酸增多，影响水及酸碱平衡，产生失水性中毒。儿童则生长发育受阻，抵抗力减弱，易患化脓性炎症、结核、霉菌感染，伤口不易愈合。

## 第二节　糖尿病的营养治疗

糖尿病的治疗要坚持综合治疗的原则。从心理治疗和知识教育入手，结合饮食、运动及药物治疗。其中 1 型糖尿病病人需以注射胰岛素为主要控制方式，而 2 型糖尿病病人若早期诊断，一般饮食及运动控制都可达到满意的效果，若饮食与运动控制不好或病情已进展到非以药物治疗不可的地步，可视情况增加口服降血糖药物或注射胰岛素治疗。本节主要介绍饮食营养治疗。

## 一、营 养 治 疗

### （一）糖尿病治疗的目标

糖尿病治疗的目标是根据病人的代谢、营养状况和生活习惯制订出个性化的治疗方式，以提高病人的生活质量，这些目标包括如下。

1. 尽可能维持血糖及血脂正常化，以防止或延缓急、慢性并发症的发生与发展。

2. 提供适宜的能量以维持理想体重，供给充足的营养素以满足病人各生理时期的特殊需要。

3. 适当的营养、运动及药物治疗可改善病人的整体健康状态。

糖尿病相关的评估指标见表 13-1。

**表 13-1　糖尿病控制目标**

| 指标 | 单位 | 理想 | 良好 | 尚可 | 不良 |
| --- | --- | --- | --- | --- | --- |
| 空腹血糖值 | mg/dl | <110 | <140 | ≤180 | >180 |
| 饭后 2 小时血糖 | mg/dl | <140 | <200 | ≤230 | >230 |
| 糖化血红蛋白 | % | <6 | 6~8 | 8~10 | >10 |
| 尿糖 | g/dl | 0 | 0 | <0.5 | >0.5 |
| 总胆固醇 | mg/dl | | <200 | <240 | ≥240 |
| LDL | mg/dl | | <130 | <160 | ≥160 |
| HDL | mg/dl | | >40 | ≥35 | <35 |
| 空腹甘油三酯 | mg/dl | | <150 | <200 | ≥200 |
| BMI（男） | kg/m$^2$ | | <25 | ≤27 | <27 |
| BMI（女） | kg/m$^2$ | | <24 | ≤26 | ≥26 |
| 血压 | mmHg | | ≤140/90 | ≤160/95 | >160/95 |

注：患病期间应禁烟；糖化血红蛋白的参考范围随测定方法的不同而异，上述建议值采用 HPLC，参考范围为 4%～6%

### （二）能量及营养素推荐量

**1. 能量**　合理控制，使病人能维持正常体重，或略低于正常体重。肥胖者体内脂肪细胞增大，胰岛素敏感性降低，而消瘦者，机体免疫力下降，易感染其他疾病，不利于治疗。营养素推荐量见表 13-2。

**表 13-2　成年糖尿病病人的能量供给量**

| 体型 | 卧床休息者 [kcal/（kg·d）] | 轻体力劳动者 [kcal/（kg·d）] | 中体力劳动者 [kcal/（kg·d）] | 重体力劳动者 [kcal/（kg·d）] |
|---|---|---|---|---|
| 正常（标准体重） | 20～25 | 30 | 35 | 40 |
| 肥胖（≥20%标准体重） | 15 | 20～25 | 30 | 35 |
| 消瘦（≤20%标准体重） | 25～30 | 35 | 40 | 45～50 |

注：正常或理想体重的简易计算为（正常或理想）体重 = 身高（cm）－105

**2. 蛋白质**　糖尿病病人饮食中蛋白质供能占总能量的 10%～20%，供给量以 0.8～1g/kg 为宜，日总量为 50～70g；其中优质蛋白质（动物蛋白和豆类蛋白）至少占总蛋白质的 1/3。和正常人一样，若有特殊生理需求，供给量亦需随之调整。例如，进入老年期时蛋白质需要量减少，孕期、哺乳期及青春期时需要量增加，在疾病期或有慢性并发症时则视病情调整供应量。病情控制不好，出现负氮平衡或过于消瘦者可适当增加，增加量为 1.2～1.5g/kg，日总量为 70～100g，当病人开始出现肾病变时，蛋白质供给需减至约 0.8g/（kg·bw），供能约占总能量的 10%，以预防肾脏功能迅速恶化。

在我国膳食中，谷类所供蛋白质占有一定比重。100g 谷类（如米或面等）含蛋白质 8～10g。若进食 200～300g 谷类，即可从中摄入 20～30g 蛋白质，不足部分再以富含蛋白质的奶、蛋、肉、豆制品提供。近期资料还提出，在蛋白质中有的氨基酸有促进胰岛素分泌的作用，有的可促进升糖激素的分泌，这又为糖尿病研究提出了新课题。

**3. 脂肪**　根据人体及动物实验发现，脂肪含量过高的饮食，不仅会使血液中的胆固醇及游离脂肪酸大量增加，造成动脉硬化现象，而且会降低胰岛素的敏感性，降低葡萄糖的氧化利用率及肝脏、骨骼肌、脂肪等组织的胰岛素受体数目，增加糖异生作用，以致使血糖更为升高；因此，脂肪的供给量需考虑病人的营养状况及有无并发症等因素，原则上体重及血脂正常的病人脂肪供能不超过总能量的 20%～30%，或供给 1g/（kg·bw），总供给量为 40～60g/d，其中烹调用油最好低于 25g，并限制饱和脂。饱和脂肪供能应小于总能量的 10%，胆固醇摄取每日不可超过 300mg，少用富含胆固醇的食物，如脑、肝、鱼子、蛋黄等。多不饱和脂肪供能要提高至总能量的 10% 左右，以预防心血管疾病的发生。

多数学者主张饱和脂肪酸（$S$）、多不饱和脂肪酸（$P$）和单不饱和脂肪酸（$M$）的比值为 1∶1∶1。也有提出饱和脂肪酸供能占总能量的 7%、单不饱和脂肪酸供能占 13%、多不饱和脂肪酸供能占 10% 的建议。若能在一日食谱中安排有适量的瘦肉、鱼或鸡、豆制品等不同品种的蛋白质食物，并以植物油为烹调油，其饱和脂肪酸∶单不饱和脂肪酸∶多不饱和脂肪酸值基本能符合上述要求。

肥胖但血脂正常的病人，以减重为第一要务，此时需减少能量与脂肪的供应，每日总能量视病情减少 500～1000kcal，脂肪供能需小于 30% 的总能量，若能加上运动则疗效更佳。

**4. 碳水化合物**　碳水化合物是饮食中提供能量的主要营养素；若供给充足，具有节约蛋白质和抗生酮作用。

长久以来，人们一直认为糖尿病饮食中，碳水化合物的摄取要限制，尤其是严格甚至禁止单糖食物及甜食，并多以复合性糖类供应。但近几年的研究发现，在合理控制能量基础上提高碳水化合物的进食量，不仅不会造成病人的血糖升高，而且还有增强胰岛素敏感性和改善葡萄糖耐量的作用。一些单糖（如果糖、蔗糖食物）的血糖指数（glycemic index, GI）并不比面包、米饭、马铃薯等复合性糖类高；至于提高碳水化合物是否可促使病人的血脂升高，则意见不一致。有人认为即使可引起甘油三酯升高也是暂时性的，一旦病情控制好，血甘油三酯即可下降。也有资料认为，碳水化合物供给量不宜过多，因为其是影响血糖升高的主要营养素。因此，专家建议糖尿病病人的饮食应为高碳水化合物、高纤维、低脂肪。其食谱的设计是依据病人饮食习惯及其健康状况并兼顾血糖指数，采用多元化、个性化方式，使病人更易于配合治疗而达到治疗糖尿病的功效。

高碳水化合物类饮食对糖尿病有其优缺点,权衡利弊,优点胜过缺点,且经实验证明长期食用,对血糖控制并无不利影响。

优点:①刺激葡萄糖的利用(葡萄糖分解及肝糖原再生作用);②减少肝脏葡萄糖的产量;③增加组织对胰岛素的敏感性;④增加胰岛素受体数目;⑤降低餐后及平时血液中甘油三酯的含量。

缺点:①可能会增加餐后血糖;②短期内会使血糖恶化;③易增加饭前血液中甘油三酯的含量。

由于血糖指数受多种因素的影响,各家报道的数字也不尽相同,表 13-3 是各类食物的血糖指数,供参考。

**表 13-3　食物的血糖指数**

| 食物名称 | 血糖指数 | 食物名称 | 血糖指数 |
|---|---|---|---|
| 主食类 | | 水果类 | |
| 白饭 | 56±2 | 苹果 | 36±2 |
| 白面包 | 70±0 | 苹果汁 | 41±1 |
| 全麦面包 | 69±2 | 香蕉 | 53±6 |
| 高纤面包 | 68±1 | 樱桃 | 22 |
| 燕麦片 | 55±6 | 葡萄柚 | 25 |
| 玉米片(早餐谷类) | 84±3 | 葡萄柚汁 | 48 |
| 面条 | 47 | 葡萄 | 43 |
| 通心粉 | 45 | 奇异果 | 52±6 |
| 通心面 | 41±3 | 杧果 | 55±5 |
| 米粉 | 58 | 柳橙 | 43±4 |
| 马铃薯 | 56±1 | 柳橙汁 | 57±3 |
| 烤马铃薯 | 85±12 | 桃子 | 28 |
| 马铃薯泥 | 70±2 | 梨 | 36±3 |
| 炸薯条 | 75 | 凤梨 | 66±7 |
| 洋马铃薯片 | 54±3 | 葡萄干 | 64±11 |
| 甘薯 | 54±8 | 西瓜 | 72±13 |
| 爆玉米花 | 55±7 | 奶制品类 | |
| 甜玉米 | 55±1 | 冰淇淋 | 61±7 |
| 豆荚类 | | 低脂冰淇淋 | 50±8 |
| 黄豆 | 18±3 | 全脂奶 | 27±7 |
| 菜豆(kidney beans) | 27±5 | 脱脂奶 | 32±5 |
| 小扁豆(lentils) | 29±1 | 巧克力奶 | 34±4 |
| 蔬菜类 | | 布丁 | 43±10 |
| 青豆仁 | 48±5 | 酸奶(yogurt) | 36±4 |
| 红萝卜 | 71±5 | 低脂酸奶 | 14±4 |
| 南瓜 | 75±9 | 碳水化合物 | |
| 其他 | | 蜂蜜 | 73±15 |
| 汽水 | 68±6 | 果糖 | 23±1 |
| 花生 | 14±8 | 葡萄糖 | 97±3 |
| 香肠 | 28±6 | 麦芽糖 | 105±12 |
| | | 蔗糖 | 65±4 |
| | | 乳糖 | 46±3 |
| | | 巧克力 | 49±6 |

**5. 矿物质和维生素** 这几类营养素是调节机体生理功能所不可缺少的营养素，必须供给充足。多数学者认为，对这几类营养素的需要量，糖尿病病人和正常人一样，只要能摄取一份营养充足、全面、均衡的膳食，即不需额外补充无机盐/微量元素或维生素制剂。为了防治高血压，要限制钠盐（食盐），每日低于 10g，伴有高血压者限制在 5g 左右。

近年来，微量元素铬与糖尿病的关系，日益引起重视。有研究结果表明，给糖尿病病人服酵母铬 100μg/d，3 个月后空腹血糖显著下降，对于糖尿病合并高脂血症者，血胆固醇、血甘油三酯、LDL-C 皆显著下降，HDL-C 上升，提示铬缺乏的糖尿病病人，改善缺铬现象后，对糖尿病的控制有利。老年人及长期食用精米、精面和高糖食品的人容易有铬缺乏。我国推荐成人铬的 AI 为 50μg，UL 为 500μg。另有资料认为，多数糖尿病病人如无缺铬表现，无须额外补充。富含铬的食物除高铬酵母外，还有牛肉、肝、奶、蘑菇、啤酒、马铃薯、麦芽、蛋黄、带皮的苹果等。锌是另一种与糖尿病代谢有关的微量元素。每一个胰岛素分子中有两个锌原子，锌与胰岛素活性有关。我国推荐的锌 AI，成人为 16mg/d，UL 为 35mg/d。富含锌的食物有蚝（牡蛎）、扇贝、蚬子等水产品，其次有肉、肝、蛋等动物性食物。植物性食物含锌较少。用锌剂治疗疾病时要有严格的监测，补锌过多易导致铜缺乏。

### （三）合理选择食物

**1. 供给以碳水化合物为主的食物**

（1）单、双糖等精制糖：随着对碳水化合物消化、吸收研究的深入，尤其是血糖指数的提出，发现单、双糖对糖尿病病人并非绝对禁忌。但必须在病人膳食允许的碳水化合物总量之内使用，不得在限量之外任意增加。不仅如此，还要求全日及每餐（包括加餐）的碳水化合物量保持恒定，这样可减少血糖波动。

（2）谷类：如白米、白面、玉米面、燕麦片、苦荞麦面等，碳水化合物含量为 70%～80%。在限量范围内尽量用粗杂粮代替部分细粮。

（3）淀粉类：如粉条（干）碳水化合物含量为 90% 左右，马铃薯、山药等含量为 10%～20%，可代替部分主食选用。

**2. 供给以蛋白质为主的食物**

（1）畜、禽、水产、内脏等肉类：蛋白质含量为 10%～20%。在限量范围内多用精瘦肉，少用肥肉。

（2）鸡蛋、鸭蛋等蛋类：蛋白质含量为 13%，并富含无机盐/微量元素和维生素，限量选用，有高胆固醇血症者少用。

（3）奶及奶制品：牛奶蛋白质含量为 3% 左右，且富含无机盐/微量元素和维生素。100g 牛奶含钙 104mg，是补钙的好食品，在限量范围内尽量选用。

（4）大豆及大豆制品：大豆（青豆、黄豆）蛋白质含量为 30% 左右，豆腐蛋白质含量为 12% 左右，豆腐干含量约为 15%。大豆及其制品所含的脂肪多为不饱和脂肪酸，且不含胆固醇，有降血脂作用。在限量范围内可用豆制品代替部分精瘦肉。

**3. 供给以无机盐/微量元素、维生素和膳食纤维为主的食物**

（1）蔬菜类：新鲜蔬菜是无机盐/微量元素、维生素和膳食纤维的主要来源，尤其是深绿色的叶菜。新鲜的叶、茎菜（如菠菜、油菜、芹菜）及瓜果类（如冬瓜、黄瓜、西红柿等）碳水化合物含量为 1%～3%，属低能量食物，不妨多用；其他如柿椒、胡萝卜等碳水化合物含量为 4%～10%，可按食品交换表选用。

（2）菌藻类：如海带、紫菜、鲜蘑、香菇、木耳等，其鲜品或水浸品碳水化合物含量为 3% 左右，有降血脂作用，可代替部分新鲜蔬菜选用。

（3）新鲜水果：其碳水化合物含量随水果的成熟度和含水量而异，一般碳水化合物含量为 6%～20%，其中西瓜含量约为 6%，香蕉含量约为 20%；其他如橘、桃、梨、苹果含量约为 10%。水果中的碳水化合物有葡萄糖、果糖、蔗糖、淀粉，并有果胶（表13-4）。水果的血糖指数较低，其所含单糖分布在膳食纤维中且有水分稀释，水果还含有抗氧化作用的维生素与无机盐。在病情控制好的情况下，可作为加餐食品。

表 13-4　水果中各种碳水化合物的含量　　　　　　　　　　　　　单位：%

| 名称 | 葡萄糖 | 果糖 | 蔗糖 | 淀粉 | 果胶 |
|---|---|---|---|---|---|
| 苹果 | 1.7 | 5.0 | 2.1 | 0.6 | 0.7～0.81 |
| 葡萄 | 4.8 | 4.3 | 0.2 | — | 0.09～0.28 |
| 橘 | 2.5 | 1.8 | 0.6 | — | — |
| 橙 | — | — | — | — | 2.34～2.38 |

（4）膳食纤维：流行病学显示，膳食纤维摄取量少的人罹患糖尿病的概率较平常人高。经临床研究证实，膳食纤维可降低餐后血糖，增加组织对胰岛素的敏感性及胰岛素受体数目，并能刺激葡萄糖的利用，减少肝脏葡萄糖的输出和胰高血糖素的分泌，且可降低血液中甘油三酯的含量，减少肝脏制造的胆固醇；所以，整体而言，对糖尿病病人（尤其是 2 型糖尿病及有胰岛素抵抗现象者）仍是利多于弊。每日摄取 70～100g 的膳食纤维对于血糖和血脂的代谢控制效果最好；但由于许多病人在摄取 65～70g（甚至更低如 40～50g）后就出现腹胀、产气、腹泻等肠胃不适的症状，且会影响矿物质的吸收利用率，因而长期采用大量的高纤维饮食并不是一个很好的治疗方式。

水溶性膳食纤维含量丰富的食物，如水果类（苹果、柑橘类、香蕉、草莓），干豆类（红豆、绿豆、青豆），荚豆类（四季豆、豌豆荚），燕麦，红萝卜，花椰菜，南瓜，马铃薯等。非水溶性膳食纤维含量丰富的食物，如全谷类（糙米、胚芽米、麸皮、全麦）、蔬菜类、核果类、豆类、水果类等。

1994 年美国糖尿病学会及美国膳食学会的建议每日应自各类食物中摄取 20～35g 的膳食纤维。

**4. 供给以脂肪为主的食物**

（1）烹调油：限量选用。尽量用植物油，如花生油、豆油、芝麻油等，少用动物油脂，如牛油、羊油、猪油等，提倡多用含单不饱和脂肪酸的油，如低芥酸菜籽油、茶油、橄榄油等。

（2）坚果类：如花生仁、核桃仁脂肪含量约为 50%，属高能量食物，肥胖型病人少用。据报道，花生仁、核桃仁含有较多精氨酸和亮氨酸，有促进胰岛素分泌的作用，非肥胖型病人可选用，食用时要计算能量。

（3）酒：糖尿病病人最好不要饮酒。乙醇在体内代谢可产能量 29.26kJ/g（7kcal/g）。低度酒中的果酒（葡萄酒）、啤酒等含有无机盐/微量元素和维生素。高度酒（如白酒）几乎不含营养素。长期饮酒会引起营养缺乏，空腹饮酒易发生低血糖，用磺脲类降糖药者，饮酒可引起心慌、气短、面颊发红等症状，若无法避免时只限于血糖控制良好的病人；因在正常情况下适量饮酒不会影响血糖控制，但需计算能量，且忌空腹饮用，酒量以产能不超过每日总能量的 6%为原则，而孕妇，急性胰腺炎、神经性病变、高脂血症、胃炎病人，以及心、肾、肝功能障碍的糖尿病病人禁止饮酒。

**5. 甜味剂或代糖品**

（1）果糖：果糖在体内代谢不需要胰岛素，升糖效应较蔗糖为低，甜度约为蔗糖的 1.7 倍。1g 果糖可产 4kcal 能量，适量的使用在血糖控制良好的病人身上并不会使血糖代谢状况紊乱和使体重增加。

（2）糖精：为人工甜味剂，不产能量，甜度为蔗糖的 300～400 倍。FAO/WHO 建议人体每日使用量小于 2.5mg/（kg·bw），孕妇则尽量避免使用。

（3）氨基酸糖（阿斯巴甜）：是一种天冬氨酸和苯丙氨酸合成的甜味剂，极少量即有甜味，长时间烹调烘烤或存于酸性食物中会失去甜味。食用时不必计算营养值。建议人体每日使用量为50mg/（kg·bw）。

（4）醋磺内酯钾：简称为 acesulfame K 或 ACE-K，为化学合成的白色结晶粉末，成分中含硫与钾，不含钠，其中钾含量为20%，甜度为蔗糖的200倍，不被人体吸收，也不会累积于体内，是一种无能量的代糖新产品。其对热稳定，加热后甜度不会降低，也没有苦味，可用于热食及烹煮。

**（四）饮食原则——限量、少油、低盐**

1. 均衡饮食，定时定量：每日饮食中应包括五谷根茎类、肉鱼豆蛋奶类、蔬菜类、水果类、油脂类；依据饮食计划进食，不可任意增减。

2. 切忌肥胖，体重宜维持在理想体重±5%的范围内。

3. 应尽量不吃如下食物。

（1）加糖的食物及饮料：糖果、炼乳、蜂蜜、汽水、罐装或盒装加糖果汁、蜜饯、中西式甜咸点心、冰淇淋、运动饮料等。

（2）容易升高血糖的食物：粉条、汤圆、浓汤、稀饭及泡饭。

（3）动物性油脂：猪油、牛油、奶油、肥肉、猪皮、鸡皮、鸭皮、鱼皮、猪肠及任何油炸、油酥等油腻食物。

（4）含油多、能量较高的坚果类：如花生、瓜子、腰果、松子、核桃、杏仁果、开心果。

（5）含胆固醇高的食物：内脏（肝、脑、腰子、心），蟹黄，鱼卵，虾卵，牡蛎等。蛋黄每周以3~4个为宜。

（6）过咸的食物：腌制品、酱菜、罐头加工品。

4. 可随意食用如下食物。

（1）清茶、不加糖及奶脂的咖啡。

（2）去油肉汤、蔬菜汤、蔬菜。

（3）无糖果冻。

（4）代糖制品。

5. 烹调注意事项如下。

（1）以低油为原则，如清蒸、水煮、烤、清炖、卤、凉拌等；避免油炸食物。

（2）避免勾芡（如浓汤、羹类）或使用大量含糖调味料。

（3）饮食宜清淡，不可过咸。

（4）炒菜宜用植物油，如色拉油、玉米油、花生油、橄榄油、芥菜油、葵花籽油等。

6. 依照计划选用富含膳食纤维的食物，如全谷类（糙米、胚芽米等）、未加工的豆类、蔬菜及水果，可延缓血糖升高。

7. 依照计划进食，可多食用含纤维素高的蔬菜，并采用凉拌、水煮等低油、无油烹调方法以增加饱足感。

8. 含淀粉高的食物，如甘薯、马铃薯、芋头、玉米、红豆、绿豆、萝卜糕、菱角、栗子，属主食类，不可任意吃，应依计划食用。

9. 节庆应景食品，如肉粽、碱月饼、年糕等，应按营养师指导食用。

10. 在外就餐的技巧如下。

（1）熟悉食物的分类和分量，依饮食计划牢记每餐所能吃的食物种类及分量。

（2）用餐时多选择低油和清淡的食物，如清蒸、水煮、凉拌等菜肴。若无法避免油炸食物时，可将外皮去除后食用。

（3）肉类的选择以清蒸、水煮、熏、烤、炖、烧为佳，尽量避免油炸及碎肉制品（如肉丸、狮子头、火腿、香肠等）等含动物油脂高的食品。

（4）尽量避免摄食糖渍、蜜汁、醋熘、茄汁、糖醋等加多量蔗糖或蜂蜜的菜肴及甜点，尽可能选用新鲜水果代替饭后甜点。

（5）多选用蔬菜以增加饱腹感，但勿将汤汁或勾芡汁一起食用；可先在碗盘内沥干或在热开水中漂洗过后再吃。

（6）注意减少沙拉酱的摄取量，最好能自备糖尿病专用的沙拉酱。

（7）以白开水、茶或市售的无糖乌龙茶、绿茶来替代汽水、果汁等含糖饮料。咖啡则不加奶脂及方糖，必要时可加代糖或少许低脂奶；热红茶可加少许柠檬汁或低脂奶及代糖调味，但切忌选点西餐厅内的冰咖啡及冰红茶。

（8）内容物不清楚或制作方法不明确的食物，请勿轻易食用。

（9）尽量不要喝酒，切勿贪杯。

（10）若参加酒宴，尽量按照饮食计划从众多菜肴中挑选适宜的种类及分量。

## （五）餐次分配

为了减轻胰腺负担，维持血糖在一定水平，糖尿病病人摄入的碳水化合物要适当，且保持在一个稳定的水平，餐次尤其显得重要。可参照表 13-5 安排病人的膳食。

**表 13-5　糖尿病病人每日膳食能量分配比例**

| 类型 | 早 | 加 | 中 | 加 | 晚 | 加 |
|---|---|---|---|---|---|---|
| 1 型糖尿病病情稳定 | 2/7 | | 2/7 | | 2/7 | 1/7 |
| 1 型糖尿病病情不稳定 | 2/10 | 1/10 | 2/10 | 1/10 | 3/10 | 1/10 |
| 2 型糖尿病病情稳定（1） | 2/7 | | 2/7 | | 3/7 | |
| 2 型糖尿病病情稳定（2） | 1/5 | | 2/5 | | 2/5 | |
| 2 型糖尿病病情稳定（3） | 1/3 | | 1/3 | | 1/3 | |

注：分母表示每日总能量份数，分子表示各餐所占份数

## （六）营养治疗方案及计算

**1. 单独计算能量及营养成分**　根据病人的病情、饮食习惯等，按食物成分表中各食物的营养素含量计算食谱内容，设计营养治疗方案。此法较准确，但烦琐，病人不易操作。

**2. 主食固定**　根据病情固定主食用量，副食除含糖高的食物外，其他一般不受限制。但必须保证总能量的摄入恒定。此法简单，易操作。

**3. 用食品交换份法设计营养治疗方案**　此法是将常用食物按营养成分的特点，在每一类食品中按习惯用量计算出每一份食物粗略的营养成分（蛋白质、脂肪、碳水化合物、能量）然后再将每类食品中的其他食品算出等值（营养成分等值）的使用量（表 13-6～表 13-13）。使用时，根据病人的具体情况，定出其全日所需的总能量及三大营养素供给量后，指导病人灵活运用交换表格，选择个人的食物种类及单位份数，再制订出自己的一日食谱。

**表 13-6　食品交换的四大组（八大类）内容和营养价值**

| 组别 | 类别 | 每份重量（g） | 能量（kcal） | 蛋白质（g） | 脂肪（g） | 碳水化合物（g） | 供给的主要营养素 |
|---|---|---|---|---|---|---|---|
| 谷薯组 | 谷薯类 | 25 | 90 | 2.0 | — | 20.0 | 碳水化合物 膳食纤维 |
| 果蔬组 | 蔬菜类 | 500 | 90 | 5.0 | — | 17.0 | 无机盐 |
| | 水果类 | 200 | 90 | 1.0 | — | 21.0 | 维生素 膳食纤维 |

续表

| 组别 | 类别 | 每份重量（g） | 能量（kcal） | 蛋白质（g） | 脂肪（g） | 碳水化合物（g） | 供给的主要营养素 |
|------|------|------|------|------|------|------|------|
| 肉蛋组 | 大豆类 | 25 | 90 | 9.0 | 4.0 | 4.0 | |
| | 奶类 | 160 | 90 | 5.0 | 5.0 | 6.0 | 蛋白质 |
| | 肉蛋类 | 50 | 90 | 9.0 | 6.0 | — | |
| 油脂组 | 坚果类 | 15 | 90 | 4.0 | 7.0 | 2.0 | 脂肪 |
| | 油脂类 | 10（1汤匙） | 90 | — | 10.0 | | |

### 表 13-7　等值谷薯类交换

| 食品 | 重量（g） | 食品 | 重量（g） |
|------|------|------|------|
| 大米、小米、糯米、薏米 | 25 | 绿豆、红豆、芸豆、干豌豆 | 25 |
| 高粱米、玉米糁 | 25 | 干粉条、干莲子 | 25 |
| 面粉、米粉、玉米面 | 25 | 油条、油饼、苏打饼干 | 25 |
| 混合面 | 25 | 烧饼、烙饼、馒头 | 35 |
| 燕麦片、莜麦面 | 25 | 咸面包、窝窝头 | 35 |
| 荞麦面、苦荞面 | 25 | 生面条、魔芋生面条 | 35 |
| 各种挂面、龙须面 | 25 | 马铃薯 | 100 |
| 通心粉 | 25 | 湿粉皮 | 150 |
| | | 鲜玉米（1中个、带棒心） | 200 |

注：每份谷薯类提供蛋白质 2g、碳水化合物 20g，能量 90kcal

### 表 13-8　等值蔬菜类交换

| 食品 | 重量（g） | 食品 | 重量（g） |
|------|------|------|------|
| 大白菜、圆白菜、菠菜、油菜 | 500 | 白萝卜、青椒、茭白、冬笋 | 400 |
| 韭菜、茴香、圆蒿 | 500 | 倭瓜、南瓜、菜花 | 350 |
| 芹菜、苤蓝、莴笋、油菜薹 | 500 | 鲜豇豆、扁豆、洋葱、蒜苗 | 250 |
| 西葫芦、西红柿、冬瓜、苦瓜 | 500 | 胡萝卜 | 200 |
| 黄瓜、茄子、丝瓜 | 500 | 山药、荸荠、藕、凉薯 | 150 |
| 芥蓝菜、瓢儿菜、塌棵菜 | 500 | 慈姑、百合、芋头 | 100 |
| 蕹菜、苋菜、龙须菜 | 500 | 毛豆、鲜豌豆 | 70 |
| 绿豆芽、鲜蘑菇、水浸海带 | 500 | | |

注：每份蔬菜提供蛋白质 5g、碳水化合物 17g，能量 90kcal

### 表 13-9　等值肉蛋类交换

| 食品 | 重量（g） | 食品 | 重量（g） |
|------|------|------|------|
| 熟火腿、香肠 | 20 | 鸡蛋粉 | 15 |
| 猪肥瘦肉 | 25 | 鸡蛋（1大个带壳） | 60 |
| 熟叉烧肉、熟酱鸭、大肉肠、熟酱牛肉 | 35 | 鸭蛋松花蛋（1大个带壳） | 60 |
| 猪、牛、羊瘦肉 | 50 | 鹌鹑蛋（6个带壳） | 60 |
| 带骨排骨 | 50 | 鸡蛋清 | 150 |
| 鸭肉 | 50 | 带鱼 | 80 |
| 鹅肉 | 50 | 草鱼、鲤鱼、甲鱼、比目鱼 | 80 |
| 兔肉 | 100 | 大黄鱼、鳝鱼、黑鲢、鲫鱼 | 80 |
| 蟹肉、水浸鱿鱼 | 100 | 对虾、青虾、鱼贝 | 80 |
| | | 水浸海参 | 350 |

注：每份肉蛋类提供蛋白质 9g，脂肪 6g，能量 90kcal

### 表 13-10　等值大豆类食品交换

| 食品 | 重量（g） | 食品 | 重量（g） |
|---|---|---|---|
| 腐竹 | 20 | 北豆腐 | 100 |
| 大豆 | 25 | 南豆腐（嫩豆腐） | 150 |
| 大豆粉 | 25 | 豆浆（黄豆重量 1 份加水重 8 份磨浆） | 400 |
| 豆腐丝、豆腐干 | 50 | | |

注：每份大豆类提供蛋白质 9g、脂肪 4g、碳水化合物 4g，能量 90kcal

### 表 13-11　等值奶类食品交换

| 食品 | 重量（g） | 食品 | 重量（g） |
|---|---|---|---|
| 奶粉 | 20 | 牛奶 | 160 |
| 脱脂奶粉 | 25 | 羊奶 | 160 |
| 乳酪（起司） | 25 | 无糖酸奶 | 130 |

注：每份奶类提供蛋白质 5g、脂肪 5g、碳水化合物 6g，能量 90kcal

### 表 13-12　等值水果类交换

| 食品 | 重量（g） | 食品 | 重量（g） |
|---|---|---|---|
| 柿、香蕉、鲜荔枝 | 150 | 李子、杏 | 200 |
| 梨、桃、苹果 | 200 | 葡萄 | 200 |
| 橘子、橙子、柚子 | 200 | 草莓 | 300 |
| 猕猴桃 | 200 | 西瓜 | 500 |

注：每份水果类提供蛋白质 1g、碳水化合物 21g，能量 90kcal

### 表 13-13　等值油脂类食品交换

| 食品 | 重量（g） | 食品 | 重量（g） |
|---|---|---|---|
| 花生油、香油（1 汤匙） | 10 | 猪油 | 10 |
| 玉米油、菜籽油（1 汤匙） | 10 | 牛油 | 10 |
| 豆油 | 10 | 羊油 | 10 |
| 红花油（1 汤匙） | 10 | 黄油 | 10 |

注：每份油脂类提供脂肪 10g，能量 90kcal

下面举一例简单说明此法的应用。

例如，某病人，男，65 岁，身高 170cm，体重 80kg，2 型糖尿病（病情较轻），从事办公室工作。单纯饮食治疗。

（1）计算每日能量供给量

根据标准体重：170 - 105 = 65kg，病人目前体重：80kg，超重 23%，属肥胖，根据能量供给量表（表 13-2）：65kg×20～25kcal/（kg·d）= 1300～1625kcal/d，该病人年龄 65 岁，平时食量中等，体形肥胖，为了使其减重，故确定能量供给量下限为 1300kcal/d。

（2）计算每日碳水化合物、蛋白质、脂肪的供给量，按下式计算。

该营养素供给量（g）= 总能量供给量（kcal）×该营养素占总能量的比例÷该营养素的产能值（kcal/g）。

该例中三大营养素分别按 55%、18% 和 27% 计算。碳水化合物：1300kcal×55%÷4kcal/g = 178.75g/d。蛋白质：1300kcal×18%÷4kcal/g = 58.5g/d。脂肪：1300kcal×27%÷9kcal/g = 39g/d。

（3）食谱内容设计按表 13-14，已知病人每日必食牛奶 250g，蔬菜 500g（根据病人饮食习惯选用）。

表 13-14　食谱计算

| 计算说明 | | 食品类别 | 交换单位（份） | 食品用量（g） | 碳水化合物（g） | 蛋白质（g） | 脂肪（g） | 能量（kcal） |
|---|---|---|---|---|---|---|---|---|
| 1. 求谷类用量 | | | | | | | | |
| 全日需碳水化合物 | 178.75g | 蔬菜类 | 1 | 500 | 17.0 | 5.0 | | |
| 已由菜乳提供（C） | −26g | 奶类 | 1.5 | 250 | 9.0 | 7.5 | 7.5 | |
| 尚需由谷类提供（C） | 152.75g | 谷类 | 8 | 200 | 160 | 16.0 | | |
| 152.75÷20≈8 交换单位 | | | | | | | | |
| ［1 交换单位谷类提供（C）20g］ | | | | | | | | |
| 2. 求肉蛋类用量 | | | | | | | | |
| 全日需（P） | 58.5g | 肉蛋类 | 3 | 150 | | 27.0 | 18.0 | |
| 已由菜乳谷提供（P） | −28.5g | | | | | | | |
| 尚需由肉蛋类提供（P） | 30g | | | | | | | |
| 30÷9≈3 交换单位 | | | | | | | | |
| ［1 交换单位肉蛋类提供（P）9g］ | | | | | | | | |
| 3. 求油脂类用量 | | | | | | | | |
| 全日需（F） | 39.0g | 油脂类 | 1 | 10 | | | 10.0 | |
| 已由乳肉蛋类提供（F） | −25.5g | | | | | | | |
| 尚需由油脂类提供（F） | 13.5g | | | | | | | |
| 13.5÷10≈1 交换单位 | | | | | | | | |
| ［1 交换单位油脂类提供（F）10g］ | | | | | | | | |
| 全日总量 | | | 14.5 | | 186 | 55.5 | 35.5 | 1301.5 |

注：能量 1300kcal，碳水化合物（C）180g，蛋白质（P）58.5g，脂肪（F）39g

（4）安排一日食谱

全日食物用量如下。

蔬菜：1 交换单位，500g。

牛奶：1.5 交换单位，240g。

谷类：8 交换单位，200g。

肉蛋类：3 交换单位，150g。

烹调油：1 交换单位，10g。

根据此食物用量及交换单位份数，参考食物交换份表，可指导病人进行不同的全日食物搭配。

食谱内容

早餐：牛奶 240g，馒头（面）50g，拌豆腐干丝 25g。

午餐：米饭 75g，鸡蛋（1 个），炒豆芽菜 150g，瘦肉 25g，熬菠菜 100g，烹调油 1 菜匙。

晚餐：瘦肉 25g，白菜 100g，煮汤面（面）50g，豆腐干 25g，拌芹菜 150g，烹调油 1 菜匙。

**4. 案例讨论**　病人，68 岁，身高 169cm，体重 64kg，已退休的工厂技工。平日在家，每天早上 5:00 起床去爬山运动，7:00 左右回家后再吃早餐，看报纸。白天在家时，或与朋友、家人聊天、下棋，或种花、散步，生活过得很悠闲松散。8 年前，他因身体不适，常觉得疲倦不堪，到医院做健康检查时，才发现自己罹患糖尿病（空腹血糖高于 200mg/dl），血胆固醇也偏高不正常，并有便秘现象。于是当时就遵从医生指示，以口服降血糖药来控制血糖，但饮食只是稍加注意，甜食尽量不吃，未接受营养师的指导，8 年来血糖一直维持在 150～200mg/dl。

病人是个喜欢美食的人，口味重，偏好肉类、海产、腌渍品及甜点，但碍于糖尿病，不敢吃太多，平时不吸烟、不饮酒，青菜吃不多，也不爱吃水果，很少喝牛奶，口渴时喝开水及茶，不喝饮料，作息十分规律。最近病人因感染流行性感冒，血糖骤升至 300mg/dl 以上而被要求入院治疗。住院期间，医生以短效及中效胰岛素并配合饮食予以治疗，血糖迅速控制在 150mg/dl 以内。数日后出院，病人除采用每天早上注射一次胰岛素来控制血糖外（一段时日后，待血糖稳定控制良好，再改以口服降血糖药），并接受营养师"每日 1800kcal"的饮食指导。

饮食治疗如下。

（1）身体条件

身高：169cm。

体重：64kg。

理想体重：62.8～66kg。

（2）能量需求：病人属非肥胖型轻度活动者的老年人，建议每千克体重给予 28kcal。

28kcal/kg×64kg = 1792kcal

（3）三大营养素供能占总能量比例

蛋白质：15%。

脂肪：28%。

碳水化合物：57%。

（4）饮食供应形态：三正餐外加下午点心及睡前点心，共五餐。

（5）饮食设计及指导重点

1）强调持续性运动的重要性，并避免空腹做长时间较剧烈的运动（如早上空腹爬山）。

2）强调定时、定量，按照计划进食的重要性。

3）增加膳食纤维及水分的摄取来治疗便秘。

4）饮食中限制胆固醇及盐的摄取并加强水溶性膳食纤维的量。

5）采用甜味剂来满足对甜食的欲望。

6）鼓励每天喝一杯牛奶，以增加钙质及维生素 D 的摄取，预防骨质疏松症。

7）定期在营养咨询门诊做追踪治疗。

8）糖尿病饮食五日菜单范例见表 13-15。

**表 13-15 糖尿病饮食五日菜单范例（1800kcal）**

| 日期 | 早餐 | 午餐 | 午点 | 晚餐 | 晚点 |
|---|---|---|---|---|---|
| 星期一 | • 馒头（大）半个<br>• 杂粮粥（小米、燕麦、75g）<br>麦角、薏仁……）半碗<br>• 葱花豆腐半块<br>• 雪菜炒肉末（绞肉半两）<br>• 烫菠菜 | • 蒜泥白肉（里脊肉片）<br>• 炒豌豆片、香菇片<br>• 炒小白菜<br>• 饭一碗<br>• 黄豆芽汤<br>• 红苹果半个 | • 红豆汤（生红豆20g，加代糖） | • 牛腱（75g）<br>• 拌三丝（红萝卜、海带丝、干丝12g）<br>• 炒青江菜<br>• 饭一碗<br>• 丝瓜汤<br>• 苹果一个（大） | • 脱脂奶一杯（240ml）<br>• 苏打饼干3片 |
| 星期二 | • 豆浆一碗（240ml，加代糖）<br>• 烧饼1.5个 | • 仔姜烧鸡（带骨鸡块约125g）<br>• 凉拌什锦（洋葱、芹菜、小黄瓜、红萝卜）<br>• 炒空心菜<br>• 饭一碗<br>• 海带芽汤<br>• 枣子（11个/斤）3个 | • 蒸萝卜糕一片（70g）<br>• 热茶一杯 | • 大黄瓜酿肉（绞肉50g）<br>• 回锅肉（五香豆干1片、瘦肉25g、青椒、蒜苗）<br>• 炒青菜<br>• 饭一碗<br>• 金针汤<br>• 莲子3个 | 脱脂奶一杯<br>全麦吐司一片 |

续表

| 日期 | 早餐 | 午餐 | 午点 | 晚餐 | 晚点 |
|---|---|---|---|---|---|
| 星期三 | • 花卷半个<br>• 薏仁粥半碗<br>• 茶叶蛋一个<br>• 凉拌小黄瓜 | • 什锦面［瘦肉片50g、虾2只、笋片、草菇、小白菜、面条（湿）150g］<br>• 葡萄柚半个 | • 莲子汤（生莲子20g，加代糖） | • 清蒸鳕鱼（75g）<br>• 四色鸡丝（芹菜、红萝卜丝、绿豆芽、鸡胸肉25g）<br>• 蚝油芥蓝<br>• 饭一碗<br>• 冬瓜汤<br>• 樱桃9粒 | • 脱脂奶一片<br>• 高纤饼干一小包 |
| 星期四 | • 鱿鱼三明治吐司三片（鱿鱼肉50g、洋葱末、芹菜末、沙拉酱1茶匙）<br>• 黑咖啡或清茶一杯（加代糖） | • 荷叶排骨（小排骨100g）<br>• 罗汉斋（大白菜、红萝卜、香菇、金针菇、油豆泡少许）<br>• 炒川七<br>• 饭一碗<br>• 紫菜汤<br>• 草莓（32个/斤）9个 | • 米粉汤（干米粉20g、无油高汤1碗） | • 烤鸡腿（去皮，约150g）<br>• 鱼香茄子<br>• 炒龙须菜<br>• 馒头一个（大）<br>• 柴鱼汤<br>• 葡萄13粒 | • 麦片牛奶一碗（脱脂奶粉25g、燕麦片20g，加代糖） |
| 星期五 | • 菜包2个（中）<br>• 咸豆浆一碗（240ml） | • 酱烧豆包一片<br>• 韭黄牛肉丝（牛肉25g）<br>• 炒油菜<br>• 饭一碗<br>• 笋片骨头汤<br>• 梨子（2个/斤）半个 | • 绿豆薏仁汤（生绿豆10g、薏仁10g，加代糖） | • 水饺16个（馅：绞肉75g、高丽菜。水饺皮16张）<br>• 焖烧豆腐（豆腐半块、红萝卜、木耳、高汤）<br>• 炒青花菜<br>• 香菇大白菜汤<br>• 奇异果一个 | • 脱脂奶一杯<br>• 小餐包一个 |

# 二、糖尿病并发症的营养治疗

## （一）昏迷

不论是酮症酸中毒性的昏迷还是高血糖高渗透压非酮症酸中毒性的昏迷，其治疗方式大致包括下列几项。

1. 胰岛素治疗：一般先静脉注射短效胰岛素，再继续给予小剂量的短效胰岛素来控制血糖。

2. 水分补充：由于病人严重脱水，应以生理盐水来补充失去的水分。若病人心肺功能正常，通常第一及第二个小时每小时静脉注射1000ml，第3个小时起每小时给予500ml。但其补充量需视病人的心脏、肺、肾功能及心排血量而定。

3. 维持电解质及酸碱平衡，尤其注意钾及钠的平衡。

4. 发病24小时内为避免自主神经性的呕吐及发生吸入性肺炎，应禁食，以静脉补充营养。待病人意识完全恢复可以进食时，先给予清肉汤等流食来补充钠、钾及能量，再渐进至固体食物。

## （二）糖尿病肾病

糖尿病肾病是严重的微血管并发症，是导致糖尿病病人死亡的主要原因之一。

1. 限制蛋白质的摄入：糖尿病肾病的营养治疗重点是限制蛋白质的摄入量，限量多少视肾功能损伤的程度而定。早期肾小球滤过率尚可保持正常，蛋白质供给量为1kg体重不超过1g，总量为50～60g/d。肾功能较差，其供给量为1kg体重0.7～0.8g，总量为40g/d左右，尿毒症期为1kg体重0.5g，总量为30g/d左右。采用低蛋白饮食时，在限量范围内多用富含必需氨基酸较多的植物性食物，如豆类、谷类，所用的米、面等谷类主食可以部分麦淀粉或马铃薯淀粉制成的主食代替。麦淀粉等淀粉类含蛋白质约为0.4%，低于谷类的7%～10%。若尿蛋白丢失较多，不妨在饮食中每日试加鸡蛋 1 个或鸡蛋清 2 个, 必要时还可以用氨基酸补充, 以防止出现负氮平衡。能量和碳水化合物供给量要满足机体需要, 减少体蛋白的分解。结合病情和临床生化指标, 考虑钙、铁、维生素 D 或 $1,25\text{-}(OH)_2D_3$ 和其他营养素的补充和调整。

2. 保持理想体重, 维持良好的营养状况, 尽量维持血糖正常化。

3. 其他营养素的需要及饮食限制则同糖尿病病人。

# 第十四章　营养与痛风

痛风（gout）是同遗传有关的嘌呤代谢紊乱或与尿酸（uric acid）排泄减少有关的一组代谢性疾病。其临床特点为反复发作的急性关节炎、高尿酸血症、尿路结石、肾尿酸结石，严重者导致关节强直或畸形、肾实质损害等。因此痛风不是单一的疾病而是一种综合征。它所引起的血尿酸增多会引起体内内脏器官部位的损害。

## 一、发 病 机 制

痛风的直接病因是高尿酸血症。血中的尿酸水平取决于尿酸的产生量和排泄量之间的平衡，临床男性痛风病人的血尿酸值≥417μmol/L，而女性略低为≥357μmol/L，尿酸是嘌呤（purine）的最终代谢物，因此影响嘌呤摄入的因素很重要，这些因素包括种族、饮食习惯、年龄、性别、体质等。嘌呤存在于核酸中，参与蛋白质及 DNA 的合成，也是核酸代谢的中间产物。痛风及高尿酸血症，从病因上可分为原发性和继发性两大类。

### （一）原发性痛风

原发性痛风大多为先天遗传性。遗传特点为 X 连锁隐性遗传，女性为携带者，男性发病。其原因是多方面的，可能为多基因缺陷所致。临床表现为以下两个方面。

**1. 尿酸清除减少**　这类病人约占痛风的 90%，临床检查可发现其尿酸的清除能力明显低于正常人，70%～80%的病人显示肾功能不全。其机制：①肾小管滤过减少；②肾小管分泌减少；③肾小管重吸收增加。但总体表现为痛风病人存在肾的尿酸代谢功能紊乱。

**2. 尿酸产生过多**　临床上对此类病人可进行 24 小时尿中尿酸排泄量测定，在无嘌呤饮食及未服影响尿酸的药物时，尿中尿酸正常为 600mg/d，普通饮食时尿中尿酸 1000mg/d 为过高，800～1000mg/d 为正常，尿酸生成的原因可能有以下几种：①次黄嘌呤鸟嘌呤核酸核糖基转移酶（HGPRT）缺乏；②磷酸核糖基焦磷酸（PRPP）合成酶的活性增高；③葡萄糖-6-磷酸酶缺乏；④此外还有腺嘌呤琥珀酸合成酶缺乏导致嘌呤合成增加。

### （二）继发性痛风

继发性痛风在临床上可见于多种疾病，如肾病引起的肾功能减退导致尿酸排泄减少，血尿酸升高；血液病（如红细胞增多症、慢性白血病、慢性溶血性贫血等），淋巴瘤和各种骨髓增生性病变；多种恶性肿瘤病人因细胞坏死，化疗、放疗等使尿酸生成增多，血尿酸升高。此外，随着人们生活水平的提高，膳食结构的改变，蛋白质的摄入过度，高尿酸血症及痛风病人在中高收入阶层中越来越多见，因此继发性痛风病的患病率也越来越高。

**1. 肾的尿酸排泄减少**　临床上测定 24 小时尿中尿酸小于 600mg/d，一般情况下都是肾小球滤过率降低导致尿酸排泄减少，多囊肾、肾炎、铅中毒都可使肾小管分泌降低引起尿酸排泄减少。饮食过度也可导致痛风：①蛋白摄入过多，核酸分解过多，嘌呤增加；②碳水化合物过多，使 5-磷酸核糖增加，焦磷酸磷酸核糖增加（嘌呤合成的底物增加）；③血中脂肪增加，血酮浓度升高，抑制尿酸排泄；④乙醇诱发高尿酸血症。此外，体内有机酸增加，如糖尿病酮症酸中毒、任何原因的高乳酸血症感染、休克引起的乳酸性酸中毒等都会竞争性地抑制肾小管尿酸的分泌，引起高尿酸血症。

**2. 尿酸产生过多**　临床上很多疾病都可导致尿酸产生过多，如多发性骨髓瘤、急性白血病、淋巴瘤、红细胞增多症、溶血性贫血等，化疗和放疗也可导致尿酸产生过多。这些都是由于核酸的分解代谢加快，从而导致继发性高尿酸血症和痛风症状出现。HGPRT 完全缺乏时其主要临床症状为中枢神经病变，高尿酸血症和痛风可视为继发性症状，其最终结果导致嘌呤的合成增加；急性心肌梗死、癫痫持续状态和剧烈的体力活动均可使 ATP 大量分解而使得尿酸产生过多，其他的影响因素如下。①温度：温度高时尿酸钠易溶解，温度低时易沉积，如 37℃时尿酸钠的溶解度为 357μmol/L，而 30℃时仅为 268μmol/L。人体运动时温度上升，休息时温度下降。因此痛风的发作多在休息或夜晚时。②部位：血液循环差，温度低的部位尿酸易于沉积，如肢端（手指、下肢末端）和耳廓，大足趾的跖趾关节尤易累及。③年龄：老年人易发是因为其血液循环功能差，代谢较慢，局部体位的温度较青年人低，故发病率较高。④pH：尿酸钠的溶解度受 pH 的影响，降低时可增加尿酸的沉淀。

## 二、临床表现

痛风在我国过去较少见，但随着生活水平的提高，其发病率有逐年上升的趋势，但发病年龄呈下降趋势。男性多见，约占 95%，50%有家族史，但发病对象呈多样化，如与肥胖、糖尿病、高血压、脑力劳动、嗜酒、饮食过度、过敏体质等有关。临床表现分以下四期。

### （一）无症状期

此期仅有尿酸的持续性或波动性增高，但无关节炎、痛风石、肾结石等临床表现，大多数病人可终身不出现症状，也有在高尿酸血症后 20～40 年才有第一次痛风。

### （二）急性期

以急性关节炎为主要临床表现，第一次发作部位大多为大足趾的跖趾关节，发作者的诱发因素很多，如饮食过度、外伤、体力和脑力劳动过度、受冷潮湿、过度激动、感染、手术外科及药物等。典型发作起病急骤，多数始于凌晨 1:00～2:00，大多为远端单个关节，发作部位极度过敏，盖上一层被褥即有疼痛感，夜间可突然发作而痛醒。局部有红、肿、热、痛、静脉曲张，触之剧痛，白天可主诉好转，但第二天凌晨疼痛重新加剧，一般为数天或数周缓解并逐渐恢复。

### （三）间歇期

两次发作之间的一段静止期。大多数病人一生会发作多次，间隔时间可为 6 个月至一年，甚至 5～10 年不等。未进行治疗发作次数更频繁。

### （四）慢性期

慢性期主要临床表现为痛风石（tophus）、慢性关节炎、肾病等。

**1. 痛风石** 由于尿酸沉淀于结缔组织而逐渐形成痛风石，是痛风的特征性病变，痛风发作 10 年后约 50%的病人有痛风石，以后逐渐增多。痛风石与血尿酸浓度密切有关，出现的部位按出现的频率依次为耳轮、手、足、肘、膝、眼睑、鼻唇沟等，少数也可发生在脊柱关节、心肌、二尖瓣、咽部等。发生于关节附近的痛风结节，表面磨损易破溃和形成瘘管，排出尿酸盐结晶的糊状物。

**2. 慢性关节炎** 痛风经过 10～20 年的病变，会累及全身很多关节，如跖关节、软骨、滑膜、肌腱和关节周围软组织。痛风石不断沉积和增大增多，纤维增殖，骨质破坏，导致关节强直、畸形、活动受限、功能丧失。

**3. 肾病** 尿酸盐性肾病是痛风的常见症状之一，临床表现有痛风性肾炎，即以肾小球病变为主，兼有间质性肾脏病变。主要是尿酸盐在肾间质组织沉淀而引起肾脏病变。病情发展呈阶段性。早期有间歇性酸尿、轻度水肿和高血压，然后发展为肾功能受损、持续性蛋白尿。

尿路结石多见于高尿酸血症。尿液呈酸性时，尿酸浓度增加则易形成结晶和结石，沉积于集合管和输尿管，小结石可随尿排出，大结石则可引起输尿管梗阻、肾绞痛和血尿及尿闭等，甚至可导致肾盂肾炎。

## 三、食物、营养与预防

痛风无很好的根治方法，但有效地控制血尿酸可预防和治疗痛风病的进一步发展和恶化，因此控制饮食、平衡营养是预防和治疗重要的也是有效的手段。

## （一）限制嘌呤的摄入量

完全禁止嘌呤食物的摄入既不妥当也不可能，因为同时也限制了蛋白质的摄入，长期如此对病人的营养状态并不利。因此，目前仅限制含嘌呤高的食物，并因人而异，区别对待。痛风病人的膳食应将嘌呤严格限制在 150mg/d 以下，蛋白质按 0.8～1.0g/kg 供给，以牛奶、鸡蛋、谷类为蛋白质的主要来源。脂肪应少于 50g/d，主要应以碳水化合物补充能量，要禁食嘌呤含量高的豆类、内脏类（肝、肾、心、脑）、肉馅、肉汁、沙丁鱼、虾等，可服用碳酸氢钠、枸橼酸钠等药物使尿液碱性化。一般情况下病人可食用不含或含嘌呤较少的食物（表 14-1），其他如盐、糖、醋、橄榄、泡菜等应酌量摄入。

**表 14-1　食品中嘌呤含量分类**

| 嘌呤含量很少或不含嘌呤食品 | |
| --- | --- |
| 谷类 | 精白米、富强粉、玉米、精白面包、馒头、面条、通心粉、苏打饼干、甜馅饼 |
| 蔬菜类 | 结球甘蓝、胡萝卜、芹菜、球茎甘蓝、黄瓜、茄子、莴苣、西葫芦、厚皮菜、南瓜、芜菁甘蓝、番茄、萝卜、甘薯、土豆、泡菜、咸菜 |
| 蛋类 | 鸡蛋、鹌鹑蛋、松花蛋、鸭蛋、鹅蛋 |
| 乳类 | 各种鲜奶、酸奶、奶酪、炼乳、麦乳精 |
| 水果类 | 杏子、石榴、梨子、菠萝、葡萄、苹果、西瓜、香蕉、桃子、枇杷、杨桃、木瓜、芒果、橙子、柠檬、哈密瓜、李子、番石榴、小番茄、大樱桃、草莓、无花果、龙眼 |
| 干果类* | 葡萄干、红枣、黑枣、龙眼干、杏干 |
| 糖 | 白糖、红糖、蜂蜜 |
| 各种饮料** | 汽水、茶、咖啡、巧克力、可可 |
| 各类油脂 | （应控制食用） |
| 其他 | 花生酱、洋菜冻、果酱 |
| 嘌呤含量较少，每 100g 食品中嘌呤含量不超过 75mg | |
| 谷类 | 麦片、麦麸面包 |
| 蔬菜类 | 四季豆、芦笋、菜花、青豆、豌豆、菜豆，菠菜、蘑菇 |
| 肉鱼虾类 | 牛肉汤、火腿、鸡、青鱼、鲱鱼、鲥鱼、鲑鱼、金枪鱼、白鱼、龙虾、蟹、牡蛎 |
| 嘌呤含量较高，每 100g 食品中嘌呤含量为 75～150mg | |
| 蔬菜类 | 扁豆 |
| 肉鱼虾类 | 猪肉、熏火腿、牛肉、牛舌、羊肉、鹿肉、肉汤、肝肠、火鸡、鸡汤、野鸡、鸽子、鹌鹑、鸭、鹅、兔、鲤鱼、鳕鱼、大比目鱼、鲈鱼、梭鱼、鲟鱼、贝壳类水产、鳗及鳝鱼 |
| 嘌呤含量极高，每 100g 食品中嘌呤含量为 150～1000mg | |
| 肉鱼类 | 牛肝 233mg、牛腰 200mg、胰脏 825mg、脑子 195mg、肉汁 160～400mg、肉卤（不同程度）、凤尾鱼 363mg、沙丁鱼 295mg |

注：* 脂肪含量高的食品应控制食用

** Heneh P S 认为茶和咖啡中所含的甲基嘌呤在体内不能转化为尿酸而可以少量食用

## （二）总能量

痛风病人应保持低于理想体重的 10%～15%，对于肥胖病人更应该酌量减食，减少总能量摄入以降低体重。但必须循序渐进，如减少太多，会导致酮血症，使得酮体与尿酸竞争，而使尿酸排出量减少，导致痛风急性发作。

## （三）蛋白质、脂肪、碳水化合物

每日蛋白质摄入可在 0.8～1.0g/（kg·d），牛奶、鸡蛋不含核蛋白，摄食较安全。痛风大多伴有高血脂，因高脂肪饮食同样可使尿酸排泄减少而使血尿酸升高，因此应限制脂肪的摄入，脂肪应控制在 50g/d，以减少对尿酸正常排泄的抑制。碳水化合物作为能量的主要来源有益尿酸的排出。

### （四）酒、咖啡、茶、水

酒能造成体内乳酸堆积，乳酸也可对尿酸排泄有竞争性抑制，同时乙醇促进嘌呤的分解使尿酸增高，故不能饮酒。茶叶碱、咖啡因并不产生尿酸盐也不沉积在痛风石（tophus）里，因此有人主张可适量选用。提倡大量饮水，每日应大于 2000ml，保持尿酸稀释，促进尿酸排泄，这是饮食治疗中较为重要的治疗环节。

### （五）维生素

应充分补充维生素，特别是水溶性维生素，尿酸在碱性环境中易溶解。蔬菜和水果既是碱性食品，又可供给丰富的维生素与无机盐。

### （六）其他

痛风病人多伴有高血压，因此宜采用少盐饮食，多食蔬菜、水果等碱性食物，特别是高钾低钠的蔬菜，既能利尿又能促进尿酸盐的溶解和排泄。

## 四、营养与治疗

急性期应绝对卧床休息，早期用药治疗较好，常用药有秋水仙碱，初用 0.5mg/h 或 1.0mg/2h，一日总量 4～8mg，可持续 24～48 小时，如治疗无效应改用非甾体抗炎药，再无效可用糖皮质激素。

发作期和慢性期处理：丙磺舒（羧苯磺胺）、磺吡酮、苯溴马隆等排尿酸药可抑制肾小管对尿酸的重吸收而促进尿酸的排泄。但同时应大量饮水，或药物碱化尿液。别嘌醇可以抑制黄嘌呤氧化酶而使尿酸生成减少，但肾功能不全者应慎用。

由于痛风尚无很好的治疗手段及完全根治的药物，且病理的进程和发作受影响因素较多，因此从营养学的角度来进行临床治疗会产生更好的效果和经济效益。营养治疗的目的是减少或减轻急性症状的发作，并由此减少并发症的产生，从发病原理上讲是控制高嘌呤食物的摄入，减少尿酸的形成。

**1. 无症状的高尿酸血症**  一般认为不需药物治疗，膳食控制的效果较好，只要遵循总的预防原则，如改变饮食习惯，控制肥胖，忌酒，注意保持正常体重，减少能量摄入，特别是摄入低嘌呤饮食，增加每日的饮水量，促进尿酸排泄等，会有很好的临床效果。但如果血尿酸长期过高，则应予以药物治疗。

**2. 急性痛风关节炎**  应卧床休息，减少活动，避免受累关节负重，饮食忌酒，增加饮水，摄入低能量低脂肪饮食。如临床上已确诊急性痛风关节炎，则应尽早药物治疗，以控制症状的发作，减轻病人痛苦。

**3. 慢性期痛风**  慢性期痛风的病人要防止或减少急性关节炎的发作，对此类病人营养治疗尤为重要。慢性病人须禁酒，一次过量的饮酒或同时伴有高嘌呤、高蛋白质、高脂肪的盛宴，可引起急性期的发作，经常少量饮酒则可促进嘌呤合成。控制病人的体重也很重要，能量的摄入应逐步减少，如果一次过量减少会导致饥饿性酮症的发生，并抑制尿酸从肾小管排泄。

**4. 肾结石的痛风病人**  此类病人应大量饮水，为 2～3L/d，同时服用碱性药物，校正尿液 pH 在 6.0～6.5，可使尿酸转变成易溶性的尿酸盐。

**5. 食谱举例**  痛风是一类与营养关系非常密切的疾病，因此食物的种类和食谱的确定很重要，对急性期和间歇期的病人食谱举例见表 14-2（供参考）。

**表 14-2　痛风病人食谱**

| | | 急性期 | | 间歇期 | |
|---|---|---|---|---|---|
| | 食物内容 | 数量（g） | 食物内容 | 数量（g） |
| 早餐 | 牛奶 | 250 | 牛奶 | 250 |
| | 稀饭 | 25 | 发糕 | 50 |
| | 面包 | 25 | 糖 | 10 |
| | 果酱 | 15 | | |
| 午餐 | 米饭 | 100 | 米饭 | 100 |
| | 炒油菜 | 200 | 西红柿豆腐汤 | $100+40^*$ |
| | 西红柿炒蛋 | $200+30^*$ | 炒冬瓜 | 200 |
| | 西瓜 | 250 | 牛肉炒芹菜 | $25+100^*$ |
| 晚餐 | 玉米面稀饭 | 25 | 稀饭 | 25 |
| | 花卷 | 75 | 馒头 | 75 |
| | 拌萝卜丝 | 200 | 小白菜 | 150 |
| | 蛋清菜花 | $56+150^*$ | 鸡丝蛋皮拌黄瓜 | $25+30+150^*$ |
| 全天 | 饮水 | 2000 | 饮水 | 1500 |
| | 食用油 | 25 | 食用油 | 30 |

注：*. 不同品种食物的种类相加

# 参 考 文 献

蔡东联，2007. 临床营养学[M]. 北京：人民卫生出版社.

陈灏珠，林果为，王吉耀，2013. 实用内科学[M]. 14 版. 北京：人民卫生出版社.

陈孝平，汪建平，2013. 外科学[M]. 8 版. 北京：人民卫生出版社.

傅华，2013. 预防医学[M]. 6 版. 北京：人民卫生出版社.

葛均波，徐永健，2013. 内科学[M]. 8 版. 北京：人民卫生出版社.

葛可佑，2004. 中国营养科学全书[M]. 北京：人民卫生出版社.

顾景范，杜寿玢，郭长江，2009. 现代临床营养学[M]. 2 版. 北京：科学出版社.

胡敏，2012. 新编营养师手册[M]. 2 版. 北京：化学工业出版社.

胡雯，2017. 医疗膳食学[M]. 北京：人民卫生出版社.

黄承钰，2006. 疾病营养治疗[M]. 成都：四川大学出版社.

黄跃生，2013. 实用烧伤临床治疗学[M]. 郑州：郑州大学出版社.

李宁，于建春，蔡威，2012. 临床肠外肠内营养支持治疗学[M]. 北京：中华医学电子音像出版社.

李增宁，石汉平，2016. 临床营养操作规程[M]. 北京：人民卫生出版社.

李昭宇，2012. 临床实践技能培训教程[M]. 北京：人民卫生出版社.

吕全军，田玉惠，刘春峰，2008. 临床营养学[M]. 郑州：郑州大学出版社.

马方，于康，2016. 营养科诊疗常规[M]. 2 版. 北京：人民卫生出版社.

马骁，2012. 健康教育学[M]. 2 版. 北京：人民卫生出版社.

齐玉梅，2016. 现代营养治疗[M]. 北京：中国医药科技出版社.

石汉平，李薇，齐玉梅，等，2014. 营养筛查与评估[M]. 北京：人民卫生出版社.

孙秀发，2004. 临床营养学[M]. 北京：科学出版社.

王辰，王建安，2015. 内科学[M]. 3 版. 北京：人民卫生出版社.

王建枝，殷莲华，2013. 病理生理学[M]. 8 版. 北京：人民卫生出版社.

吴国豪，2015. 临床营养治疗理论与实践[M]. 上海：上海科学技术出版社.

姚颖，2013. 临床营养指南[M]. 北京：科学出版社.

于珺美，2008. 营养学基础[M]. 2 版. 北京：科学出版社.

张汉语，汤敏，2015. 实用医学营养手册[M]. 武汉：华中科技大学出版社.

赵中辛，刘菲，2008. 消化系统疾病与营养导论[M]. 上海：同济大学出版社.

中国医师协会，2011. 临床诊疗指南·临床营养科分册[M]. 北京：人民军医出版社.

中国营养学会，2014. 中国居民膳食营养素参考摄入量 2013 版[M]. 北京：科学出版社.

中国营养学会，2016. 中国居民膳食指南[M]. 北京：人民卫生出版社.

中华人民共和国国家卫生和计划生育委员会，2013. 临床营养风险筛查（WS/T427—2013）[S].

中华医学会风湿病学分会，2016. 2016 中国痛风诊疗指南[J]. 中华内科杂志，55（11）：892-899.

中华医学会内分泌学分会，2013. 高尿酸血症和痛风治疗的中国专家共识[J]. 中华内分泌代谢杂志，29（11）：913-920.

中华医学会内分泌学分会，2016. 中国 2 型糖尿病合并肥胖综合管理专家共识[J]. 中华内分泌代谢杂志，32（8）：623-627.

中华医学会内分泌学分会肥胖学组，2011. 中国成人肥胖症防止专家共识[J]. 中华内分泌代谢杂志，27（9）：711-717.

中华医学会糖尿病学分会，2015. 中国糖尿病医学营养治疗指南（2013）[J]. 中华糖尿病杂志，7（2）：73-88.

Mahan L K，Escott-Stump S，Raymond J L，2017. Krause 营养诊疗学[M]. 杜寿玢，陈伟译. 北京：人民卫生出版社.

Sobotka L，2013. 临床营养基础[M]. 4 版. 蔡威译. 上海：上海交通大学出版社.